海派中医流派传承系列

上海市中医文献馆　组编

海派中医颜氏内科

主　编　颜乾麟　韩天雄

副主编　颜乾珍　颜　新　颜琼枝

上海科学技术出版社

图书在版编目(CIP)数据

海派中医颜氏内科 / 颜乾麟,韩天雄主编. —上海:
上海科学技术出版社,2015.10
(海派中医流派传承系列)
ISBN 978 - 7 - 5478 - 2789 - 5

Ⅰ.①海… Ⅱ.①颜… ②韩… Ⅲ.①中医内科学—
临床医学—经验—中国—现代 Ⅳ.①R25

中国版本图书馆 CIP 数据核字(2015)第 205337 号

海派中医颜氏内科

主　编　颜乾麟　韩天雄
副主编　颜乾珍　颜　新　颜琼枝

上海科学技术出版社出版
中国图书进出口上海公司发行
(上海钦州南路 71 号　邮政编码 200235)
上海世纪出版股份有限公司发行中心发行
200001　上海福建中路 193 号　www. ewen. co
印刷
开本 787×1092　1/16　印张 20.75
字数 310 千字
2015 年 10 月第 1 版　2015 年 10 月第 1 次印刷
ISBN 978 - 7 - 5478 - 2789 - 5/R・980

编委会

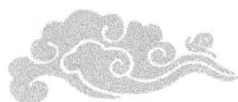

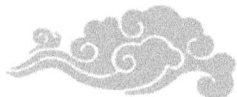

编委会

内容提要

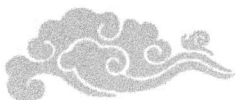

颜氏内科源远流长,名医辈出,是海派中医流派的重要组成部分。颜氏内科由颜亦鲁始创,又由其传人颜德馨和颜乾麟不断融入新说而得以发扬光大,在中医诊治心脑血管病、疑难病方面不断探索创新,获得了许多突破性的进展。

本书共分为三个部分,上篇"渊源与发展"主要讲述颜氏内科历史传承、流派人物与流派记事;中篇"学术与临床",从学术思想、临床经验、医话心得、经典医案、用药特色与验方以及流派优势病种等方面系统总结颜氏内科的学术思想、诊治经验、用药特色;下篇"现状与创新"介绍了颜氏内科流派发展的现状与创新,收录传承团队的跟师学习心得,并附颜氏内科大事记等内容。

本书适合中医临床医师、中医院校师生与中医爱好者参考阅读。

前 言

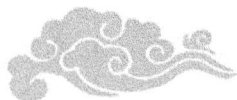

　　中医药是我国劳动人民在几千年生产、生活实践,以及与疾病做斗争的过程中逐步形成并不断丰富发展起来的医学科学,为中华民族的繁衍昌盛做出了重要贡献。新中国成立,特别是改革开放以来,党中央、国务院高度重视中医药工作,2009年《国务院关于扶持和促进中医药事业发展的若干意见》出台,为中医药学术的继承、创新和发展迎来了千载难逢的机遇。

　　近代以来,随着商品经济的快速发展,上海成为东西方文化汇聚、碰撞、融合之地,海派中医应运而生。各地医家纷纷踏入上海,在西方医学冲击、疾病谱不断变化的历史背景之下,他们坚持开放,勇于创新,博采众长,敢为人先,吸纳新知,兼容中西,不断发展变化,在全国率先兴办满足不同需求的医疗机构,开展多种模式的中医教育,组织影响广泛的中医社团,创办形式多样的报刊杂志。他们在有效地丰富、拓展中医医疗和教育的实践基础上,进一步传承和发展了中医的学术理论,形成了各自独特的学术思想和诊疗方法,从而产生了一大批的名医和名著,上海呈现出名医荟萃、流派纷呈、百家争鸣的空前盛况。据不完全统计,20世纪三四十年代,上海中医各科流派已多达50余家,伤科八大家、妇科八大家及内、外、儿、针、眼、喉等一大批社会公认的流派皆独具特色,疗效突出,家喻户晓,影响深远,共同促进了上海近代中医学术的繁荣和临床优势的发挥。

　　海派中医既是海派文化的重要组成部分,也是我国近代中医学史上的一枝奇葩,异彩纷呈,在我国中医药学的发展历史中占据着重要地位。

　　新中国成立后,上海的中医药事业得到了长足发展,在中医药继承与创新、中医医疗服务、科研教育、适宜技术推广应用、中西医结合研究、中药新药研发、中医药国际交流合作等领域取得了丰硕成果。但由于各方面原因,中医流派传承没有得到应有的保护和发展,三分之一流派销声匿迹,三分之一面临乏人乏术、优势淡化的困境,流派传承形势严峻。

为进一步发挥中医药在促进上海经济社会发展和医药卫生事业发展中的重要作用,全面加强中医药工作,开创上海中医药事业全面、协调、可持续发展的新局面,上海市人民政府于 2010 年出台了《关于进一步加快上海中医药事业发展的意见》,意见明确提出实施"海派"中医流派研究工程,以在上海市具有重要影响和良好基础的若干中医流派为重点,开展以中医理论研究为核心,以继承发扬中医学术经验和诊疗技术为目标的中医流派继承研究,重塑"海派"中医辉煌。2011 年上海市中医药发展办公室启动"海派中医流派传承工程"并试点启动顾氏外科、石氏伤科流派传承基地建设,2012 年正式启动丁氏内科、张氏内科、颜氏内科、蔡氏妇科、朱氏妇科、董氏儿科、徐氏儿科、魏氏伤科、丁氏推拿、陆氏针灸、杨氏针灸、夏氏外科、恽氏中西医汇通等 13 家流派传承基地建设项目。三年建设期间,15 家流派基地积极工作,挖掘整理流派家底,梳理流派学术脉络,积极开展临床优势病种研究,建设流派网站或信息数据库以加大宣传推广,一批后备梯队人才脱颖而出,一批行之有效的特色技术和研究成果得到推广应用。通过建设,海派中医学术底蕴日渐深厚,特色技术更加鲜明,临床疗效显著提高,中医人才梯队日趋完善,群众影响不断扩大,体现海派特点、时代特征、上海水平的中医药学术传承与创新基地初见成效,正焕发出勃勃生机。

海派中医流派传承工程,开创了全国中医学术流派传承的新起点,为全国地域性流派传承研究提供了可供借鉴的思路和实践经验。

"海派中医流派传承系列"丛书编写工作,是对海派中医流派传承工程阶段性建设成果的系统梳理和总结凝练,将全方位展示各流派的历史文化、传承脉络、学术思想、临证经验、特色技术、医德医风、当代发展,力求体现海派中医流派的鲜明特质和深厚内涵,为中医药学术传承、文化弘扬、临证实践提供综合的具有系统性、创新性的史料和学术资料。当然,这一工作只是落实流派传承创新举措的第一步。海派中医流派的传承发展内涵丰富,需不断加以完善和提高,是一个漫长而艰巨的过程,不可能一蹴而就,需要同道齐心协力、长期关注,各方也需不断给予扶持投入,还要与当代的中医药教育、人才培养、临床实践、文化宣传、传承模式创新紧密结合。中医药流派传承必须要跨越以往单一的家族传承、师徒授受模式,迈向更加广阔的发展领域。在新的时代背景下,这些都需要我们有更加深入的思考、有科学的规划,一步步地向前推进。

　　本丛书的编写得到了丛书编委会各专家的鼎力支持,同时也凝聚了各分册作者的辛勤汗水、聪明才智和历史使命,在此对他们致以深深的谢意! 由于时间仓促,丛书有疏漏和不妥之处在所难免,还请各位同道、读者批评指正,以便再版时修订完善。

"海派中医流派传承系列"丛书编委会

2014 年 11 月

前 言

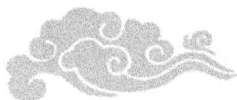

颜氏家族世泽流长,是大成至圣孔夫子首徒颜渊的后裔。颜氏内科流派起源于江苏孟河医派。流派自创派至今已传承发展逾百年,世代家传,精研中医,口授心传,代有其人,耕耘不辍,卓有成效,在沪上渐成影响,成为海派中医内科主要学派之一。

创派人颜亦鲁先生,为近代著名中医学家,师从江南孟河名医马培之的学生贺季衡,仁心仁术,以医名于世,对脾胃学术之研究,造诣尤深,医名远扬,声震江南,深受民众爱戴,亦鲁公手训"非凭药物图名利,但愿人生悉健康"成为颜氏内科门人一生为人行医的宗旨。颜氏第二代传人颜德馨教授为国家首届国医大师,创立"气为百病之长,血为百病之胎""久病必有瘀,怪病必有瘀"等学术观点,提出以调气活血法为主的"衡法"治则,为诊治心脑血管病、疑难病证等建立了一套理论和治疗方法,不但在学术思想上为颜氏内科增光添彩,而且在中医治则学研究中开辟了新的天地。颜乾麟、颜乾珍、颜新等颜氏第三代传人,继承医业,详究医籍,努力钻研医学理论,结合临床实践,常有卓识新解。颜琼枝等第四代门人弟子遍布大江南北,对中医理论与临床实践进行研究探索,颇有成就。

颜氏内科在百年传承中既注重对传统特色的继承,又努力汲取新的学术思想,发掘新的技术特色和优势,变中有持,崇尚实干,逐步形成了其"用药和缓,强调辨证""注重脾胃,善运脾气""推崇气血,创立衡法"等主要学术观点。多年来不断进行理论创新,指导临床,如提出"气虚血瘀"是人体衰老的主要机制,丰富了人体衰老理论;提出"气血失衡是心脑血管病的基本病机"的观点,创立中医中药治疗心脑血管病的新思路;提出膏方组成原则为动静结合、通补相兼、重视脾胃、以喜为补,发展了中医膏方理论,均取得丰硕成果。

2012年"上海市振兴中医三年行动计划"实施,颜氏内科荣幸进入流派基地建设行列。通过 3 年建设,我们系统梳理了流派传承发展脉络,整理各主要传人的学术思想、临床经验和典型医案,总结流派发展现状与创新。本书的出版是"上海市中医药三年行动计划项目海派中医研究基地——颜氏内科基地"建设主要成果之一。全书系统涵盖颜氏内科主要学术思想和临床特色等,分上、中、下三篇,上篇介绍颜氏内科历史传承、流派人物、流派记事等情况;中篇为各主要传承人的学术思想、临床经验、医案医话、用药特色与验方、流派优势病种等方面;下篇为流派发展现状、门人跟师心得等内容,较为全面地展示了颜氏内科的学术内涵。

本书的编纂出版得到了国医大师颜德馨工作室、颜乾麟全国名老中医工作室、上海中医心脑血管病临床医学中心等的大力支持。此外,颜氏内科门人历年发表和提供的文献影像资料也成为本书参考和引用的重要材料,在此一并深表感谢。由于时间有限,在整理与编写本书中可能存在缺点与纰漏,敬请读者批评指正。颜氏门人愿为进一步弘扬海派中医学术特色、传承名老中医学术思想而一如既往踏踏实实努力工作,把中医药瑰宝继承、发扬、光大。

编委会

2015 年 5 月

目 录

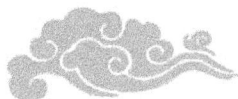

上篇

渊 源 与 发 展

第一章　历史传承 / 2

第一节　缘起 / 2

第二节　传承与发展 / 5

第三节　流派影响 / 8

第二章　流派人物 / 11

第一节　颜亦鲁 / 11

第二节　颜德馨 / 13

第三节　颜乾麟 / 24

第四节　颜新 / 25

第三章　流派记事 / 29

第一节　医药轶事 / 29

第二节　媒体报道 / 35

第三节　流派主要论著简介 / 63

中篇
学 术 与 临 床

第四章　学术思想 / 74
第一节　颜亦鲁学术思想 / 74
第二节　颜德馨学术思想 / 78
第三节　颜乾麟学术思想 / 92
第四节　颜新学术思想 / 96

第五章　临床经验 / 103
第一节　颜亦鲁临床经验 / 103
第二节　颜德馨临床经验 / 109
第三节　颜乾麟临床经验 / 118
第四节　颜新临床经验 / 125

第六章　医话心得 / 128
第一节　颜亦鲁医话 / 128
第二节　颜德馨医话 / 133
第三节　颜乾麟医话 / 146
第四节　颜新医话 / 154

第七章　经典医案 / 157
第一节　颜亦鲁医案 / 157
第二节　颜德馨医案 / 176
第三节　颜乾麟医案 / 191
第四节　颜新医案 / 205

第八章　用药特色与验方 / 214
第一节　用药特色 / 214

第二节　验方 / 219

第九章　流派优势病种 / 227
第一节　温阳活血法治疗急性冠状动脉综合征不稳定型心
　　　　绞痛 / 227
第二节　养心安神方治疗室性期前收缩 / 232
第三节　降脂方治疗血脂异常 / 237
第四节　复方蒲黄颗粒治疗脑梗死 / 245
第五节　颜氏益心方治疗稳定型心绞痛 / 250
第六节　益气温阳活血方治疗慢性心力衰竭 / 255

下 篇
现 状 与 创 新

第十章　流派发展现状与创新 / 262
第一节　开展海派中医颜氏内科流派研究基地建设 / 262
第二节　成立上海颜德馨中医药基金会 / 267
第三节　创办同济大学中医大师传承人才培养项目 / 270
第四节　上海市中医心脑血管病临床医学中心建设 / 278

第十一章　传承团队心得体会集萃 / 284

附　颜氏内科大事记 / 305

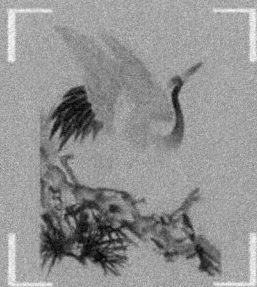

上篇

渊源与发展

第一章
历 史 传 承

第一节 缘 起

颜氏内科起源于江苏孟河医派。孟河医派是明末清初源出于江苏常州孟河以费、马、巢、丁四大家族为代表的一大地域性医学流派,以其高深的学术造诣、丰富的临床经验逐渐影响全国,其学术思想相传至今已有400余年。

孟河医派这个品牌能唱响大江南北,以至名满海内外,有许多重要情节和史实亟待钩沉。孟河地处江苏省常州市城北经济开发区临长江边上的一个小乡镇,要还原19世纪清代孟河风土人情,是不可能的了。然则,在一部名叫《好云楼初集》的书里记录了时为江苏督学李小湖走访费伯雄,来孟河时所观察到的景象:"轻车赴河庄,只轮转轴辘;一路耞板声,纳禾场已筑。鸟下多白颈,农来尚赤足;不放锄柄空,种麦秋雨沐。""嘉山对黄山,两山夹一城……江落沙洲拓,幸远波涛惊。"山不高而秀逸,水不深而澄澈,地丰而物阜,民勤而朴实。督学感叹此地必定是孕育"名士为名医,倍泄山川灵"的好地方。另外有一则是清同治赵宝旸的记录:"孟河故多良医,有声振寰曲,为名公钜卿所倒屣者,一时喧赫,船只衔接数十里。"一个小小的乡镇医事有如此盛况,也可以说是空前的了。

关于孟河医派的形成背景,现在能查寻到最早的源头,可追溯至东汉三国时期。庐江左慈授《九丹液仙经》于葛玄,沛国人华佗传学于弟子吴普,吴普与葛玄素有交往,葛玄的孙子葛洪,能尽承袭祖上衣钵,他是中国医药史上一位非常重要的人物,当时就隐居在毗陵郡豁地内的茅山,他用毕生精力汇集晋以前所能见到的医籍上千卷,辑成《玉函经》,书虽佚失,但今尚能见到它的精选本《肘后备急方》和葛洪弟子陶弘景补厥成的《肘后百一方》。日本著名学者丹波元胤说:"按是书名'肘后'者,言其方单省,是以力办,可以挂之肘后以随行也。"《四库全书提要》也称:"其书有方无论,不用难得之药,简要易明,大旨精切。"这样的书,向来受到家乡医家的青睐,孟河医派代表人物费伯雄所著《食鉴本草》《怪疾奇方》,马培之著述《青囊秘传》,巢崇山的《千金珍秘方》,丁甘仁的《外科丸散验方录》等书都能找到《肘后备急方》痕迹。道士葛洪医药余绪是完全有根据的。

到了宋代,常州出了个许叔微,进士出身,以医名于世,著有《普济本事方》,秘藏本传至高僧荆山浮屠,再传至宦官罗知悌手里,罗知悌是元代末年名医朱丹溪的老师,丹溪翁特别珍视《普济本事方》,让他的弟子整理出版的《丹溪心法》即是仿照《普济本事方》而作的,这便是如今医案类著作的初始形式,孟河医家都将自己的经验案例吩咐学生传抄留世,与许叔微当年的做法一脉相承。

明代常州又出了一位进士出身的名医,他是金坛王肯堂,著《六科准绳》,凡一百二十卷,《四库提要》说:"其书采摭繁富,而参验脉证,辨别异同,条理分明,具有端委。故博而不杂,详而有要。于寒温攻补无所偏主……世相竞传,为医家之圭臬。"可以看出王氏所以要著这部大型类书,目的是为六科缺少准绳之故。他本着"宗学术之规矩,不事猎奇斗艳,求醇疵互辨,读书融会贯通,视古人为知己"的著书立说理念,为后来费伯雄作《医醇剩义》,旨在纠偏归醇,大有启发和开悟。

清代学者陆膺一谓:"叶天士之后,江浙间医家多以治温病名,独武进孟河名医辈出,并不专治温病。由是医界有孟河派、叶派之分。"叶天士,江苏吴县人,清代康熙、乾隆年间名医,出身世医之家,幼承庭训,博览医籍,转益多师,30岁时已名声远扬。对温病的传染途径、致病部位及辨证论治方法等,均有独到见解,他以仲景之说为体、河间之论为用,系温病学说的奠基人之一。平心而论,叶天士绝非"长于外感温病,拙于内伤杂症",相反他对内伤杂症也有着相当精湛的造诣,是位杰出的临床大家。只可惜与他同时的名医表现出相当的不团结,他与薛生白之间的相互诋毁,与徐灵胎之间的轻视诉病,都有史实可证,使叶派这个优秀品牌不停地受到伤害,在叶的学生中又没有一个出类拔萃的能为叶派重整旗鼓。而就在那一时期,形势出现转折,常州已集聚了一批学养很深的医界人物,如与徐灵胎关系相当密切的法徵麟、法公麟兄弟,著有《本经疏证》《本经续疏》《本经序疏要》的邹澍,著有《医学读书志》的曹青岩等人,以"研古籍,穷义理"在学术界已形成相当浓厚的气氛,而且与孟河早期的一批精英如王九峰、费士源、马省三、巢沛三、丁佩堂、沙晓风等已建立学术上的沟通,为孟河医派的崛起奠定了坚实基础。毋怪乎丁甘仁说:"吾吴医学之盛甲天下,而吾孟河名医之众,又冠于吴中。"

孟河医派马培之,名文植,晚号退叟。祖上曾掌事明太医院,子孙世其业。至祖马省三,名声益显,有《证病十六则》传世,简明精要为治外证之纲领。马培之随祖临诊 16 年,精于内、外及喉科。清光绪六年(1880),由江苏巡抚吴元炳荐举入京为西太后诊疾,深得幸宠,家有御赐匾额"福"和"务存精要"。著有《马评外科全生集》《医略存真》《青囊秘传》及医案行世。学生众多,著名者如武进丁甘仁、无锡邓星伯、丹阳贺季衡。传贺季衡者有颜亦鲁、张泽生等,现同济大学终身教授、全国著名中医学家颜德馨即颜亦鲁哲嗣。

颜氏家族世泽流长,是大成至圣孔夫子首徒颜渊的后裔。颜氏内科由颜亦鲁(1897—1989)创派,百年来承袭融汇创新之精神,对中医理论与临床实践进行了长期的研究和探索,医术精湛,代代相传,在江浙沪一带渐成影响,成为海派中医内科主要学派之一。颜亦鲁,近代著名中医学家,早年在上海海宁路、延安东路开业行医,受到沪上居民爱戴,行医 60 余载,深入探索中医经典理论,对脾胃学说之研究造诣尤深,医名远扬,深受民众爱戴。颜氏第二代传人颜德馨为我国当代著名中医药家,幼承家学,曾在中国医学院向海派名医郭柏良、秦伯未、盛心如、许半龙、吴克潜等学习,后在沪上行医 70 余载,提出"人体衰老的主要机制在于气血失调""气为百病之长,血为百病之胎"等理论观点,创立"衡法"治则,医治了许多久治不愈或复杂罕见病的患者,逐渐形成鲜明的海派中医特色,为发扬中医学跨出了可喜的一步。颜乾麟、颜新,为颜德馨儿女,作为颜氏第三代传人,深受家学熏陶,长期从事中医理论和临床研究工作,2007 年双双获得"全国首届中医药传承高徒奖"。另一女儿颜乾珍坚持临证实践,兼任上海颜德馨中医药基金会义诊赠药部主任,颇获声誉。颜琼枝作为颜氏第四代传人,毕业于上海中医药大学,现在同济大学附属第十人民医院中医科工作。

第二节 传承与发展

颜氏内科创立及发展已有百年历史,创始人颜亦鲁师从丹阳名医贺季衡,贺氏为孟河医学流派代表人物马培之的得意弟子。因此颜氏内科的传承源于孟河医学流派。

马培之(1820—1900),精通内、外、喉三科,当时誉为"江南第一圣手"。马氏对中医各科都有高深的造诣和成就,尤以外科见长。学术上推崇王氏全生派,同时亦能吸收正宗、心得两派之精华而发明之。他强调外症不能只着眼于局部,而要内外兼治。在使用古代各种丸、散、膏、丹等从内而治之外,还用刀针相结合,内外并举,具有辨证施治的整体思想。世人称其"以外科见长而由内科成名"。其外科著作有《马评外科证治全生集》《医略存真》《外科传薪集》等。所著《外科传薪集》,马培之将自己平生常用验方、外用药,以及膏药的配制法,有关分科器械的使用等,总结写成《外科传薪集》,内容简明扼要,切合实用。又撰《马培之外科医案》,记载 42 种外科病症治法,介绍临证经验。

贺季衡(1866—1933),单名钧,一字寄痕,江苏丹阳县人,清末民初杰出的临床学家。14 岁拜帖孟河名医马培之门下,受业 6 年,深得其传。他医术精湛,治学严谨,论治精当,活人无数,凡经治病证疗效显著,危重者每能化险为夷,沉疴痼疾者亦能屡屡见效。贺氏民国初年医名大振,来自大江南北的就诊者络绎不绝,致使"船只塞河,旅店爆满",当时丹阳流传"不经贺季衡诊治,死不瞑目"的佳话。贺季衡熟读医家名著,勇于实践探索,以治脾胃及疑难杂症著称,其医学临床经验广为流传,培养出许多卓有成就的中医人才,有《贺季衡医案》传世,其所传弟子达 36 人,著名者有张泽生、颜亦鲁以及嫡孙贺桐孙等。

颜亦鲁(1897—1989),江苏丹阳县人,现代著名中医学家,颜氏内科创派人,从学名医贺季衡,早年在上海行医,1958 年后担任江苏省中医院内科主任、江苏省肿瘤防治研究所中医科主任。

颜德馨生于 1920 年,颜亦鲁哲嗣,颜氏内科第二代传人,著名中医药家,国家级非物质文化遗产传统医药项目代表性传承人,教授、主任医师、博士生导师,为国家第一、第二、第三批全国老中医药专家学术经验继承工作指导老师,2009 年 5 月当选国家首届"国医大师"。

颜乾麟生于1945年,颜氏内科第三代传人,师承其父颜德馨,2007年获得"全国首届中医药传承高徒奖",主任医师,是国家第四、第五批全国老中医药专家学术经验继承工作指导老师,2011年被评为"上海市名中医"。

颜乾珍生于1947年,颜氏内科第三代传人,长期生活在祖父颜亦鲁身边,随诊抄方,其后师承其父颜德馨,现任上海颜德馨中医药基金会义诊赠药部主任。

颜新生于1956年,颜氏内科第三代传人,师承其父颜德馨,教授、主任医师、博士生导师,现任同济大学中医研究所副所长、同济大学中医大师传承人才培养项目办公室执行主任兼教务长。

颜琼枝生于1984年,颜氏内科第四代传人,硕士,现在同济大学附属第十人民医院中医科从事临床工作。

附:颜氏内科传人名录

(一)嫡系传人

颜德馨:主任医师,同济大学附属第十人民医院。

颜乾麟:主任医师,同济大学附属第十人民医院。

颜　新:主任医师,同济大学中医研究所。

颜乾珍:副主任医师,同济大学中医研究所。

颜琼枝:住院医师,同济大学附属第十人民医院。

(二)弟子传人

胡穗长:主任医师,同济大学附属第十人民医院。

胡泉林:主任医师,同济大学附属第十人民医院。

陈百先:主任医师,同济大学附属同济医院。

屠执中:主任医师,同济大学中医研究所。

魏铁力:主任医师,同济大学附属第十人民医院。

周晓燕:主任医师,同济大学附属第十人民医院。

夏　韵:主任医师,同济大学附属第十人民医院。

章日初:主任医师,上海普陀区中医医院。

倪克中:主任医师,上海市长宁区天山中医医院。

杨志敏:主任医师,广东省中医院。

严　夏:主任医师,广东省中医院。

张　琪：主任医师,常州市中医院。

余小萍：主任医师,上海中医药大学附属曙光医院。

邱雅昌：中医师,台湾执业医师。

黄全华：主任医师,北京铁路总医院。

周镇苏：主任医师,北京铁路总医院。

张　菁：主任医师,上海大华医院。

张保亭：博士,香港中文大学。

邢　斌：主治医师,同济大学附属第十人民医院。

艾　静：主任医师,上海中医药大学附属曙光医院。

王　昀：主任医师,同济大学附属第十人民医院。

韩天雄：副主任医师,同济大学附属第十人民医院。

刘小雨：副主任医师,同济大学附属第十人民医院。

季　蓓：副主任医师,同济大学附属第十人民医院。

孔令越：副主任医师,同济大学附属第十人民医院。

施　红：副主任医师,同济大学附属第十人民医院。

许佳年：副主任医师,同济大学附属第十人民医院。

潘　新：副主任医师,上海中医药大学附属曙光医院。

胡琪祥：副主任医师,上海交通大学附属第九人民医院。

曹振东：副主任医师,上海交通大学附属第九人民医院。

陈苑玲：副主任医师,上海东南医院。

刘　珺：主治医师,同济大学附属第十人民医院。

王　菲：主治医师,同济大学附属第十人民医院。

王　莉：主治医师,同济大学附属第十人民医院。

王　瑱：主治医师,同济大学附属第十人民医院。

孙春霞：主治医师,同济大学附属同济医院。

胡晓贞：主治医师,上海中医药大学附属市中医医院。

黄书慧：主治医师,复旦大学附属妇产科医院。

李露露：主治医师,上海市第七人民医院。

赵昊龙：博士,澳大利亚行医。

陈姣姣：硕士,上海中医药大学附属曙光医院。

邓　聪：硕士,汕头市中医医院。

湛心芬：硕士,重庆市永川区中医医院。

李青卿：硕士,昆明市中医院。

孙　鑫：硕士,昆明市中医院。

张守刚：硕士,南京市高淳中医院。

吕振羽：硕士,杨浦区定海社区卫生服务中心。

陈丽娟：博士,云南省中医医院。

胡文龙：博士,同济大学中医研究所。

杨　旭：博士,同济大学中医研究所。

李　颖：博士,同济大学中医研究所。

张　建：硕士,同济大学中医研究所。

李东万：硕士,同济大学中医研究所。

吕秀清：硕士,同济大学中医研究所。

吕章明：硕士,同济大学中医研究所。

徐步蔡：硕士,同济大学中医研究所。

第三节　流派影响

在中医学数千年漫长的历史发展过程中,形成了不同的学术流派,各流派之间的争鸣与渗透,又促进了中医学术的发展。上海自1843年开埠至1949年新中国成立,形成了在国内外有重大影响的海派中医文化。当时的上海名医荟萃、流派纷纭、学术争鸣、中西汇通,呈现了"开放、兼容、吸纳、创新"的海派中医文化特征,既保存了自身传统特色,又具有极大的包容性。

颜氏内科从医者受近现代开放的海派文化的影响,勇于在继承传统中医理论,吸取孟河医派"一归醇正"的医学思想基础上,发扬创新与包容精神,鼎新革故,著书立说,自成派系。颜氏中医内科的独特性在于其兼容性、时代性、开拓性,它的形成与发展见证了孟河文化与海派文化的相互融合,在当今中医界有着重要影响。

创派人颜亦鲁受业于名医贺季衡,凡八易寒暑,尽得其传,学成后即悬壶丹阳,抗战时全家搬迁上海,卜筑海宁路,设诊所行医,一生在业务上勤勤恳恳，兢兢业业，为发展中医药事业献出了毕生的精力。其谦虚诚挚，不计诊金，治学严谨，学识渊博，而医名远扬，深受群众信仰，曾被选为丹阳县人民政府人民委员。1956 年奉命调南京，先后担任江苏省中医院内科主任、江苏省医学院中医科主任、江苏省肿瘤防治研究所中医科主任等职。在此期间，当选为第三、第四、第五届江苏省人民代表大会代表和中华全国中医学会江苏分会第一、第二、第三、第四届理事。颜亦鲁在学术上对脾胃学说深有造诣，擅治内科疑难病症、温病、妇科等，形成了独到的理论见解，积累了丰富的临床经验，著有《颜氏医丛》六十八卷，惜日寇侵华时与丹阳旧第尽毁于难。1980 年，门下为之整理《餐芝轩医集》一书，备有医案、医话、验方三部分，总结了他的主要学术思想，出版之后颇获时誉。

大凡称得上学派者，在某一领域，必有一代名医崛起，他们既是学派的旗手，又是学派发展的中坚。颜德馨正是颜氏内科杰出代表，被授予我国首批"国医大师"称号及国家级非物质文化遗产传统医药项目代表性传承人。在中医界，他最为人称道的是提出"人体衰老的主要机制在于气血失调""气为百病之长，血为百病之胎"等理论观点，创立"衡法"治则，把传统气血学说发展到一个新高度，为治疗各科疑难杂病、老年病开拓出新途径，尤其是运用于心脑血管病领域，颇有成效，医治了许多久治不愈或复杂罕见病的患者，逐渐形成鲜明的海派中医特色。这一法则在 20 世纪 80 年代被颜德馨应用于"瘀血与衰老"的研究，取得了一系列成果，揭示了人体衰老奥秘，为养生长寿做出新的贡献。对于有志于活血化瘀之道的研究者来说，颜德馨是这一领域的高峰，被业界称为"衡法之父"。虽已耄耋之年，但他犹心系岐黄，为中医事业奔走呼号。近年来组建上海市中医心脑血管病临床医学中心、同济大学中医研究所并成立上海颜德馨中医药基金会，造福患者，嘉惠后学，德艺双馨，堪称医界楷模，后学标杆。

颜乾麟、颜新、颜乾珍等颜氏传人及再传弟子，近来传承发展颜氏内科学术理论和临床经验，在临床和科学研究方面有所创新和发展。在颜氏代有传承的不断努力下，颜氏内科逐步形成了用药和缓、强调辨证，注重脾胃、善运脾气，推崇气血、创立衡法等主要学术观点，提出"气虚血瘀"是人体衰老的主要机制，丰富了人体抗衰老理论；提出"久病必有瘀，怪病必有瘀"的病机理论，丰富了中医中药治疗疑难病思路；提出"气为百病之长，血为百病之胎"，丰富了中医气血辨证学理论;提出"气血失衡是心脑血管病的基本病机",创立中医中药治疗心脑血管病的新思路;提出膏方组成原则为动静结合、通补相兼、重视脾胃、以喜为补,丰富发展了中医膏方理论。近年由颜氏内科领衔的同济大学附属第十人民医院中医科,在中医诊治心脑血管病、疑难病方面不断探索创新,2000年成为上海市中医心脑血管病临床医学中心,近年来承担国家"973"、国家自然科学基金、国家中医药管理局、上海市科学技术委员会(以下简称"上海市科委")等重大科研项目多项,出版专著多部。2012年,同济大学附属第十人民医院中医心病学成功入选"十二五"国家中医药重点学科,标志着颜氏内科团队引领中医学科发展到达新的高度。今后,颜氏内科还将在中医治疗高脂血症、冠状动脉介入术后再狭窄、心律失常、慢性心功能不全等方面开展重点临床科学研究。

第二章
流 派 人 物

第一节　颜 亦 鲁

颜亦鲁(1897—1989)，又名真，号餐芝。幼承家教，勤读四书五经，少时体质孱弱，善摄生，立志"不为良相，便为良医"。先师从舅家名医魏东莱，15岁时，拜师丹阳孟河学派名医贺季衡勤学9年。贺季衡定方与众不同，善诊疑难杂症，疗效显著，声名大震，其传人张泽生、颜亦鲁等也洞明医道，治病有奇验。

1921年，颜亦鲁挂牌行医，贺季衡赠送"贺季衡夫子授颜亦鲁内外方脉"的竖匾示贺。他遵照"治病救人为本"的宗旨，对患者细心诊断，悉心治疗，不计诊金，对生活清贫者分文不收。同时兼任县中小学医药顾问和县救济院施诊所医生，为大众服务。1937年日寇入侵丹阳，他率全家赴上海开设私人诊所，并受聘上海面业公会和成衣业公会医药顾问，治疗不少湿热杂症。5年后应丹阳乡亲要求，重返家乡执业。新中国成立后，他继续行医布德。1952年，与医务界同仁携手合作开设了乔家巷联合诊所。1956年，奉调南京，先后担任江苏省中医院内科主任、江苏医学院中医科主任、江苏肿瘤防治研究所中医科主任等职。

颜亦鲁行医60余载，长期以来重视临床经验的积累，不断学习探索中医经典理论，对脾胃学术的研究造诣尤深，提出"脾胃既为先天之本，又为诸症之源"的观点。在临床上，他精通"固本清源"的治疗法则，以健脾胃为百病善后之计，颇多独到之处。在用药上擅长发挥中药苍术、白术的疗效，被誉称"茅术先生"。数十年来，他医治了许多疑难杂症，挽回了无数患者的健康或生命，积累了丰富的临床经验。新中国成立后先后发表的学术论文有《漫谈吐血、便血、衄血》《治疗温病的经验》《脾胃学说的临床应用》等多篇,并有《餐芝轩医集》传世。2014年,颜亦鲁孙女颜乾珍从丹阳市中医院柴贵宝医师处得到一手抄本《颜亦鲁诊余集》,系由颜亦鲁学生张宗良整理,世上仅有手抄本流传,十分珍贵。经上海颜德馨中医药基金会出资,印成册子,在中医界发行,颇受好评。

颜亦鲁精于医术,更重医德。以"非凭药物图名利,但愿人身悉健康"为己任,大力推崇"仁术高风"。他常以古人为鉴,教育后人:"自古以来许多医家有着极为重视医德的良好传统,因为道德是做人的根本。""为医须情操高尚,服务赤诚,好学不倦,精益求精,谦虚谨慎。""夫医者非仁爱不可托,医德和医术不可分。"他为人宽厚仁慈,谦虚诚恳,和蔼可亲,被人誉称忠厚长者,以医德高尚、医术精湛而近悦远来,深得患者的赞誉与崇敬。

颜亦鲁矢志继承和发扬中医药事业,毕生致力于培养接班人。列其门墙桃李者20余人,其中有戴星槎、姜绪曾、束樵仙、马芝馨、荆道生、吴昆山(志瑛)、夏锡仁、李荣春、夏锦堂(铁志)、张宗良、陈金声、李济仁、吴维仁等都闻名于世。他还课子教孙,薪传后代。对长子颜德馨学医,要求非常严格:将其幼时熟读四书五经,增加到十三经,打下坚实的古文基础;不管室外冬雪纷飞,仍要他练字不辍;还专门请人辅导他诵读《黄帝内经》。颜亦鲁传授读书的方法可概括为"猛火煮,慢火炖"六个字。猛火煮,就是强调要博览群书,把学习中医经典著作和历代名医著述当作学医入门的途径,通过泛读、默背、强记,打好基础。然后再反刍,再升华;慢火炖,就是反复研习,独立思考,深思体悟,以免食而不化。他对门生和儿子经常强调学理论一定要联系实际。他说:"读书是件乐事,但光有读书素志还不够,要懂得读书乐,乐的秘诀就是'书中有我',坚持理论联系实际,才能从知识的海洋里多得教益。"他叮嘱长孙颜乾麟学医要虚心,在衣袋里要带个小本子,有关医药新闻、先哲近贤一点一滴的经验,随即抄录下来,可聚沙成塔、集腋成裘,很好地学习、借鉴别人的经验,为己所用。

颜亦鲁努力做好本职工作外,还关心国家大事,政治上要求进步。1937年日寇入侵丹阳,他避难去上海,途经里庄下缪庄新四军黄明家中,黄明对他很敬重,两人彻夜谈论国家时局。颜亦鲁看到祖国遭受日寇侵略,非常愤恨忧心。听了黄明对抗日的观点与打算后表示:"国难当头,每一位热血青年如果都像你一样,国家就有希望了。"说着便从避难携带的银元中献出 20 枚,资助黄明购买枪支。新中国成立后,颜亦鲁当选丹阳县第一、第二届人民代表和第一届县人民委员会委员,以及江苏省第三、第四、第五届江苏省人民代表大会代表;中华全国中医学会江苏分会第一、第二、第三、第四届理事后,积极参政议政,对继承和发展中医事业献计献策和提出建议。他在 1961 年国庆十二周年时,写诗抒怀:"颜展意纾沐春风,亦步亦趋与党同,鲁诚为心赤为照,祝国永昌人永红。"1975 年他离职休养后,仍坚持每日读书、看报、写日记。在日记中常以"老骥伏枥,志在千里"的古人名言勉励自己:"老夫喜作黄昏颂,发白心红老返童。"虽然他已耄耋之年,仍念念不忘党,不忘人民,不忘医院,总想在有限之年再做些有益于人民与后辈的事情。自称"七十而从心所欲不逾矩,我已八十外,更应再上一层楼。岁月易逝志未老,愿将余热放光豪"。1985 年,当他看到报载胡耀邦总书记"老当益壮宁移白首之心,穷且益坚不坠青云之志"的豪言时,虽已 88 岁高龄,仍鼓起勇气,第三次向党递交了入党申请书,同年 12 月3 日,被批准为中共党员,终于实现了他多年的夙愿。

1989 年 12 月 16 日,颜亦鲁因病在上海逝世,享年 92 岁。江苏省肿瘤防治研究所在上海龙华殡仪馆为颜亦鲁举行遗体告别会。颜亦鲁一生以解除患者的忧虑和痛苦为己任,积善于民的事迹深深感动着几代人。他的门生夏铁志称:"先生医道高超,造诣宏湛,望重医坛,名扬沪宁一带。他毕生致力于振兴中医,为人民卫生医疗事业做出很大贡献,他不愧为中医界一明星,不愧为人民的好医生。"

第二节　颜　德　馨

颜德馨 1920 年出生在江苏丹阳。父亲颜亦鲁是全国名老中医之一。他行医 70 余年,潜心研究中医经典理论,讲究"仁风",对于病家有求必应,曾医治了大量内、外、妇科疑难重病患者。颜德馨走上从医的道路是与父亲的言传身教分不开的。

知医必先明道。幼时,颜德馨在父亲的指点下读十三经,从汉儒的章句之学开始到宋儒的义理之学,先懂得师传,再从圣贤经传中寻找心法的学习路径。至颜德馨 12 岁时,开始背诵《黄帝内经》《伤寒论》等中医古代典籍,午夜一灯,晓窗千字,是习以为常的。那时虽朝夕诵读而能背出,但对于其医理却似懂非懂。当时,西医尚不时兴,治病主要是靠中医药。有一次,一位无锡农民,在颜德馨家门口被车子轧伤,大量出血,颜亦鲁在那位农民的伤口上敷上一把"铁扇散",血顿时止住了。又有一次,颜亦鲁的"餐芝轩"医寓来了一位农民,背上生了一个阴疽,高高隆起,发着高热,痛苦万分,颜亦鲁为他施行"火针",即用一种带有棱角的针烧红后直刺患处,脓水大量外流,其苦顿失,热退炎消。这一件件事情,给颜德馨很大触动,体会到"医乃仁术",拯救横夭,足以活人。渐渐地颜德馨立志学医,"不为良相,则为良医",颜德馨要像父亲一样做一个医术高明的医生。

于是每逢父亲临诊,颜德馨就侍诊在侧,一面看父亲怎样治病,一面帮父亲抄方子,聆听父亲教诲,并且把父亲的方子分门别类地加以整理,内科、儿科、妇科、喉科、外科整理了几十本。颜亦鲁对于脾胃学术之研究,造诣尤深。其在理论上倡导"脾胃既为后天之本,又为诸病之源"的观点,认为脾统四脏,脾病可波及四脏,四脏有病,亦波及脾,故临床有心脾、肺脾、肝脾、脾肾同病等病证,常从脾论治,灵活化裁,在临床上重视健脾益气、扶正法则的运用。在用药上也有独到之处,擅发挥"苍术、白术"等药物功效,燥湿健脾,扶正固本,令湿去脾自健,脾健湿自化,广泛应用于内科杂病。临床遵此,每可应手获效。如此攻读数年有余,熟读了《黄帝内经》《伤寒论》《金匮要略》等经典原著,颜德馨逐渐掌握了较为系统的中医理论及临床基本知识,为日后继续学习打好了基础。

在颜亦鲁身边学医数年,谨承庭训,然而视野毕竟有限。颜亦鲁鼓励颜德馨要多跟师临证,广开思路。于是在1936年,颜德馨16岁时,考进了中国医学院。从家庭走进学校,那是一个崭新的世界。在学校,不但要学习传统中医理论,而且还随名医临诊。颜德馨随程门雪、徐小圃、秦伯未、盛心如、单养和、费通甫、祝味菊、章次公等中医大家学习,以临床疗效为标志,汲取各家长处,提高了理论认识和临床实践水平。在学习过程中,颜德馨认为各家各有所长,自成特色,合读则全,分读则偏,但接受在我,应用在我,变化亦在我,应以自身为主体,兼收并蓄,择善而取之,方能学得真谛。1938年,颜德馨夫人刘庆云考入上海中医学院学习,先后得到丁济万、黄文东前辈指教,曾每日去白克路(今凤阳路)珊家园丁济万诊所跟随丁济万抄方学习。当时丁济万一面切脉，一面报方：赤茯苓、广郁金、炒枳壳、清水豆卷……依然历历在目。

医之为术，学之易而精之难，行之易而知之难，要实现良医济世救人的愿望，必须具备广博的知识，否则只能是一句空话。在当时，中医是国民政府歧视的对象，且"文人相轻"，多数医生不愿传道。而当时上海名医程门雪、盛心如却被誉为"医之医"，他们读书宏博，学术渊深，经验丰富，乐于为青年学子析疑解难。颜德馨年轻时在诊疗过程中也常遇到一些疾病无法解决，请益盛心如，经其指点一二，均能获效。一药之师，感德不忘。颜德馨经"医之医"教导而得益者，尚有石楠叶之治头痛；天竺子、腊梅花、凤凰衣之治小儿百日咳；白茅花蒸豆腐之治大咯血以及附子的振衰救绝等，沿用至今而不废。数十年来颜德馨承先贤遗风，乐于课徒，循循善诱，以报先师。

程门雪、秦伯未、章次公诸师均出自丁甘仁门下。丁先生为清末名医，学识经验丰富，不仅擅治温热病，对内伤杂病的辨证立法也颇有创见，常采用伤寒辨六经与温病辨卫气营血相结合的办法，在方药上则经方与时方综合运用，打破成规，独出心裁。颜德馨从丁派弟子游，学习其"胃以通为补""宣肺气以疏肝""补精必安神"等法用于临床，疗效颇显。

学好经典著作是学好中医的关键。颜德馨的学习方式，是以自学为主。凡在临诊时遇到疑难问题，颜德馨常从书本上寻求解答。利用业余时间，颜德馨先后学习了《黄帝内经》《伤寒论》《金匮要略浅注》《陈修园医书七十二种》《本草备要》《景岳全书》《临证指南医案》等书。这些经典著作，构建起了中医自己的生理、病理、药理、诊断及治疗方面的理论体系。此外，颜德馨还广泛阅读各家学说，尤喜名家医案医话，因为这类书通常是前人临床经验总结，带有鲜明的学术个性，读时每叹其独具慧眼和真知灼见，有着重要的临床指导意义。对于西方医学，颜德馨亦粗涉藩篱。

书宜读活，切忌拘泥呆滞。如《黄帝内经》为中医基础理论典籍，集古代医学、哲学理论之大成，吸收了当时天文、地理、气象、物候、历法、农家、兵家等大量自然科学和社会科学成就，其中阴阳、五行、六气对后世影响深远。但颜德馨认为其中还记述了大量疾病学的知识，对疾病从病因病机上做了分析，提出了诊断和鉴别诊断的方法和治疗原则，为后世临床医学的发展奠定了基础。以消渴为例，《黄帝内经》中有"消瘅""膈消""消肺""消中"等不同名称，并强调五脏虚弱是消渴病的主要病因，故《灵枢·五变》说："五脏皆柔弱者，善病消瘅。"《黄帝内经》还把消渴病分为上消、中消、下消三种类型,并沿用至今,这些对现世仍有指导意义。

又如《伤寒论》,其以六经为纵轴,从证为横贯,发微而见隐曲。对于六经辨证,历代医家阐幽发微,立论精详。然颜德馨觉得书中鲜明的方证内容却未受到应有的重视和阐明。其实,《伤寒论》中诸方组成严谨,配伍精当,不仅适宜于外感疾病,而且可广泛适用于内伤杂病。如少阴病为伤寒六经病变发展过程中最危重阶段,其虽有寒化和热化之分,但以寒化证为少阴病本证,故少阴病脉证总纲为"脉微细,但欲寐"。由于脉为心之府,心脏一旦病变,其病理变化必然反映在脉象上。因此颜德馨尝取其中少阴病的方剂治疗心血管疾病,如用麻黄附子细辛汤治慢性肺源性心脏病、附子汤治冠状动脉粥样硬化性心脏病(简称"冠心病")、通脉四逆汤治病态窦房结综合征等,疗效颇为满意。

对颜德馨影响较大的还有张介宾的《景岳全书》。《景岳全书》里有不少代表性的学术观点和制方,颜德馨在临床应用也取得了很好的效果。如张景岳首创阳火与阴火异治,他说:"夫火之为病,有发于阴者,有发于阳者。发于阴者,火自内生也;发于阳者,火自外致也。自内生者五志之火,宜清宜降者也;自外致者,为风热之火,宜散宜升者也。"临床体会殊深,如治血证,多取法于清降而获效,治内科杂证亦多验案。曾治一喉痹男子,患病多年,疼痛不禁,兼有便行不实,易汗,面白,多方医治无效,脉数,沉取无力,舌淡苔薄腻,育阴泻热,清化痰热俱不为功,乃悟景岳阴火之说,遂予"理阴煎"(熟地、当归、甘草、肉桂),仅3剂,其痛苦消失。另张景岳制方,用之得当,多有神效。如神香散(丁香、白豆蔻),治脘腹胀痛,兼治口臭;玉女煎(石膏、熟地、麦冬、知母、牛膝),治阴虚牙痛;玉泉散(石膏、甘草)治消渴;胎元饮(人参、当归、杜仲、乌药、熟地、白术、陈皮、甘草)安胎保胎皆效。这些经验颜德馨一直应用于临床而获效。

从学校毕业后,颜德馨便随父亲悬壶于丹沪之间。在丹阳的一段时间里,颜德馨凭着自己的医学知识,一边行医一边为当时的《新生报》《中山日报》《丹报》分别主办了3个医药副刊:《民众医药》《医琐》《中国医药》,传递信息,通函问病,深受读者欢迎。但在新中国成立前,条件落后,加之政府对中医的轻视,纵有志愿,也难以施展。有一次,颜德馨去一家外国人办的医院给人治病,被外国人认出,被斥之为"末代郎中",这深深刺痛了颜德馨的心,颜德馨更矢志要发扬中医药,为倍受欺凌之中医扬眉吐气。

新中国成立后,中医事业如枯木逢春。1953年,颜德馨主办了黄浦区第一联合诊所,任院委主任兼副所长。1956年调入上海铁路局中心医院。在这里颜德馨开始潜心研究活血化瘀疗法,尤其是其对于血液病的治疗。20世纪60年代,很多医院在治疗白血病、再生障碍性贫血患者时,颜德馨都积极参与,深入探索。根据中医理论,颜德馨把白血病分为5个类型:阴虚型、阳虚型、湿热型、阴阳两虚型、瘀血型,同时大胆使用雄黄,对患者进行分型治疗,转不治为可治,取得了满意效果。而后总结发表论文数篇,如《白血病的辨证论治》《白血病的综合治疗》《白血病发病机制试探》《白血病证治》等,提出了中医对白血病诊断治疗的总体思路,颇得同道的重视。

1958年的中医政策,使中西医团结合作,掀起了广大人民的献方运动,使过去一些不能医治的疾病也能得到治疗。当时高血压已成为临床工作中常见疾病,虽然其病因病理研究有很大进展,可是理想的治疗药物未得到解决。颜德馨和同事曾连续以茯苓、牡丹皮进行临床观察,效果皆不满意。在献方运动中,颜德馨在民间单方中选用了车前子单味药治疗高血压,观察疗效满意,后又发表了《中药车前子治疗高血压临床初步观察》论文。

同时,颜德馨还开始中医治疗肾病进行研究。将辨证与辨病相结合,就肾阳虚、肾阴虚、湿热型、瘀滞型、低蛋白水肿、尿毒症、肾性高血压、蛋白尿、贫血、血尿等分别列方用药。还对激素的应用提出了一些看法,如激素不适用于阴虚或热性病患者;知母、甘草、生地可以抗库欣综合征,用全鹿丸或右归丸可以代替激素等。

1966年,"文化大革命"爆发。颜德馨被作为"反动学术权威",被迫停止诊务,下放到"五七"干校锻炼。在"靠边站"的十年中,劳动异常艰苦,除了肉体上的折磨,还有不断的批斗和精神上的打击。但是这些都没能磨灭颜德馨对于中医的挚爱。颜德馨白天劳动,晚上静心研读,反复浏览《儒门事亲》《血证论》《医林改错》《类证治裁》《医门法律》等经典医著,潜心医业,思考总结既往经验。"人所欲为,譬如穿池,凿之不止,必得泉水",这段艰难经历使颜德馨对中医的认识得到了升华。

"文化大革命"结束后,颜德馨又重新走上工作岗位。总结这几十年的临床实践,颜德馨逐渐发现各种疾病都与气血有关,尤其是久病、怪病等疑难杂症。虽然颜德馨从小崇拜父亲的成就,但通过长期观察发觉父亲的健脾学说不尽完美,父亲认为脾胃为后天之本,亦为诸病之源。但事实上诸多疑难杂症并非源于脾胃而是源于瘀血。为了寻找理论依据,颜德馨和同事曾对565例疑难病症患者进行"甲皱微循环""血液流变性"等实验,结果证实这些患者都有血瘀阳性指征,经治疗好转后,实验室指标也相应好转。于是,颜德馨深感"气为百病之长,血为百病之胎"的临床意义重大,由此提出了"久病必有瘀""怪病必有瘀"的新观点,进而提出了"衡法"的治疗法则。

清代程国彭《医学心悟》曾提出"汗、吐、下、和、温、清、消、补"八种治法理论,这在当时对继承总结中医治法起了推动作用。但沿袭至今,中医治疗学已大有进展,"八法"已不能包括中医所有治法。颜德馨认为人体气血循经而行,环流不息,濡养全身,若因各种原因而出现血行不畅,或血液瘀滞,或血不循经而外溢,均可形成血瘀。瘀阻脉道内外,既影响血液正常运行,又干扰气机正常出入,以致机体阴阳气血失衡,遂疾病丛生。"衡法"即是通过治气疗血来疏通脏腑气血,使血液畅通,气机升降有度,平衡阴阳,从而祛除各种致病因子。所谓"衡"者,《礼记·曲礼下》谓"大夫衡视",衡犹言平。《荀子·礼论》谓"衡诚悬矣",系指秤杆。可见衡有平衡和权衡之义,能较全面反映其疏通气血,平衡阴阳作用。王清任曾谓:"周身之气通而不滞,血活而不瘀,气通血活,何患疾病不除。"在治疗上,"衡法"以"气为百病之长,血为百病之胎"为纲辨治各种病证,以活血化瘀、行气益气等药味为主,或从气治,或从血治,或气血双治,处方用药当多从"通"字着眼,以调气血而安脏腑为治疗原则。可归纳为10种配伍方法,灵活运用,疗效卓著,适用于阴、阳、表、里、虚、实、寒、热等多种疾病,尤其运用于心脑血管病领域,颇有效验。2001年在上海市卫生局领导下组建上海市中医心脑血管病临床医学中心,颜德馨作为该中心学术带头人,目前中心建设已取得显著发展。

临床根据"衡法"治则,采用活血化瘀法常能治疗疑难杂症。1986年1月20日上海《新民晚报》报道了一则医案。有一19岁少女从小患左上肢血管瘤,左手背、手指、前臂肿胀、疼痛,不能劳动。左前手臂周径为39 cm,左手背周径为28 cm,青筋暴露,需着袖口特大的衣服。X片显示:左前臂及手背血管瘤,尺骨中下段增粗,尺桡远端关节脱位。院外会诊认为已无法保留,拟予截肢治疗。颜德馨用清热化瘀、软坚清瘤之法治疗,2年后患者左前手臂周径缩小为26 cm,能穿着普通衣服,避免截肢,恢复劳动力,分配在某无线电厂工作。

又如一位再生障碍性贫血患者,红细胞 2.2×10^{12}/L,血红蛋白 5 g/L,白细胞 2.8×10^9/L,网织细胞 0.1%。骨髓穿刺结果:骨髓部分抑制。面色不华,神疲乏力,齿衄,巩膜及眶周色素沉着,脉细缓,舌淡红,苔薄腻。一般认为是气血、肝肾的亏虚,而颜德馨认为乃因瘀浊胶滞,而使生化无权,应先以宣畅气血为第一步。处方用的全是活血化瘀之品,7 剂后,红细胞 3.1×10^{12}/L,血红蛋白 8.3 g/L,白细胞 5.0×10^9/L,血小板 800×10^9/L,又服 21 剂后获致缓解。

运用衡法出奇制胜治疗心脑血管病的例子也不胜枚举,如应用温阳活血法治疗不稳定型心绞痛,使不少患者心绞痛发作明显减少,减少硝酸酯类药物剂量,有些患者甚至停用西药。如治王某,女,60 岁,冠心病心绞痛频繁发作 1 年余,经用多种药物治疗效果不明显。改用温阳活血法 1 个月后,心绞痛基本消失,以往所服扩冠状动脉药也逐渐减量。颜德馨运用益气活血法治疗冠心病介入疗法后再狭窄,为中医中药治疗本病摸索出一套行之有效的治疗手段。如徐某,女,海外华侨,因患冠心病回国做介入治疗,术后心绞痛依然频发,经用上法后心绞痛明显减少,运动后也不发作。

以上许多医案都被收载于《活血化瘀疗法临床实践》《颜德馨诊治疑难病秘笈》《中华名中医治病囊秘·颜德馨卷》等书中。这些临床经验还转化为科研成果并通过科研鉴定,多次获得各级科技进步奖。

后来,颜德馨又将气血学说和"衡法"治则应用于延缓衰老领域。颜德馨认为衰老的本质为气血失调,气虚血瘀,其中"虚"是现象,"瘀"是本质,"虚"是归宿,"瘀"是原因。因为任何一种病因和各种疾病的发生均将影响气血的正常循行,首先出现气血失和,流通受阻,瘀血停滞。由于瘀血的存在,气血失去平衡,脏腑得不到正常濡养,后才出现脏腑虚衰,精气神亏耗,气化功能受损,脏腑生理功能无法正常发挥,加重气血失衡,从而形成恶性循环,最后脏腑功能衰老以致死亡。且人体随着年龄的增长,在与自然界和疾病的不断斗争中,正气必然受到消耗,由于气虚推动血液无力,更加重了瘀血的阻滞,形成一种"虚实夹杂""气虚血瘀"的局面。

所以,瘀血实邪乃人体衰老之主要因素,欲谋长寿之道,必须消除导致衰老的因子——瘀血。消除瘀血最妥善的方法是"固本清源",清源者正所以为了固本,固本者也所以为清源服务,因气行则血行,行气有利于化瘀,益气也有利于化瘀。临床所见,人体进入老年,都有明显的瘀血存在,例如色素沉着、皮肤粗糙、老年斑的出现、巩膜混浊等,都是典型的瘀血体征,而老年人常见的疾病如动脉硬化、高血压、冠心病、脑血管病、阿尔茨海默病、前列腺肥大、颈椎病等都是瘀血病理的体现,也是最常见的导致衰老和致死的原因。经过临床证实,应用调气活血为主的衡法能治疗许多传统上认为是"肾亏"的阳痿、脱发、耳聋、眩晕等,也可反证这一观点的可信性。1989 年,颜德馨主持的"瘀血与衰老"科研项目,提出了瘀血实邪乃人体衰老之主因的新观点,荣获"国家中医药管理局科技进步二等奖",其研究成果曾刊载于《人民日报》头版,上海科教电影制片厂根据该科研成果摄成《抗衰老》科教片,曾向全国放映,反响热烈。

急性热病是指以发热为主要表现的急性病,常见于各种传染性疾病和感染性疾病。孟河马培之学派传人、先太师贺季衡以善治温热病而著称于世,其用药多有独到之处,收效特著,颜德馨通过跟随颜亦鲁抄方学医,从中深受其益。2002 年 11 月至 2003 年上半年,重症急性呼吸综合征(SARS)在全国乃至世界范围流行,中医药学在与 SARS 的抗争中发挥了重要的作用,得到了世界卫生组织的高度评价。颜德馨参与这一特殊战役,特别在上海、广东、香港等地的治疗中,颜德馨发挥运用先辈之经验,获得意外之效果。颜德馨认为SARS 作为一种急性传染病,由于流行区域不同、患者体质差异以及病程长短不一,临床表现因而不尽相同,所以必须"有是证,用是药",坚持辨证论治才能收到良好的治疗效果。早期注重透表、宣达,逐邪外出,慎勿失表。方可选银翘散。病将由表入里,则用麻杏石甘汤。中期重视兼邪的论治,如痰、瘀、湿的治疗,提倡用葶苈子清热豁痰以治疗呼吸窘迫。生半夏也为习用之品,其经验表明生半夏与生姜先煎 30 min,非但无毒,而疗效远胜制半夏。活血化瘀则有助于炎症的吸收,如清热化瘀之赤芍、牡丹皮、丹参等。对 SARS 发病中产生的肺纤维化,则倡用化瘀软坚法治疗,辅以虫类搜剔之品可获一定疗效,药如生蒲黄、穿山甲、生牡蛎、海藻、昆布等。治湿尤赏用苍术,量常用至 15 g。并多配伍黄连、厚朴、石菖蒲、佩兰等品。若正治不效,可试用旁治之法,所谓"治湿不利小便非其治也",虽无小便不利、下肢浮肿等症,也可用五苓散旁敲侧击。后期则需根据邪正相争的变化而扶正以达邪。湿盛者多易伤阳,热盛者多易伤阴。李东垣清暑益气汤益气养阴,清热化湿,用于后期患者多能中的。若阳虚厥脱,当机立断选用参附注射液静脉滴注,气阴两虚厥脱则宜生脉注射液。实践表明这些经验和方法在治疗 SARS 中取得了良好的效果。

2004 年 2 月吴仪同志在全国中医药会议上,肯定了中医在抗 SARS 工作中的成绩,要坚持继承创新,绝不能丢弃好的,也不能拒绝新的。中医诊治急性热病是个宝库,数千年来积累了丰富的经验,今日中青年中医由于种种原因已很少接触到包括急性热病在内的急症,但 SARS 的教训告诉我们,完全有必要培养中青年中医师处理急性热病的能力,并将一批具有较好辨证论治水平的中医师组织起来建立中医治疗急性热病应急网络,全面介入,以应对突发公共卫生事件。

常有青年医生询问颜德馨诊治之诀窍,颜德馨认为中医在诊疗过程中既要遵循"整体观点"和"辨证施治"原则,又要力求用"一元论"的观点分析研究疾病发展过程及其在各阶段表现出的不同临床症状。只有这样才能抓住疾病的本质,确定治法和用药,以取得较好的疗效,或许诀窍就在这里。高明的医生,贵在审证明而用药准。人体多奥妙,脏腑不能言,正如张仲景所说:"人禀五藏,以有五脏,经络府俞,阴阳会通,玄冥幽微,变化难极。"凡病情复杂、隐蔽,或多方面相互牵涉时,必须有一个起决定和影响作用的症状,而其他症状都是随着这一症状的产生而产生,随着这一症状的转变而转变。"一元论"思想的根本特点是从现象的不同组合来判断现象系统证候的特异性质,临床思维渐进的踪迹,基本上先有演绎,再有归纳,其中亘贯着"一元论"思想。"候之所始,道之所生",这里病机分析是为医生提供症状间相互联系和寻找到起决定作用症状的最有效方法。曾治疗 1 例上消化道出血患者,入院时神昏谵语,实验室检查蛋白比例倒置,钡餐透视示食管下端及胃底静脉曲张,诊断明确门脉高压症。经输血、中药治疗,出血遂止,旋即出现高热、浮肿、腹水,并迅速加剧,空腹血糖 13.8 mmol/L,用保肝、降糖、利尿、放腹水等综合治疗,病势有增无减,会诊时已腹大如瓮,脐凸足底平,奄奄待毙,总的印象是实不耐攻,虚不受补。用李东垣天真丹出入为方,轻补缓攻,立足于助气化、展气机,药后颇合病机,二便畅利,腹筒渐松,精神、胃纳转佳,改从朱丹溪大温中丸法启脾阳、逐凝聚、宣经气、利腑道。连服 43 剂,腹水消失,血糖初平,肌肉渐充,一改枯索之态。又治一患儿,多夜间遗尿,在顽皮或兴奋后发生。曾 2 次哮喘发作,均使用平喘喷雾剂治疗,未找到过敏原。胃纳一般,大便偏溏,有时夜间盗汗。颜德馨认为肾主二便,遗尿多责之少儿肾气未充,阳不用事。加之遗尿多年,便溏溲清,面色不华,显属肾气不足,下元虚冷,复患哮喘,故从"一元论"观点出发,认为二病同出一源,当责之肾气不足。方用巩堤丸合玉屏风散,用之取效。由此可知,每一种症状都有一定临床意义,全靠"一元论"思想统率,攻克主要矛盾,其他便迎刃而解了。

颜德馨从医 70 余年,诊治疾病数千万,于临床治疗中摸索出三条思路:其一为"振奋阳气",阳气与人体强弱有密切关系,对久治不愈的证候,辄加附子,往往能获取意外效果。曾治一肾小盏结石患者,已服中药数百剂,专科医学认为其结石嵌顿,部位属不易移动处,非手术绝难奏效,但患者体气羸弱,不愿手术,遂一反常法,投温阳利气、排石行水,用附桂五苓汤加莪术、王不留行,7 剂后排出黄豆大结石 2 枚,复查肾盂积水消失,肾功能恢复。盖取气化不及州都之意,其效如响斯应。其二从"血为百病之胎"立法,采用活血化瘀药物攻克疑难杂症,亦多殊功。王清任曰"气通血活,何患不除",唐容川谓"一切不治之症皆因不善祛瘀之故",证诸临床,确有至理。曾治一持续 3 年不愈之呃逆患者,遍用常法不效,投通窍活血汤 2 剂而瘥。其三谓"脾统四脏",人体脏腑组织功能活动皆赖脾胃之转输水谷精微,脾荣则四脏皆荣,脾衰则四脏俱衰。有一老年患者久病内脏下垂、低血钾症、肺气肿,备尝补肾、补肺、补脾之药,终鲜有效,遂于前医方中加入苍术、升麻、荷叶、粳米,颓象一举而振。于是得出结论:实脾不如健脾,健脾不如运脾,四季脾旺不受邪。

从古至今,诸家名医治学方法众多,颜德馨体会最深的主要有四:其一,创新必须与继承相结合。中医药学有着独特的理论体系,其科学性还远远未被阐明和发扬,要在学术上有所创新,首先必须立足于继承。颜德馨不同意一谈继承就谓之守旧,任何一门科学的发展都是现有科学的发扬和延伸,丢开中医的理论体系,去侈谈发扬中医,无疑是舍本逐末。要认识和发展中医,首先必须学习它,研究它,了解其完整的理论体系及其内在规律,决不能凭主观臆断而斥之为糟粕,只有通过探求未知使之成为已知,才是正确的治学方法。因此颜德馨常要求学生在学习古代医籍时,不能墨守成规,抱残守缺,要多开动脑筋,多临床实践,在实践中分清瑕瑜,真正做到学有所用。其二,理论研究必须与临床实践相结合。多读书能扩大视界,开拓思路,多临证则能辨别是非,增长学识,因此只有理论研究与临床实践相结合,才能在学术上有所创新。颜德馨自幼跟家父学医,以后又在中国医学院学习,博览了众多的先贤名著,还先后向徐小圃、秦伯未、盛心如等名家请益,从医 70 余年,始终不渝地坚持参加临床工作,由此获得的理论知识和临床经验为学术创新打下了良好的基础。并在临床实践中酝酿新理论、新观点,推动中医理论的发展。例如中医素有"百病皆生于气"之说,但颜德馨在临床上却发现诸多疾病与血瘀有关,尤其是一些久病、怪病者都有明显的瘀血指证,通过临床观察及甲皱循环、血液流变性等实验,证实这些患者确有瘀血存在,于是提出"久病必有瘀,怪病必有瘀"的论点;并根据"疏其血气,令其条达,而致和平"之说,验之于临床与实验,发现活血化瘀疗法确能改善机体内环境,消除体内积瘀,纠正脏腑虚衰,使机体由不平衡状态达到新的平衡,因此提出"衡法"理论,并以此法治疗多种疾病,收到满意疗效。其三,科学研究必须与中医特色相结合。数十年来,颜德馨参与主持了多项科研工作,如《瘀血与衰老的关系》《怪病必有瘀的临床和实验研究》《衡法冲剂对久病、怪病的疗效观察》《消瘤丸治疗血管瘤的临床研究》等。颜德馨在实践中体会到中医药学是一门具有传统特色的医学科学,有着其独特的理论体系和特点,具体表现在理论思维的科学性,辨证论治的完整性,理法方药的系统性。因此在科学研究中,能否遵循中医理论体系,发扬中医的优势和特色是其成败的关键。要做到这一点,必须克服从书本到书本,从实验室到实验室的脱离临床的做法,坚持选择符合中医药学特色的实验方法,借助这些实验方法来阐明其医理进而对传统理论有所发现,有所创新。《瘀血与衰老的关系》的科学研究工作就是从发掘中医特色开始的。当时纵观文献,论述人体衰老均谓脾肾虚损所致,但颜德馨与科研小组却发现人体进入老年后,普遍出现皮肤粗糙、巩膜混浊、舌质紫暗等瘀血现象,一些常见的老年病的发病也都与瘀血有关,结合中医的气血学说,素有"人之所有者,血与气耳""气血正平,长有天命"之说,于是大胆提出"人体衰老的主要机制在于气虚血瘀"。经临床观察、动物实验等一系列研究,证实了这个理论的正确性,为延缓人体衰老提供了新的途径。其四,要有虚怀若谷的精神和实事求是的治学态度。中医学流派众多,应善于学习历代各家之精华,不论派别,兼收并蓄,取诸人之所长,去诸人之所短,绝不应闭门自守,或门户之见。为医者,自当谦虚谨慎,牢记"满招损,谦受益"之古训,事败不推卸责任,功成不掠人之美。

回首岐黄路,悠悠 70 年,人生有涯而医无涯。中医学源远流长,蕴藏着丰富的理论知识和临床经验,是中华传统文化之瑰宝。颜德馨的感触是:要学好中医,首先必须要有献身祖国中医药事业的决心,志不坚则智不达,如果对一门学问没有信心,又怎能学好它呢? 其次学医要边读书,边临床,既要继承前人的宝贵经验,又要具备开拓思想及实践创新精神,要有博学、审问、慎思、明辨和笃行的治学态度,刻苦钻研,锲而不舍,如此则临床疗效必能得到提高,功夫是不负有心人的。长江后浪推前浪,愿后学诸君勤勉奋斗,实现中医学术的发展与提高。

第三节　颜　乾　麟

颜乾麟,主任医师,1945 年生,江苏丹阳人,出身于中医世家,自幼深受家庭文化的熏陶。目睹祖父和父母应用中医中药治愈各种疾病,使患者恢复健康的情景,空闲时间在家长的引导下,背诵《医学三字经》等书籍,渐渐形成了热爱中医的信念。1963 年经考试合格参加闸北区中医带徒班学医,拜父亲颜德馨为师。一面请老师讲授中医经典著作与中西医教材,一面跟师抄方,授课老师有张耀卿、丁伯安、龚国樑等名家,这种理论与实践相结合的教学方法,为颜乾麟日后中医实践工作打下了扎实的基础。

1968 年毕业后,颜乾麟分配到安徽省嘉山县工作。嘉山县地处长江以北,淮河以南,有山有水,是草药盛产的地区。工作之初,颜乾麟即被当地卫生局抽调参加中草药编写小组,收集当地应用中草药治病的资料,并跟随赤脚医生上山认药采药,历经 3 年,完成《嘉山中草药》编写工作,从中也丰富了颜乾麟应用中草药的知识,为以后在南京铁道医学院讲授中药学课程打下良好基础。1970 年春,安徽省农村爆发钩端螺旋体病,大批劳动力病倒,青霉素等有效药物供不应求。颜乾麟根据当地草药资源,创造性地应用中药野马追治疗钩端螺旋体病患者,取得了显著疗效。为此,获得了安徽省滁州地区医学卫生科技二等奖。

1978 年,颜乾麟调至南京铁道医学院工作,先后担任主治医师、讲师、副主任医师、中医教研室副主任、南京铁道医学院附属医院中医科副主任、南京中医学会理事。开展与主持临床、教学、科研等工作,在讲授医学院中药方剂课程中,采用理论知识与临床实践相结合的方法,受到广大师生的欢迎,从而获得铁道部优秀教师的光荣称号,主持铁道部"醒脑冲剂防治老年性痴呆"等科研项目,应用补气活血功能的醒脑冲剂治疗一大批阿尔茨海默病患者,取得较好疗效,《南京日报》、江苏省电台都做了报道与宣传,并获得了江苏省青年中医奖励基金奖。

1991—1993年,颜乾麟参加全国首届老中医药专家学术经验继承班学习,作为学术传承人再次跟随父亲颜德馨学医3年,期间整理主编颜德馨学术经验著作3本,论文数十篇,其中《颜德馨医艺荟萃》在台湾出版。

1998年,颜乾麟调至上海工作,先后在上海中医药大学附属市中医医院、同济大学附属第十人民医院工作,先后担任副主任医师、主任医师、中医科主任、中医研究所常务副所长、上海医药学会常务理事等。长期从事中医心脑血管病的临床、科研、教学工作,尤对冠心病、心律失常、高脂血症、高血压病、阿尔茨海默病、脑梗死后遗症的诊治有较深的研究。历年来发表论文80余篇,主编"颜德馨临床医学丛书"等著作多部,主持国家级、市局级科研研究多项,如上海市中医心脑血管病临床中心建设项目、国家"973"课题"气血病机的传承与创新研究"等,获"1997年上海市中医药科技进步二等奖""2013年上海市科学技术进步三等奖"、教育部"2013年度高等学校科学研究科技进步奖二等奖"和"第四届上海中医药科技奖特别奖"各1项。2007年,因对上海中医药事业发展,为弘扬传统中医特色优势而做出突出成绩受到卫生局表彰并获得中华医药学会授予的"全国首届中医药传承高徒奖"。2009年,颜乾麟作为全国第四批老中医药专家学术经验指导老师,带徒韩天雄、潘新二人。2011年被评为"上海市名中医",同年经市卫生局批准,成立上海市颜乾麟名中医学术经验研究工作室。2012年,颜乾麟作为全国第五批老中医药专家学术经验指导老师,带徒胡琪祥、曹振东二人,同年被评为"全国名老中医工作室"指导老师,成立颜乾麟全国名老中医工作室。

第四节 颜 新

颜新,女,1956年生,江苏丹阳人氏,医学博士、教授、主任医师、博士生导师。祖父颜亦鲁为著名中医学家,父亲为首届国医大师颜德馨。多年来致力于中医学术史和疑难杂症的研究,重视经典理论与临床实践相结合,学术上推崇脾胃学说和气血学说。曾担任上海中医药大学基础医学院中医各家学说教研室主任。为全国第二届名老中医学术经验继承班学员,师从颜德馨并获"全国首届中医药传承高徒奖"。现在上海中医药大学附属曙光医院(东院)、上海中医药大学附属市中医医院、同济大学附属第十人民医院从事中医临床诊疗业务。

颜新自幼深受家庭文化的熏陶,目睹祖父和父母以传统中医药治愈各种疾病而深受病家爱戴。青年时曾在上海铁路医院中医科、针灸科学习,由颜德馨等人带教。1975 年开始在江湾机械厂行医,为工人群众服务。工作之余阅读大量的中医书籍并常至上海铁道医学院(现同济大学沪北校区)旁听西医课程。1985 年大学毕业,名列榜首,著名中医学家何时希亲自赠书以示奖励。毕业后于上海铁道医学院中医教研室工作。1988 年考入上海中医药大学读研,师从中医大家严世芸,从此进入各家学说的广阔天地,并在临床上言传身教。毕业后留校任教,教授中医各家学说、医案等课程,深受学生欢迎,堂堂课座无虚席。2002 年攻读在职博士,跟随导师严世芸。读博期间仍坚持门诊和教学工作,并带硕士研究生。2006 年颜新调至同济大学任中医研究所副所长、国家中医药管理局名中医传承模式重点研究室主任,主持申请了中医学硕士学位点。

2008 年 12 月,颜新被任命为同济大学"中医大师传承班"项目办执行主任兼教务长,事无巨细,亲力亲为,保证了该项目的顺利实施。该项目是由国家中医药管理局批准,以继承并弘扬国医大师学术思想、临床经验、诊疗技能为主旨的"中医大师传承人才培养计划"。2008—2013 年,"中医大师传承班"共招收两届学员,均顺利毕业。期间,颜新陪同裴钢校长带领第一届学员先后访问了澳门大学、香港浸会大学、台湾大学、阳明大学、中国医药大学、成功大学,探讨了中医药的学术交流、人才培养、教学改革等方面的合作意向。并参观了澳门大学中华医药研究院,浸会大学中医门诊部、中医药标本馆、中医药研究所开发公司和其实验室,香港广华医院中医药临床研究服务中心,台湾传统中医药研究所等研究机构,就中医药的教学、医疗、科研问题进行了交流。带领第二届学员先后访问了广东省中医院、常州市中医院、南通良春中医药研究所、南通良春风湿病医院,进行了学术思想和临床经验的探讨和交流,扩大了中医大师传承班的影响。

多年来,颜新发表学术论文 40 多篇。其中如《医学时弊析》《论叶天士对奇经八脉理论的发挥》《颜德馨教授运用经方治疗顽疾的经验》《颜德馨教授运用毒性药物的经验举隅》《颜德馨治疗乙型肝炎的经验》《东垣升阳学说现代运用举隅》《正心冲剂治疗冠心病心绞痛的临床研究》《王清任脑病学说临床应用发挥》《秦伯未膏方选析》《从"一剂知,二剂已"探讨中医急症辨治》《颜德馨运用龙马定痛丹治疗痹证的经验》《宋代脏腑理论的发展》等,均为第一作者。

担任编委的《中医各家学说》获"2005 年全国高等学校医药优秀教材三等奖";参与研究的《衡法新药调节血脂的临床与实验研究》获"2003 年上海市科学技术进步三等奖";参与研究的《颜德馨诊治疑难病经验研究》获"1998 年上海市科学技术进步二等奖";参与研究的《宋代医家学术思想研究》获"1990 年上海市科学技术进步二等奖"。

担任国家中医药管理局、教育部立项的 21 世纪全国高等中医院校七年制统编教材《中医各家学说及学术思想史》副主编、五年制统编教材《中医各家学说》编委。担任全国中医院校各科课程习题集《中医各家学说》习题集副主编、中医学问答题库《中医各家学说分册》主编、中医学多选题库《中医各家学说分册》主编。另担任学术专著《古今名医外感热病诊治精华》主编、《气血与长寿》主编、《中国膏方学》主编、《中华养生大全》副主编、《中国历代抗衰老秘要》编委、《颜德馨临床经验辑要》编委。

担任上海市中医药事业发展三年行动计划(重大研究)"益心汤治疗稳定型心绞痛临床疗效观察"、上海市科委"颜德馨教授脾胃学说与临床经验的传承"、上海市卫生和计划生育委员会"名中医成才规律及传承效果评价研究"、上海市科委"颜氏清脑 2 号方治疗脑梗死的临床和实验研究"课题组负责人,教育部重大课题项目"中医应用型人才教育模式改革与创新的研究"主要负责人,上海市科委"冠心病与肝硬化的共同血瘀基础研究"课题组负责人,上海市科技发展基金项目"气血与长寿的机制研究"课题组负责人,上海市自然科学基金项目"抗栓胶囊治疗大白鼠下肢深静脉血栓的文献和实验研究"课题组负责人,973 项目"中医气血学说病因病机研究"课题组主要负责人,"十五"国家科技攻关项目"基于信息挖掘技术的名老中医临床诊疗经验及传承方法研究"课题组负责人,"十二五"国家科技支撑计划课题"名老中医临床经验、学术思想传承研究——名老中医特色有效方药传承研究"课题负责人。

第三章
流 派 记 事

第一节 医 药 轶 事

一、骨碎补治牙痛

昔年,颜亦鲁诊治一例蛀牙疼痛患者,切其脉弦细,舌红苔黄,诊断为心肝火旺所致,乃拟玉女煎加减治之,药用石斛、生地、牛膝、麦冬、茯苓、石膏、知母、玄参、连翘、生甘草等,服药后患者牙痛依然,火燎疼痛,日夜不安,于是求救于老师贺季衡,贺季衡看后,认为诊断处方均可,仅在原方中加入骨碎补四钱、青盐五分冲入,患者服后药到病除,嗣后,每逢治牙痛者,多用此法,也能获效。查骨碎补味苦性温,归肝肾经,功能补肾强骨,活血止痛,能令齿固,也止牙痛。《普济方》中有骨碎补散,专治肾虚气攻,牙齿出血,牙断痒痛,取骨碎补炒黑二两,研为细末,漱口后揩齿根,良久吐之,卧时再用,咽津不妨。取青盐入煎为引,揣其义,乃咸能入肾之意,引药入肾发挥药效矣。

二、广犀角治肝病

颜亦鲁退休后,定居上海。某日,一位花匠带着他的孙子来找颜亦鲁诊病,孙子患的是乙型肝炎,大三阳,肝功能不正常,自述服中药治疗有年,凡补气、疏肝、化湿等方法均都尝遍,毫无效果。颜亦鲁观患者面色黧青少华,纳呆腹胀,脉弦而细数,舌绛苔黄腻且垢,诊断为湿热之邪侵淫血分,当从血分论之,前医治此均从气分用药,故而无效。处方以广犀角、赤芍、牡丹皮、泽兰、苍术、白术、枳壳、郁金、甘草等。此方前后出入服药半年,复查乙肝大三阳转阴,肝功能正常,患者诸症消失。颜亦鲁曾谓甘露消毒丹、神犀丹为治疗湿温暑疫最妥之方,一治气分,一治血分。本例仿神犀丹用之,故而见效。颜德馨为了验证其对乙型肝炎的效果,将此方定名为犀泽汤,由上海颜德馨中医药基金会出资赞助,让广东省中医院进行系统观察,结果发现犀泽汤的确对乙型肝炎病毒转阴有一定作用,曾总结成文投稿。据说,杂志社编辑认为中医药对乙型肝炎病毒转阴是不可能的,故而拒绝发表此文。

三、丹方治大病

颜亦鲁乃薪传于舅太爷魏东莱前辈,魏公乃同治光绪间丹阳名医,今能道及其人其术者几希矣。然则所传民间单方依然光彩夺目,今摘数则以供医者玩索。

小溲点滴全无:新鲜芮苣子适量,捣烂敷肚脐,不过一个时辰,溺出如注。

中风瘫痪:取秋后水红花连苗花实两大株,大锅浓煎取汁,趁热熏洗,每日 2 次,连用可愈偏废。

腹中痞块:茯苓、樟脑各等分共为细末,独蒜头捣烂,摊青布上外贴患处,每日一换,内服莱菔子、砂仁各等分为末,每服 3 g,得矢气为信。

头痛:剪新鲜红萝卜皮,如铜钱大小贴在太阳穴,立止。榨取红萝卜汁滴鼻亦效。

鼻衄、齿衄:白茅花 30 g,与豆腐同煎服汁。

哮喘:用经霜白鸡冠花 9 g 焙干为末,黄酒下。

胃痛:用陈香橼 1 个烧灰存性,每服 6 g,黄酒下。

治病取物全不费功夫,常能药到病除。魏东莱著有《丹方集》手稿,汇有验方数千则,活人无数,惜毁于十年浩劫,岂不痛哉。

四、内外同修治湿疹

某君阴囊湿疹,颇为之苦恼,一时奇痒难耐,忍不住抓搔,颇为不雅,唯有夜间用沸水反复烫洗稍适,但至第二日更痒,搔破出血,滋水浸淫结成硬痂或痛或痒,遍治无效。闻道颜德馨善治怪病而前来求诊。颜德馨诊其脉小数,舌苔黄腻,当即投清营化湿,和血祛风之剂:

生大黄 12 g,薏苡仁 15 g,泽泻 12 g,川牛膝 9 g,忍冬藤 15 g,车前草15 g,

龙胆草9g,黄柏6g,赤苓12g,地肤子9g,生地12g,鲜丝瓜叶6片。

水煎服。

外用:

蛇床子12g,苦参12g,臭梧桐30g,黄柏6g,地肤子15g,花椒3g。

水煎熏洗,1剂知,7剂瘥。颜德馨曰:酒客湿热下注,多有阴囊湿疹之患,每于作痒时沸水烫是属大忌,古称肾囊风,俗称绣球风。用此法每获奇效,全然不劳抗生素、抗霉菌药哉。

五、甜茶叶、马鞭草治顽固性发热

颜德馨曾曰:不明原因之发热,盛心如老先生教我用甜茶叶、马鞭草二味做药引,每多获益。又曰:我曾治一患者,明显消瘦3个月余,伴不明原因发热1个月入院。3个月前无明显诱因而食量锐减,厌油腻,1个月来午后至傍晚先恶寒后发热,体温最高达38.2℃,体重减轻10kg,当地医院以肝掌,肝胁下3cm、质地中等,红细胞沉降率升高,肝功能慢性指标偏高,拟诊"慢性肝炎、肝硬化",来沪医治,先入内科,多方投药热度未衰,转入中医科治疗。实验室检查:红细胞沉降率94mm/h,尿常规蛋白(+),白细胞少许,肝功能正常;血常规:红细胞$3.4×10^{12}$/L,血红蛋白10g/L,甲胎蛋白(AFP)200μg/ml,γ-谷氨酰转肽酶(γ-GT)165U/L,B超"左肾盂癌,慢性肝炎",核素扫描"左肾功能较右肾为差",静脉尿路造影"左侧肾癌"。

初诊 寒热往来匝月未已,日渐消瘦,不时烦渴,面色萎黄,红缕蟹爪充盈,巩膜浑浊,瘀丝累累,脉来小弦,沉取涩而不畅,舌紫苔黄腻。瘀浊内阻,营卫不和。

血府逐瘀汤去甘草,加甜茶叶9g、马鞭草9g。

4剂。

二诊 稽留月余之热度日趋平静,纳食渐增,神色亦振,脉细弦,舌紫苔薄,癥瘕已成,蓄瘀未已,宗原法再进一步。

原方加人参鳖甲煎丸9g(包煎)。

7剂。

药后热未作,一般情况良好,转回原地继续治疗。《金匮要略》言:"病者如热状,烦满,口干燥而渴,其脉反无热,此为阴状,是瘀血也。"此案瘀证明显,但前医未察,屡投小柴胡汤、逍遥散、清骨散等均不为功,转来中医病房,一锤定音。说明《金匮》经论不欺我也,癌症发热,往往是恶化之先兆。本案执牛耳者,一为祛瘀,二为退无名发热。甜茶叶一名蜀漆苗,配以马鞭草用于久治不愈之顽固发热,有应手辄效之功,今特志之以供临床备要,亦不忘前辈传授秘诀之恩情也。

六、血府逐瘀汤治面黑

20 世纪 90 年代,台湾书商戴亚雄偕夫人到上海,商讨出版《颜德馨医艺荟萃》一书事宜。面谈时,颜德馨看到戴夫人面色黧黑,犹如包公之面状,询问之下,得知其在停经之后,面色渐渐转至黑色,曾多次求医,未见效果。颜德馨随手处以血府逐瘀汤,嘱其回台湾后服用 1～3 月。第二年春季,戴亚雄夫妇再度来沪,见面后发现戴夫人面色红润透白,全无黑色,与去年相比判若两人。对此,戴夫人告之回台湾后,即连续服用颜德馨处方,面中黑气渐渐退去,周围邻居均暗暗称奇。血府逐瘀汤出于《医林改错》一书,书中曾谓:"脸如打伤血印,色紫成片,或满脸皆紫,皆血瘀所致。"血府逐瘀汤由四逆散合桃红四物汤组成,功效理气活血,善化瘀血,故而有效。颜德馨习在本方中加入桑叶、桑皮,则效果更佳,其意取桑叶引药上行,取桑皮以皮治皮也。临床上取此方治疗妇女黄褐斑多例,也有效果。

七、雄黄治疗白血病

在 20 世纪 60 年代,颜德馨主持与开展中医中药攻克白血病的科研项目。科研期间,收治不少急慢性白血病患者住院,研究中医药治疗白血病的途径,提出诊治急性白血病,要渡过三个关,即血象关、出血关、感染关。其中,感染关尤为关键,患者因抵抗力下降,一旦感染,则高热不退,继而导致出血,血象恶化。颜德馨在研究如何治疗急性白血病高热的过程中,回忆起先父亦鲁公治疗恶性疟疾高热时,每以雄黄拌炒茯苓治之,有良好的退热效果,于是在临床上试用小剂量雄黄治疗急性白血病高热患者,药后发现不少患者高热逐渐下降,而且血象也有所改善。为了证实这个治疗思路是否行之有效,颜德馨旋即将雄黄粉定为五五粉,对部分急性白血病进行观察,发现均有不同程度的效果。近期国内医药界的研究已证实雄黄对白血病有一定作用,据说尚有人在争议究竟是谁第一个应用雄黄治疗白血病的。其实,研究一下颜德馨应用雄黄治疗白血病的思路,更为必要。

八、大黄䗪虫丸治闭经

有一位少女因减肥而致月经紊乱,继而出现闭经,经多方治疗,未能有效,其父母焦急万分,经介绍请颜德馨诊治。颜德馨望其形体消瘦,面色萎黄不华,舌紫苔薄黄且干,脉细弦,诊断为干血劳,处方以大黄䗪虫丸原方,由蔡同德药房加工一料,按原书剂量服药。服药1个月,少女月经即下,其血紫暗,血块磊磊。再诊时即改用八珍汤、归脾汤、逍遥散等调理半年,少女面色转至红润,食欲二便如常,月事按时而下,其他诸症也次第消失。颜德馨谓《金匮要略》列大黄䗪虫丸治疗五劳所伤引起的干血虚劳证,其中食伤、忧伤为其主要病因,此例少女闭经由饮食失节、情志忧郁所致,气血生化无权,瘀血内生。干血不去,则新血难生;瘀血不化,则新血难流,故先取大黄䗪虫丸以祛其瘀结,待瘀化经通之后,再行调补气血之剂,以扶正善后。唐容川在《血证论》中所谓:"瘀血不行,则新血断无生理。"确具至理。

九、桂枝汤治汗证

北京一位干部因感冒发热,用退热药治疗后,体温虽然恢复正常,但随之出现汗出不止,或动则汗出,或不动而汗出津津,汗出或在头部,或在全身,经多方治疗,效果不显,然即到上海求医,住进华东医院,请颜德馨会诊。诊其脉两寸细弱,两关细弦,舌淡苔薄白,诊断为卫弱营强,营卫失和,给予桂枝汤原方。1周后,患者汗出渐渐见止,再经调理后返回北京,并告知北京的医生,讲上海有一位颜医生善于治疗出汗,你们有机会应该到上海去向他好好学习学习。颜德馨曾谓桂枝汤中桂枝、白芍擅长调和营卫,而生姜、红枣也是一组药对,同样具有调和营卫的功用,不可疏忽不用。若自汗出,恶风寒,不问有热无热,头体痛与不痛,便是太阳中风证,桂枝汤用之无疑。如果不效,可加入少量附子,以加强护卫之力,临床多有验案。

十、茵陈退热

1976年,颜乾麟在安徽省嘉山县工作。时值春节,探亲回上海。某日,其弟弟提起他同事的小儿高热不退已有匝月,想请颜乾麟出诊。颜乾麟即同车去患儿家。看到患儿约10岁,躺在床上,高热面赤,神萎肢软,动则汗出,诊其脉细数无力,舌苔黄腻。询问病史,得知患儿1个月前感冒发热,家长给以退热片,次日早晨汗出热退,即去上学,晚上发热又起,再服退热片,如此已有1个月。颜乾麟即处方以甘露消毒丹,并重用茵陈一两。时夜,患儿家长去中药房配方,药工见方后说此方乃治肝处方,又不是急症,如何要半夜来配药。患儿当夜吃药1剂,次日体温即见下降,第三日体温恢复正常,后改用补中益气汤调理而愈。

颜乾麟在嘉山县农村工作时,经常随当地赤脚医生上山采药,得知3月的茵陈叶上长有绒毛,农村称其为猴子毛,其味芳香,既可清热,又可化湿,有良好的退热作用,故而经常取此方治疗湿热内蕴的高热患者,均有效果。

十一、麻杏石甘汤治遗尿

颜乾麟在南京铁道医学院附属医院工作时期,遇到1例患儿,因感冒咳嗽到中医门诊求医。患儿咳嗽气促,咯痰不畅,脉滑数,舌红苔薄黄,证为风寒入肺,郁而化热,处方以麻杏石甘汤加味。1周后患儿前来复诊,其母亲告知,患儿服药后,不仅咳嗽已经痊愈,而且多年的遗尿也未发生。询问之下,方知患儿自小即有夜间遗尿病史,且日渐加重,甚则每夜均为发生,虽经各地治疗,未见效果,不料这次用中药治疗咳嗽,即收到意外之效。于是嘱患儿继续服原方1个月,遗尿竟收全功。嗣后又试用此方治疗多例遗尿患儿,均有不同程度的效果。中医学认为肺为华盖,统帅一身元气,为水之上源,主宣发肃降,通调水道。肺若失于宣肃,通调水道,功能失常,故而遗尿频频。麻杏石甘汤取麻黄宣肺,杏仁肃肺,俾肺之宣肃功能恢复正常,不治遗尿而遗尿自愈矣。

十二、栀子豉汤外敷治癃闭

同济大学彭教授夫人戚女士患心房颤动、哮喘等多种疾病,长期在同济大学医院请颜乾麟切脉开方,病情尚属平稳。某一年冬季,戚女士不慎受寒,以致哮喘急性发作而住院治疗。在住院期间,因小便不畅而行导尿术,待病情稳定后,拔除导尿管则出现小便癃闭,彭教授情急之下,电话咨询颜乾麟,讨求治疗方法。此时,颜乾麟想起先祖父亦鲁公医案中记载用栀子豉汤外敷治疗癃闭的方法。具体用法为黑栀子 9 g,豆豉 12 g,研末,用青葱一握,食盐一匙,共捣成饼,外敷于脐下关元穴。然即将此方告知彭教授,让其试用之。1 周后,戚女士前来复诊,告知用外敷方后,小便随即通畅,腹胀等诸症也随之消失,跟随抄方的学生听了也众口称奇。栀子性滑利向下,故张仲景有"患者旧微溏者不可与"之说,豆豉性轻浮上行,二药同用,升清降浊,调畅气机,气化则尿能出矣。

十三、《金匮》肾气丸治吐血

1985 年,有一位王姓的男性患者前来南京铁道医学院附属医院求医。自述患胃溃疡,于 1974 年行胃部分切除术,1 年后因吻合口溃疡再度手术,但术后病情仍未控制,胃痛阵发,稍累即口吐鲜红血液。近 1 个月因劳累过度,以致吐血频发,多则 10 余口,少则一二口。复查胃镜示:胃吻合口充血水肿。迭进云南白药、泻心汤、黄芪建中汤等效果不显。颜乾麟望其面色萎黄少华,神萎乏力,舌淡苔薄黄,切其脉细软无力,诊断为脾肾阳虚、统血无力之证,给予《金匮》肾气丸,每次 6 g,每日 2 次。服药 2 周后复诊,吐血未发,胃痛亦平。乃嘱患者继续服药 2 个月而停药,随访 2 年余,病情未发。《医贯》谓:"若有真阴失守,虚阳泛上,亦大吐血,又须八味地黄汤固其真阴,以引火归元。"吐血一证,并非都是热证,本例吐血反复不止,遇劳而发,阴损及阳,气随血去,阳气不守,血必自走,故而《金匮》肾气丸有效。

第二节 媒体报道

一、《中国中医药报》(1990 年 5 月 18 日):忠于党、报于国、积善于民——记已故名老中医颜亦鲁(作者:赵莉)

"忠于党、报于国""死后一切从简,不要忘记替我交纳最后一次党费"。留下遗嘱的这位老中医,就是江苏省肿瘤防治研究所原中医科主任医师颜亦鲁。他为什么对党会有这样深厚的感情?他的一生在追求些什么?带着这个疑问,我们访问了他的子女,并翻阅了他生前的许多资料。透过那些平凡的话语,从那一页页铅字的字里行间,我们看到了一位老中医的追求。

1. 至诚则金石为开　"没有共产党，就没有中医的今天。"这是颜亦鲁集一生之经历而得出并笃信不移的结论。作为一个享年 90 的老者，他亲身经历了清代、民国、中华人民共和国三个时期，既饱尝过旧社会江湖郎中遭人歧视的屈辱与苦难，也铭感到中华人民共和国人民医生受人尊敬的光荣与幸福，亲身经历的鲜明对比，使他对共产党、对中华人民共和国充满了感激之情。他常说："中医事业、中医人员能有今天，只有在共产党领导下的中华人民共和国才会实现。"所以，早在 20 世纪 50 年代他就写了入党申请报告，此后 30 年如一日，不断追求。"文化大革命"中，他被打成"反动权威"而饱受迫害，一家人也为此受到株连。他辛辛苦苦积累保存的三代医案，亦被毁于一旦，致使他抱憾终生。但是，这一切都动摇不了他对党的坚强信念，粉碎"四人帮"后，他再次提出了入党申请。至诚则金石为开，1985 年，88 岁的颜亦鲁终于实现了自己的夙愿，成了一名中国共产党党员。即使在弥留之际，仍嘱咐后辈忠于党、报于国和交纳党费，遵照他的遗愿，他的子女向党组织交了 3 000 元人民币，作为老人的最后一次党费。

2. 愿得此身长报国　报国，不是一句空话。医生，就是要以业报国。颜亦鲁自幼习医，从师名门，精求古训，博采众方，对医术精益求精。他从事临床 70 余年，治疗了无以计数的患者，治愈过大量的疑难病症，挽救了许多生命垂危的患者。他对脾胃学说深有造诣，倡导"脾胃既为后天之本，又为百病之源"之说，主张凡病从湿、从痰、从脾胃论治。在诊治温病、妇科、幼科、外科等病症中也擅长应用健运脾胃的治则，往往卓有成效。颜亦鲁在诊余，还积累了大量临床资料及课徒教材等数十万言，可惜尽毁于战乱之中。他曾先后发表了《脾胃学说的临床应用》《温病诊治经验》等 10 余篇论文，为繁荣中医学术贡献了毕生心血。其门人为其整理的《餐芝轩医集》一书，较系统地记载了他主要的学术思想，在中医界颇受好评。

几十年来，为了发展中医药事业，颜亦鲁身体力行，培养了一批又一批的接班人，这些人多已成了各地的中医骨干力量。同时，他的子孙已有 10 人继承了他的事业。

颜亦鲁推崇"仁术之风"，深得党和人民的信任和同行的爱戴、尊敬。他在被推选为第三、第四、第五届江苏省人民代表大会代表后，虽然年事已高，但总是以高度的责任感，为民参政、议政。他几乎每次会议上，都要为中医药事业大声疾呼,即使在病重,也还为发展中医药事业提出许多有益的建议。

3. 勿以善小而不为 1989 年 12 月 25 日,颜亦鲁的遗体告别仪式在上海龙华殡仪馆内举行,有一个身穿棕色上衣的中年男子,声泪俱下,诉说着颜亦鲁生前为了挽救他——一个陌生人的生命所做的一切。想当初,他患了慢性乙型肝炎,病了 5 年,为了看病,几乎倾家荡产,最后他抱着一线希望,找到了颜亦鲁。尽管他病危,颜亦鲁还是全力以赴、想方设法、认真细致地为他诊病处方。在颜亦鲁的关心和精心治疗之下,患者的病竟奇迹般地逐渐好转。症状消失,抗体转阴,后来还结婚生子。颜亦鲁倾心竭力相助的,又何止他一个人呢?"积善于民"是颜亦鲁的家训,他从来不以善小而不为,除了花钱、出力、施诊、施药,他还常帮患者找工作、找住处、买车票,以解除患者的忧虑为己任。颜亦鲁退居二线后,仍常常放弃大量休息时间替患者看病。就在他病危,已无法站立之时,依然不忘医生的天职,替别人诊治疾病。

"忠于党、报于国""积善于民"这是他的医嘱和家训,也是他一生的追求。他走了,可是他却把最宝贵的遗产——执着的追求留了下来,留给了子孙,留给了我们每一个活着的人。

二、《解放日报》(2009 年 2 月 20 日):中医"病了",该好好治——专访中医老专家颜德馨(作者:陈俊珺)

不知从何时起,中医日渐式微,甚至有人提出要废弃中医。

作为中华文明重要智慧结晶之一的中医,究竟怎么了?该怎样破解中医面临的种种难题?

为此,《解放周末》专访了 90 高龄的中医老专家颜德馨,听听他关于中医生存与发展的真知灼见。

刚踏进颜德馨的家门,就听到电话铃响起。

电话来自一位年轻的医生,讨教关于怎样救治心力衰竭患者。

"患者现在怎么样?"

……

"用 3 g 野山参和麦冬、西洋参、五味子一起用小火煎,分少量多次给他喝。"颜德馨略加沉思道,"服药后有什么情况,随时告诉我。"

像这样有关危重患者的紧急电话,颜德馨经常会接到。

颜德馨说,虽然现在不看门诊了,但还要继续为救治患者尽一点力。

(一)搞中医的人不热爱中医、不相信中医,自己看不起自己,把中医当成西医的附属品

《解放周末》:在多数人看来,中医只擅长日常进补或者慢性病的调养,有大病还是得去找西医看。

颜德馨:不得不承认,中医看病的范围越来越小,中医正逐渐成为西医的附属品。

《解放周末》:但其实,绵延了数千年的中医,对许多疾病的治疗都自有特色。

颜德馨:过去,中医有13个科,内科、外科、妇科、儿科、喉科、痔科、眼科、耳科……几乎无病不包。而且,对现在的不少疑难杂症,中医自古以来就累积了相关的治疗经验。

《解放周末》:世界著名科学家、研究中国科学技术史的首席权威李约瑟先生曾经说,中国的李时珍是除了欧洲的伽利略之外,世界上最伟大的科学家。《本草纲目》是让世界认识中国自然科学知识成就的代表作。

颜德馨:中医是中华文明的智慧结晶之一,拥有一套根植于传统文化的特殊理论。我们搞中医的人首先不能不相信中医。只有相信才会去热爱,只有热爱,才能看好病。

《解放周末》:可眼下的情况却是,中医医生习惯把患者往外推:"这病中医治不了,还是找西医看吧。"

颜德馨:中医如果自我放弃,认为自己的本领看不好病,把自己看作西医的辅助疗法,久而久之,患者也就会对中医丧失信心。所以我提倡中医什么病都要看,不能轻易放弃每一个患者。

《解放周末》:也就是说,搞中医的人首先不能看不起自己,不能把自己放在从属的地位。

颜德馨:对。中医的定位是关系到中医安身立命的根本问题。中西医各有所长,两者应该并重,互相尊重、互相吸收、互相合作。

在颜德馨书房的墙上,挂着这样一块匾:"颜亦鲁内外方脉。"那是颜德馨的父亲颜亦鲁开业行医时所挂。颜德馨说,"内外方脉"顾名思义,就是无论内科、外科,什么病都看。

父亲的言传身教,使颜德馨在行医之路上始终有一股不服输的劲。

1939 年,颜德馨从当时的中国医学院毕业。当年,刚踏进医院工作的他,只是在内科病房里一名不起眼的年轻中医。

肺脓疡在当时是让人望而却步的恶性疾病。病房里,有几位肺脓疡患者因肺纤维化,肺部出现了空洞,高热几日不退,情况十分危急,医生们束手无策。

"让我试试看。"颜德馨站了出来。

大家愣了,中医能治这么棘手的病?

三日三夜,颜德馨就在楼梯口搭起来的临时病床边陪着患者。没有护士,他就亲自熬药,整日观察患者的情况。没多久,鱼腥草药方起了作用,40℃的高热退了下来,原先 3 层的脓痰化了。就这样,颜德馨用传统中医疗法先后治好了一批肺脓疡、肺吸虫患者。再没有人瞧不起这个初出茅庐的中医医生。

调入上海铁路局中心医院,也就是现在的同济大学附属第十人民医院后,颜德馨一头扎进血液病的中医研究。他根据多年经验的累积,从中医理论出发,开创性地对白血病进行了分型:阴虚型、阳虚型、温热型、阴阳两虚型和瘀血型,并在国际上首先提出雄黄是抑制白血病的有效药物。

"天行健,君子以自强不息"。行医多年,颜德馨始终奉行这句话。

2003 年,SARS 来袭。颜德馨不顾高龄,不畏风险,亲自来到传染病医院,担任上海市中医防治专家组顾问、上海市中医治疗指导组组长及华东地区防治 SARS 首席科学家,总结出 SARS 的病机要点为"热、湿、瘀、痰、虚"五字。在他的带领下,中医疗法有效解决了激素治疗引发的肺纤维化问题。中医抗SARS,得到了世界卫生组织的认可。

在颜德馨看来,中医治疗 SARS,只是中医接触现代病的开始。数千年来累积的治疗急性传染病的丰富经验,使中医在应对突发公共卫生事件,治疗禽流感、艾滋病等方面,都有特殊的优势和传统,将来应该更积极地参与进去。

"谁说中医只能看关节痛、只会开膏方?中医不是辅助,我们不能先把自己的定位定错了。"老人动情地说,"源远流长的中医在当今仍然有生命力和价值。"

(二)医圣张仲景如果活到现在,想必也会使用 CT 等现代化设备,但关键在于,不能丢弃传统的方法

《解放周末》:找中医看病,总让人有点摸不着头脑。切脉可有可无,有的

中医直接开一张化验单,根据检查报告,开点中成药,甚至干脆让患者服西药。患者根本不觉得自己是在看中医。

颜德馨:现在用真正的中医方法看病的中医正越来越少,这是一个让人痛心的现象。

《**解放周末**》:传统的中医诊病方法似乎在被简化和替代。

颜德馨:望、闻、问、切,是中医的灵魂,这四诊都有严格的规范和学问。可现在的中医连这些基本功都渐渐遗忘了。比如,规范的切脉手势是要先把中指按在患者的桡骨上(为记者做了一个示范),严格来说要一炷香的时间。

《**解放周末**》:但和传统中医经验式的诊断方法相比,现代化的检查手段似乎来得更科学和先进。

颜德馨:医圣张仲景如果活到现在,想必也会使用 CT 等现代化设备。望、闻、问、切这四诊之外,再增加一诊,未尝不可。但关键在于,不能丢弃传统的方法,如果完全依赖设备和化验单,中医也就丧失了生命。

《**解放周末**》:除了在诊病时依赖现代器械外,多数中医医生在开处方时也大多使用西药或者中成药,真正根据患者的个体差异辨证施治、灵活开方的中医似乎已经很少见。

颜德馨:可以打一个比方,现在中医看病有点像"盖浇饭","西医"的饭上加一点"中医"的料。一些医生行医多年都不会灵活地开方。患者住院时给他开逍遥散,出院时还是逍遥散。

以现代眼光看来,传统中医的诊治方法似乎总透着几分说不清的玄妙。然而蕴藏在这些难以用公式推导证明的望闻问切、气血阴阳里的,是源远流长的中华文脉。

颜德馨的父亲颜亦鲁,是中医著名的孟河医派传人。出生杏林之家,年幼的颜德馨便立志悬壶济世。

跟着父亲连夜出诊的情景,他至今记得。

星夜当空,颜德馨手提着灯笼跟着父亲,一家一家去看病,问诊、开方、煎药……若患者情况危重,一日之后必定再来复查。忙起来,一晚要走上十几户人家。走进最后一位患者家中时,往往已是第二日清晨,颜德馨手提的灯笼上还写着昨天的日期,火苗依然在跳动。他一面帮父亲抄方,一面聆听父亲的教诲。

人体多奥妙,脏腑不能言。颜亦鲁说,看病要有胆识。诊病的关键在于辨别分析疾病在发展过程中各阶段所表现出的不同症状。只有抓住疾病的本质,才能确定治法,并预估药方中每一味药可能起到的作用。

颜亦鲁一直认为,脾胃是后天之本,也就是医书上常说的"气为百病之长,百病皆生于气"。但颜德馨在后来的行医生涯中发现,诸多疑难杂症并非源于脾胃,而是源于瘀血,凡是那些久病、怪病患者,都有舌质发紫、角膜有丝、眼底有色素沉淀、夜间多梦等表现。为了寻找充足的理论依据,他对患者进行了一系列实验,结果证实这些患者果然都有瘀血反应。

于是,颜德馨大胆提出了"久病必有瘀""怪病必有瘀"的新观点,他认为"瘀血"形成的根本是阴阳失调、气血不平衡,通过平衡气血,便可达到治病的目的。由此,颜德馨在传统中医"八法"即"汗、吐、下、和、温、清、补、消"的基础上又提出了"衡法"这一令人耳目一新的治疗法则。通过调整气血、稳定人体内环境,冠心病、中风、系统性红斑狼疮、肝硬化等难病、疑病,经他的妙手"衡法"都一一回春。就这样,颜德馨的名字成了久病、怪病、疑难杂症的克星。

在同济大学附属第十人民医院里有一座老楼,那是颜德馨奋斗了几十年的中医楼,坚持用传统中医的方法看病,发扬中医的特色与传统,仿佛是他与生俱来的使命。他说,中医的发展一定要姓"中",也就是在重大疾病的防治中,在危重疾病的抢救中,在疑难杂症的治疗中,都要坚守中医的特色。只有这样,中医的血脉才不会断在我们这一代手里。

(三)学校教育重"西"轻"中",毕业生不会望、闻、问、切,不懂"八纲、八法",不懂阴阳五行、辨证施治

《解放周末》:中医医生不会用中医方法看病,这种"中医西化"的根源在哪里?

颜德馨:这恐怕牵涉到眼下中医发展的另一大问题,那就是中医的教育呈现出西医化。

《解放周末》:中医教育西医化有哪些表现?

颜德馨:最直接的表现,就是有些毕业生等到戴上学士帽,还是不懂"望闻问切",甚至连"四君子汤"这样最基本的方子也写不出。可以这么说,大多数中医学校毕业的本科生就相当于半个中医中专加半个西医中专。

《解放周末》:"望闻问切""四君子汤"这些中医基本功,本应是学校里必

学的知识。

颜德馨: 大多中医学校在课程设置上是西医科目多于中医科目,学生学中医的时间可能连40%都不到。

《解放周末》: 但中医又具有易学难精、成才周期长的特点。

颜德馨: 是的。比课程设置失衡更严重的,是传统文化教育的缺失。中医知识与传统文化血脉相连。如果没有一定的传统文化底蕴,学生怎么能理解中医、学好中医?更令人担忧的是,不少学生竟然连《黄帝内经》《伤寒论》这样的中医经典也不能熟读。

年少时,午夜一灯,晓窗千字,《黄帝内经》《伤寒论》《金匮要略浅注》《本草备要》《景岳全书》……这些当年熟读于心的医家经典,是颜德馨行医之路上始终的积淀。

颜德馨说,是这些经典著作构建起了中医特有的生理、病理、药理、诊断及治疗的理论体系。学好经典著作无疑是学习中医的关键。但如今学生们学经典、读经典的时间却少之又少。

读经典的时间少,因为学中医的时间本来就少。在一名中医本科生的5年学习时间里,实习时间有1年半,还有半年要学习外语、计算机等公共课程,剩下3年的时间里,西医理论、解剖、细胞等西医课程要占到课程总量的近60%。西医不仅在课时上超过了中医,而且多数西医课程是必修课,中医经典课目却成了选修课。

颜德馨说,没有时间学是问题,没有心思认真学是更大的问题。学习古文是阅读经典的基础,更是学好中医的基本功。然而学生们对英语的重视程度却大大超过了古文,因为英语不合格不能毕业,读古文的时间不自觉地就被转移。

古人云,知医必先明道。中医思想和中华传统的人文思想一脉相承。过去的名医也被称为"儒医",这也就意味着要成为一名好医生,必得先饱读诗书,成为大儒。

然而现在的学生从小缺少中华传统文化的熏陶和积累,接触中医后对于传统的阴阳腑脏理论难以深入地理解。中医教学中普遍的重"西"轻"中"模式更容易使学生陷入困惑。中医理论总是被简单带过,学生们对中医病因、诊断的理解往往是从西医角度出发。

颜德馨不禁叹息,如果学生等到毕业,还不懂真正的中医,不会望闻问切,不懂阴阳五行、脏腑经络和辨证施治,中医还谈什么继承和发展?

说到激动处,颜德馨不禁轻拍桌子,他建议:"中医教学应该适当增加学生学习中医知识的时间,重视中医经典著作的学习,并加强传统文化知识的熏陶。否则,这些掌握西医知识大大超过中医知识的学生踏入工作岗位后,中医传统知识又不断被遗忘,最终只能成为穿着中医的外衣,用西医方法看病的'盖浇饭'医生。"

(四) 中医学生没有理想的实习基地,实践中学不到中医,反而把中医丢弃

《解放周末》:和五年制本科生相比,硕士生、博士生的学习时间较长,对中医知识的掌握应该比较全面。

颜德馨:并非如此,中医博士毕业不懂中医精髓,不懂中医方法的同样大有人在。

《解放周末》:博士毕业为什么还是不会用中医看病呢?

颜德馨:传统中医是一门经验医学,中医的成才必定离不开实践经验的累积。但现在的博士教育却重实验、轻实践,学生总是和小白鼠打交道,只会做实验,怎么会给人看病?

《解放周末》:应该鼓励学生把理论与实践相结合,跟着有经验的医生进行实习。

颜德馨:没有理想的实习基地,是眼下中医人才培养的又一个大问题。多数学生在学校里掌握的中医知识原本就不够扎实,进医院跟着带教老师看病后,也学不到真正的中医诊断方法,因为大部分中医医院或者综合性医院的中医科都已经西医化,连老师都习惯了西医的模式和方法,又怎么去传授真正的中医。

行医之初,颜德馨曾广拜良师。

颜德馨至今还记得,当年遇到一位咯血患者,咯血盈盆,服用传统的犀角地黄汤,始终不见效。他思索再三,仍不明白其中的道理,于是请教当时被誉为"医之医"的盛心如。盛心如说:"在方中加生大黄三钱,当愈。"就是这三钱大黄,方子果然见效了。后来,颜德馨在治疗一位久热不退的患者时,再次请教盛老。他按照老师的指点,用小柴胡汤加甜茶叶、马鞭草,患者两剂药一服,

便退热了。颜德馨自此深受启发,用这一方法治愈了许多不明原因的发热患者。

一药之师,感德不忘。是前辈们对医术的执著精进,激励着颜德馨在岐黄之路上不断探索。

谈起现在学生们的实习状况,颜德馨难掩痛惜之情:"现在的学生去医院实习,虽说是必修科,但真正能在实习中进一步学好中医的却很少。"

无论是各级西医医院,还是中医医院,甚至是中医院校的附属医院,从门诊到病房,大多采用西医西药,中医中药治疗往往只是辅助。严格按照中医规律、突出辨证论治特色的医生寥寥无几。有些带教老师甚至干脆对学生说,中药没用,就给患者吃西药。

在这样的氛围里实习,学生的西医知识倒是得到了强化,中医知识反而抛诸脑后。结果,不少学生毕业后只会用四个"素":激素、抗生素、维生素加黄连素。

颜德馨担忧,长此以往,中医传承者从学习阶段就丧失了对中医的兴趣,对中医的疗效产生怀疑,更别提热爱中医、献身中医了。老子云:"志不坚,智不达。"学中医的人如果没有献身中医的决心,热爱中医的真心,就不可能真正学好中医。

在颜德馨看来,师带徒是中华文化传统的教育方法。2008 年 11 月,由颜德馨亲自带教、同济大学主办的"中医大师传承人才培养计划",迎来了首批 10 名学员。颜德馨忙着为学生们讲课。他说,不但要教学生们加强经典原著的研读及中国传统文化的学习,更要亲自带他们到病房里讲课,从望、闻、问、切的实际操作教起,让他们学会用中医看病。

好方子一开,中医的"病"还愁不能治吗?

三、《文汇报》(2009 年 7 月 6 日):国医大师颜德馨——中医当自强(作者:施嘉奇)

他生于名医世家,其父颜亦鲁得到孟河学派的真传;他自己年过九旬,行医多年,被授予我国首批"国医大师"的称号,可谓功成名就。但此刻的他,颜德馨,全国著名的中医理论家、中医临床家,依然无法安心颐养天年,他说:"中医已经到了危险的时候,再不救就要晚了。我也想像徐根宝复兴足球那样从娃娃抓起,可是时间很紧迫了。"

谈起中医的困境,颜德馨的语速明显加快。在他眼里,当代的中医犹如一只迷途的羔羊,整个中医体系出现了严重西化、内涵弱化、自信不再的危险局面。"中医当自强!"颜德馨说,"中医的问题出在中医自己身上,能救中医的也只有我们自己。"

颜德馨清楚地知道,抢救中医的任务困难重重,他只身面对的和挑战的将是一个庞大的体系,但这位白发苍苍的老人凭着对中医事业的挚爱,发誓要竭尽所能地付出。他说:"听起来有点悲壮和凄凉吧!但是,我还是想试一试。"

感觉上,这位老人似乎独自在挑战一个巨大的风车。不过,他却清楚地知道自己面对困难,他说:"中医有点积重难返了,现在谈改变太困难了。但是总是要有人去做。"

谈了2个多小时,从他家出来,出现在我脑中唯一的念头就是:"谁来帮帮他?"今天当中医是要勇气的,要甘于清贫、甘于寂寞,更要像颜德馨一样甘于奉献。

1. 中医已然"不中不西"　前几年,颜德馨亲历了一件让他感到悲凉的事情。那时,有一位香港老板想建一所中医医院,提倡传统的纯中医,这位老板派人在上海、广东、北京转了一大圈,遍访各大中医医院,可最后却失望而归。他得到的报告是:"现在已经没有纯中医了!"

颜德馨最后见到了这位遍寻中医之人。对方告诉颜德馨:"现代的中医们讲的都是蛋白、细胞、细菌,看的是检验报告,开的是中成药。"

中医已经被严重西医化了。在各大中医特色医院里,门诊也许是仅存的还有一点中医模样的地方,那里的医生还在号脉、开汤剂,可一旦进入病房,就会让人震惊不已:中医师们开的是抗生素,不用四诊,直接开化验单,一切都被严重西医化。

更让颜德馨感到伤心的是,一些高学历中医师竟然不会"望、闻、问、切"。在一次职称评审中,颜德馨发现一些中医博士竟然不懂四诊八纲,不懂辨证论治,只在实验室里度过了3年的求学生涯。

"中医已经不中不西。"颜德馨哀叹道,"现在用真正的中医方法看病的中医正越来越少,这是一个让人痛心的现象。"

近年来,颜德馨四处奔走,大声疾呼,要求各方抢救中医。"经过这些年大家的努力,国家和政府对中医的支持力度已经越来越大,从政策层面上看,谋求中医发展的基础已经具备了。"

他认为,现在的最大问题不是在别人身上,而是出在中医自己。其中两大表现最为严重:一是中医西化,另一个则是废医存药。

"中药,现在似乎变得跟中医没有关系了。黄连素、麻黄素好像已经是一种西药。如今流行的舆论氛围是,中药是好的,中医不行了。"颜德馨感到困惑不已,难道已经不再需要在中医理论指导下用中药了吗? 这是不对的,中药就是应该在辨证论治的观点下使用。

2. **国医大师须植根中华文化** 看到问题本源后,颜德馨一刻也没有停歇。他利用自己在中医界的影响力,2008 年 11 月更是促成了"中医大师传承班"在同济大学开班,这个项目目前是国家中医传承人才培养的试点项目。颜德馨在开班仪式上表示,"中医西化"已成中医学传承和发展的致命伤,只有改革现有人才培养模式,先做好原汁原味地继承,中医才不致消亡。

颜德馨的这番话,浓缩了自己行医多年所有的感慨。那么,什么是原汁原味地继承,当下又该如何继承呢? 也许,人们可以从颜德馨成为国医大师的历程中发现点什么。

颜德馨是孔子高徒颜回的后裔,1920 年生于江苏丹阳。其父颜亦鲁也是一代名医,师承孟河学派,擅长治疗肠胃病和妇科疾病。对颜德馨而言,父亲既是严父,更是良师。父亲常说:"知医必先明道,传统文化的根基是学习中医的前提。"

7 岁起,颜德馨就开始读书习字,启蒙从读经典开始。尽管有些经书深奥难懂,但父亲的理论是,读书要"猛火煮,慢火温"。"猛火煮",强调的是博览群书,把学习中医经典著作和历代名医著作作为学医入门的途径,打好理论根底;"慢火温",指的是不要死读书,而是要在学习时有一定独立思考能力,反复研习,决不能生吞活剥,食而不化。

在颜德馨看来,中医主体来源于中华文化,是中华文化的具体体现,是一个靓丽的瑰宝。"过去讲学医,不为良相,当为良医。"他认为,中医学源远流长,历代名医皆著书立言,中医古籍更是浩如烟海,且多折射出古代优秀哲学思想的光辉,彰显了中医形象辨证思维。

除此之外,好的中医从来也是不保守的。除了读经、读史、读医,颜德馨还在小学毕业后,学习自然科学、逻辑学等其他方面的理论知识。20 世纪初,父亲更是鼓励颜德馨报考中国医学院学习。这位慈父明白,学习中医要广开学路。

1936 年,16 岁的颜德馨以优异的成绩被中国医学院破格录取,期间,他得以跟着各大中医名家学习,抄方和搜集整理医方医案,他根据自己的喜好,不拘一家,兼学不同流派,不同科别,师从多人。

"中医教育是大问题,要改变现状,一定要从中医教育开始。"颜德馨决心拾回中医学习的本来面貌,在"中医大师传承班"内,学生们不仅要在门诊抄方,更要学习国学,他们与上海师范大学的一级教授联手开课,让学生们学古文,知道教、儒教、佛教等知识,读中国经典著作,尽可能地植根于中华传统文化的土壤之中。

3. 中医教育缺乏文化熏陶　遗憾的是,颜德馨和他的"中医大师传承班"的力量实在太薄弱了。他说,国内有中医药大学多所,但在人才培养方式与中医特色、社会需求之间存在很大差异。

现在的中医高等学府内,学生入学后先接触的是西医理论,解剖、生理等西医的课程大约占了总课程量的 60%。中医大学生们对英语的重视程度甚至超过古文。西化教育和知识体系的培养,缺少中华传统文化的熏陶和积累,也使得学生对于中医的阴阳腑脏理论难以迅速理解。

"在那里,培养的不是中医大学生,而是不中不西的'盖浇饭'学生。"颜德馨认为,这样的教育既没有教好中医,也没有教好西医。这种西医化的状况持续多年,造成了眼下既具有扎实的中医理论,又拥有丰富临床经验和诊疗技术的高层次中医人才日益匮乏。再加上目前整体的医疗环境、医患关系也不利于中医发展,医生们更愿意使用西药以规避医疗纠纷。

"中医不是不要学西医,而是应该强调怎么学。"颜德馨是这样认为的。

颜德馨说,中医其实有自己的一套理论体系,其中也包括生理、病理、药理、诊断及治疗等多方面内容。它们都藏于中医数千年的经典论著里,因此学好经典著作,无疑是学习中医的关键。可现在的学生学经典、读经典的时间却少之又少。

"没有时间学是问题,没有心思认真学是更大的问题。"现在的学生从小缺少中华传统文化的熏陶和积累,接触中医后,又觉得传统的阴阳腑脏理论难以理解。长此以往,造成了师授双方皆重"西"轻"中"的局面。

4. 中西医结合必须设门槛　在中医界,成为"盖浇饭"的不仅仅是学生,更可怕的是中医内涵的滑坡。以前社会上流行的一种提法叫中西医结合,可是到底什么才是中西医结合呢? 颜德馨对此也困惑不已。

他在香山科学会议上遇到了当时的卫生部部长陈竺,他对陈竺说:"中西医结合一定要下一个定义,要有一道门槛,不是谁都可以挂中西医结合的牌子的。"

"我认为,'中西医结合'应该是一门精英医学,而不是普及医学。"颜德馨认为,当年毛泽东同志提出要中西医结合,那个时候的本意是将中医和西医融会贯通,形成一门中国独有的医学分支。"要汇通,也就是你中有我,我中有你的意思。"颜德馨指出,做中西医结合的医生,一定要兼具中医和西医的扎实功底,才可能将两者很好地加以汇通。"现在的一部分状况是,90%的西医加10%的中医,或者90%的中医加10%的西医,就可以称为中西医结合了。"颜德馨说,"这就像盖浇饭,干烧面,往饭上加一点浇头即可。"

中西医结合提倡多年,由于无人把关,少设门槛,其负面影响日益显现,客观上造成了中医的弱化,而且使得业内鱼龙混杂。"中西医结合不是某个医生、医院挂块牌子就可以的,而是要真正理解,做出成绩来。从理论和临床上都要做出研究。"

对于真正优秀的中西医结合医生而言,他的学习生涯必将漫长而艰辛,而现有的体制下,要培养此类精英医生的难度非常之大。

颜德馨说,中医就这样不断地彷徨、徘徊着。"现在的政策是中西医并重。"他认为,这个问题已经引起了相关人士的注意,中医不应该在结合中被忽略,在结合中被矮化。

在谈及中西医结合被曲解的过程中,颜德馨不经意地又提到刚刚流行的"治未病"概念。他说:"要吸取中西医结合的经验,尽量避免'治未病'理念的走样。"他认为,中医的"治未病"绝不是字面上理解的预防、保健,它其实是一门深厚的理论,贯穿于中医整个预防治疗过程之中。病前要防,病中、病后亦要"治未病"。

"不要再将'治未病'的理论简单化了,只讲预防是不全面的理解。"颜德馨希望醇厚的中医内涵不要一而再、再而三地被严重曲解。因为,每一次曲解,伤害的都是中医界本身。

5. **谁说中医不能治急症重症** 冰冻三尺非一日之寒。中医问题格外沉重,但今天却不应该沉沦。颜德馨说:"现在一定要努力起来,救救中医。除了外人帮忙外,更需要中医界自己站起来。"

中医先要自己相信自己。"谁说中医不能治急症、重症?"颜德馨说自己多年的实践经验中,治好了很多重症、急症。上千年来,帮助中华民族抵御疾病的力量中,中医作用不容忽视。

"中医从来就是解决问题的。为什么现在会变成康复、保健的代名词了呢? 怎么就比西医差了呢?"颜德馨百思不得其解。

他记得,有一次应邀去其他医院会诊,当时患者情况很危急,治疗方案不够明确,同时用着内服、外用的西药多达 21 种。颜德馨在看舌苔、把脉等细致诊疗后,果断地提出,将所有的西药全部停掉,改用中药桂枝汤进行治疗。结果,3 剂药之后,患者奇迹般地出现了好转。

20 世纪 50 年代,颜德馨更是涉足血液病的治疗,主攻白血病和血小板减少症。为了寻求可靠的中医疗法,他深入钻研了清代著名医家王清任的《医林改错》,将血液病与中医气血理论结合研究,并投入大量时间在实验室观察、实验等,率先提出雄黄是抑制白血病的有效药物。

2002 年 11 月至 2003 年上半年,SARS 正在肆虐流行。2003 年 4 月,84 岁高龄的颜德馨勇挑重担,奔走在第一线,担任华东地区中医药"防非"科研协作组首席专家。

也许很少有人知道,就在此前不久,颜德馨由于不慎跌倒受伤,刚刚完成全髋置换手术,在治疗过程中,他战胜了感染、肝损伤、失血、心力衰竭等多道难关。尚在恢复期中的颜德馨就这样投身 SARS 的防治工作,他参加制定了中医中药预防 SARS 的方案,创制了"扶正祛邪方"。他还提出,由于地域、患者体质的不同,SARS 治疗要辨证论治。

"我胆子大,所以比较敢治急病、重病吧。"其实,颜德馨的胆大源于深厚的中医功底和丰富的临床实践。"中医应该相信自己博大精深的文化,相信自己对抗疾病的能力,只要努力,是完全可以在医学领域找到生机的。"

"我还在给人看病,看重病。每看好一个患者,就是守住中医一方阵地啊!"说这句话时,颜德馨的眼中闪过一丝悲凉。

6. **传统中医需要实习基地** 守住中医的土地,是多年来颜德馨一直在努力奋斗的。

"我们关键要拿出几个病例来,要告诉世人中医有明确的疗效。"他坚信,在重大疾病的防治中、在危重疾病的抢救中、在疑难杂症的治疗中,都必须坚守中医的特色。只有这样,中医的血脉才不会断在我们这一代手里。"现在的学生去医院实习,学到的大多是西医。"一些带教老师甚至干脆对学生说,中药没用,就给患者吃西药。

在这样的氛围里实习,即便学生们在大学里学到了一点中医知识,也会被临床现状所淡化,最终抛诸脑后。结果是,不少学生毕业后只会用四个素:激素、抗生素、维生素加黄连素。

"我们需要一大批献身中医的人啊。"颜德馨感叹道。

遗憾的是,老人的一己之力仍属薄弱。老骥伏枥,壮心不已。虽年事已高,颜德馨仍饱含激情,为中医事业的发展奔走。

四、《新闻晨报》(2010 年 7 月 18 日):他将中医写入生命(作者:崔颖)

一位少年,奉命学医,为医典古奥艰深所累,囫囵吞枣,心不在焉。

最后收服他的,不是父亲的训斥与私塾先生的戒尺,而是两次目击事件:

一位农民,在他家门口被车子轧伤,大量出血,父亲在他的伤口上敷上一把"铁扇散",血顿时止住了。另一位患者,背上生了一个高高隆起的"阴疽",患者高热不退,痛苦万分。父亲为他施行"火针",即用一种带有棱角的针烧红后直刺患处。随着脓水大量外流,其苦顿失,烧退炎消。

他被父亲的神奇医术迷住了,少年开始立志学医,从此,一生不曾改变,他就是颜德馨。

他的人生,站在与时代大势相逆的方向。百年中医悲欣交集,几起几落。他是水中战将,以身挽水,逆流而上。

1. "与其说中医治病,不如说中医治人" 1920 年,颜德馨出生在江苏省丹阳县。受父亲影响,他 7 岁开始便学习儒家经典,书法作文。12 岁时便能背诵《黄帝内经》《伤寒论》等典籍,并随父侍诊抄方,捻制方药。他还记得自己的父亲将诊室取名"餐芝轩"。"餐芝轩"外面的天井里种了一盆硕大的荷花,四季风景,沁人心脾。不管面对什么样的患者,父亲永远和颜悦色,轻言细语。这样的态度给了患者巨大的安慰和鼓励。父亲后来得了一个外号叫"颜善人"。

从那时开始,颜德馨便明白,中医与其说是在治病,不如说是在治人,医者首先必须尊重人、关心人。望、闻、问、切,耐心细致,看似是在看病,实为医生和患者相互交流。这就是少年时期的颜德馨对中医的启蒙认知。

1935年,16岁的他考入中国医学院。在长达2年的实习期,他和同学们一起跑遍了沪上名医的诊所,临证抄方,汲取各家之长。正是这样的刻苦奠定了他善任内外大小方脉的基础。

20世纪初,西学东渐,西医学携带着某些领域内的突破性药物、技术和资本之力横扫中华,中医的地位岌岌可危。1939年,颜德馨从学校顺利毕业。但那时的上海,已无处容下中医这份骨子里的自信、从容与潇洒。此外,当时的中医若想要从业必须经历严格的考试审查制度,而这也使得中医从业队伍迅速萎缩。据颜德馨回忆,当时班中的48位同学,毕业后从医的仅有两三人。

为了继续中医之路,他在兰心戏院旁的普缘堂做了10年善堂医,由民间慈善机构出资,免费施诊给药,给底层民众解除苦疾。也就是在这里,他悟出了中医的根——老百姓需要简、便、效、廉的中医,草根医与草根百姓气息相通。不过,父亲留给他的同春堂国药号最终还是在西药的大举进攻与药商的囤积居奇下败落。1949年,他不得不挈妇将雏返回故乡。

2."要让中医站住脚,就得拿出真本事" 热爱中医的颜德馨在1950年重返上海,恢复应诊。1956年6月,他被调到了上海铁路局中心医院,这是一所综合性的西医医院。当时,院内的中医包括自己在内才只有3个人。这时,颜德馨意识到,中医在综合性医院想要站住脚,必须拿出真本事。

有一件事让颜德馨记忆犹新。当年医院病房来了3位肺脓疡纤维化穿孔的危急患者。全院的西医内科都对这3位患者束手无策,只好转到外科等待做肺切除手术。颜德馨力排众议,争取到了这些患者。他用鱼腥草和金荞麦为患者解毒排脓,祛痰止咳,用海藻、昆布软坚散结,3日后患者痊愈了。医院放射科拍的片子显示,肺部脓血已被吸收,纤维化空洞愈合。靠这样的实战成绩,颜德馨为他的团队获得了组建中医科的机会。

就这样,3位中医师、2位针灸师、1位推拿师组成了上海铁路局中心医院的中医科。为建药房,他把自家同春堂药店的所有器材悉数捐出。20世纪60年代,血液病盛行。当年颜德馨大胆使用雄黄,对患者进行分型治疗,转不治为可治。他提出的中医对白血病诊断治疗的总体思路,至今仍为中医学院的教材所选用。

与临床齐头并进的还有科研。1980年,颜德馨在中医科率先建立了铁路中医系统中第一个中医实验室,从事瘀血与衰老的科学研究。1989年,"瘀血与衰老的关系——衡法Ⅱ号抗衰老的临床和实验研究"获国家中医药管理局中医药科学技术进步奖。1990年,占地4 000多平方米,5层楼的上海铁路中医技术中心大楼落成。综合性医院里有了一座独立的中医楼,这在全国范围内都是绝无仅有的。中医病房成了名副其实的内外科、大小方脉全科病房。

3. "中医不是辅助,同样能治急症重症" 也许越是珍贵的东西,就越要经受考验。20世纪90年代以后,在市场经济浪潮的冲击下,中医却因其"过于便宜"而又一次走向没落。综合性医院里的中医科全面萎缩,综合性中医医院则已蜕变成"现代型中医",即大量使用西医诊疗手段。中医日益远离重大急症危症的医疗主战场,甚至弱化成为预防、保健、康复的代名词,这让颜德馨百思不得其解。

"谁说中医只能看关节痛,只会开膏方? 中医不是辅助,我们不能先把自己的定位定错了,中医先要自己相信自己。"颜德馨动情地说道。如果中医自我放弃,认为自己的本领看不好病,只把中医当做西医的辅助疗法,久而久之,患者也就会对中医丧失信心。

以现代眼光看来,传统中医的诊治方法似乎总透着几分说不清的玄妙。然而,蕴藏在这些难以用公式推导证明的望闻问切、气血阴阳里的,正是源远流长的中华文脉。"当然,我们也不能否定西医在治疗中的优势。"颜德馨说道。因为中西医各有所长,两者应该并重,互相尊重、互相吸收、互相合作。

4. "对中医发展有好处的事,我都去做" 痛感于中医教育的诸多痼疾,颜德馨在同济大学创办了"中医大师传承班",并邀请了邓铁涛、路志正、张琪、朱良春、任继学等多位国医大师加盟,按照传统跟师与强化集训的方式,培养有潜质的中医学术技术带头人。1999年12月,颜德馨在行医六十周年之际,捐出自己多年积蓄的稿酬和学术成果奖励共计20万元人民币,设立"颜德馨中医药人才奖励基金"用于奖励优秀中医药人才,鼓励科研创新;2005年5月,该基金会增资扩展为"上海颜德馨中医药基金会",旨在进一步继承发扬祖国传统中医、中药特色,鼓励青年中医药人才脱颖而出,支持中医科研,促进中医药产业化、现代化、国际化。

2009年5月,颜德馨获得了由国家人力资源和社会保障部、卫生部和国家中医药管理局颁发的首届"国医大师"荣誉称号。这是新中国成立以来,我国政府部门第一次在全国范围内评选国家级中医大师。

当谈起这一充满光环的荣耀时,颜德馨处之泰然。他说:"我活了90岁,至少工作了70年,工作就是我的生命。如今我退休至少20年了,但我完全是退而不休,办基金会、办大师班、办中医院,只要是对中医发展有好处的事情,我都积极去做,因为中医就是我活下去的全部支撑。"

五、《中国中医药报》(2013年2月25日):国医大师颜德馨谈传承(作者:张琪、颜新)

中医的传承,应该包括术、理、道三个层次。"道"是自然界万事万物之规律,也是人体生老病死之规律。"术"是患者对中医治疗最直观的体验。"理"是"道"在调整人体生理病理过程中的表现,名老中医的治法治则、学术理论是中医"道"在临床上最鲜活、最具生命力的东西,也是传承工作中最需要挖掘整理,总结归纳,并使之系统化的精髓,是当前中医传承工作的重中之重。

对中医教育颜德馨认为:一是教学中绝对维护中医的主体思想;二是中医是实践医学,"熟读王叔和,不如临诊多";三是学中医必须在思想上扫除民族虚无主义,要让年轻中医师培养起信中医、爱中医的热情。

中医历来认为"术不轻传""得其人方传",对传承弟子尤其有严格的要求。作为弟子,首先要信念坚定,热爱中医。其次要人品端正,心术纯正。第三要天资聪明,颖悟过人。第四要精勤不息,好学求进。第五要通文达理,明经晓史。

中医能不能很好地得到传承,老师的品质同样重要,首先要思想开明,不惜秘术。其次要以身作则,言传身教。第三要厚积薄发,取精用宏。第四要循循善诱,因材施教。

当今中医药发展面临着很多问题,其中中医药事业乏人乏术的现象是普遍关注的热点,作为中医界的代表人物、中医传承研究的探路者,国医大师颜德馨对于中医学的传承有深刻的思考和深切的实践感悟。近日,笔者就中医传承的相关问题向他讨教,并整理记录,以飨读者。

笔者:中医学的传承是中医药事业发展的焦点,也是一个常谈常新的话题,颜老作为当代中国中医传承的领军者和实践者是怎么看这个问题的?

颜德馨:中医药学是中华民族的伟大宝库,在中华民族的繁衍昌盛中做出了巨大贡献,即使在当今,也对人类的健康发挥着重要作用。中医药学要发展,中医药事业要进步,重点在后继人才的培养,在中医的传承。可以说,中医的传承是关乎中医生死存亡的大事,是中医能否延续和发展壮大的根本,是中医药事业的生命线。

当前,国家对中医事业传承工作十分重视,出台了很多切实可行的举措,中医药界的同道也进行了大量卓有成效的探索和实践。1990年国家中医药管理局启动了全国老中医药专家学术经验继承工作,至今已开展了5个批次,培养了大量的高层次中医药人才;在"十五"和"十一五"期间,国家将200多位全国名老中医的学术经验总结和传承列入科技支撑计划进行重点研究;在《国务院关于扶持和促进中医药事业发展的若干意见》中明确提出要做好中医药继承工作,研究名医的学术思想、技术方法和诊疗经验,总结中医药学重大学术创新规律;在国家《中医药事业发展"十二五"规划》中又明确提出"开展名老中医药专家学术思想及临床诊疗经验的传承研究",并于2010年启动了全国名老中医传承工作室建设项目,中医学术流派传承工作室项目也在进行中;全国中医药学家学术传承高层论坛至今已举办了七届。

我作为中医药战线上的一名老兵,也尽自己一点微薄之力,为中医事业的传承和中医药人才的培养做一点工作。在1992年的时候,我发起创办了在香港注册的中医药研究中心,为沪、台、港建立了第一个中医药学术联盟,收台湾中医师邱雅昌为学生,成为海峡两岸第一对中医师徒;1999年我捐出稿费成立了"颜德馨中医药人才奖励基金",2005年又追加资金,扩展为"上海颜德馨中医药基金会",支持青年中医药人才的成长和培养;2008年,在国家中医药管理局的支持下,我在同济大学主办了"中医大师传承班",探索高层次中医药人才传承培养的新路子,目前已完成了二期培训,效果非常好。我希望,中医的传承工作能够汲取先人的经验教训,走出一条符合当今时代规律和特征的新路子,为中医药事业的代代相传、薪火不熄提供坚强的支撑。

笔者:这么多年,无论是从国家层面还是中医药业界的同道,都在不断探索中医传承的新思路和新方法。那么,以您的实践经验看,中医的传承应涵盖哪些内容呢?

颜德馨:中医的传承,应该包括术、理、道三个层次。"道"是自然界万事万物之规律,也是人体生老病死之规律。"阴阳""五行"这些指导中医基础理论及临床辨证论治的哲学观既是中医学的认识论和方法论,也是中医思维的源头活水。离开了"道",中医就无所谓继承,更谈不上弘扬。

"理"是"道"在调整人体生理病理过程中的表现。中医的"道"通过"理"实现自己的存在及能动主宰作用。名老中医的治法治则、学术理论是中医"道"在临床上最鲜活、最具生命力的东西,也是传承工作中最需要挖掘整理,总结归纳,并使之系统化的精髓,是当前中医传承工作的重中之重。

"术"是患者对中医治疗最直观的体验。望闻问切、提拉捻拔、针灸推拿,各种中医理论指导下具象的诊断技术和治疗手法皆为"术"的范畴。学术思想、治则治法都是通过一个个具体的"术"来实现疗效的。把中医的"术"推广好、传承好对提升中医临床疗效有十分现实的临床意义。

术、理、道三者相辅相成,缺一不可。在这三者背后,有一个共同的强大支撑体系,那就是中华民族的传统文化。浩瀚的中华医道无不浸透闪烁着传统中华文化优秀哲学思想的光辉,中华文化是中医术、理、道存在和延续的基础,也是进一步推动三者发展的文化源泉。所以,在"中医大师传承班"上我反复强调研习中华传统文化的重要性,没有良好的传统文化根基是不可能传承好中医的精华和本源的。

笔者:刚才您提到了中医传承的丰富内涵,那么如何将这些精髓传承好?又用什么方法来实现呢?

颜德馨:这其实是一个传承模式的问题。从古至今,中医传承模式主要有以下三种,王官之学、师徒授受、院校教育。在西周及以前,文字和诸多的专门知识都由王朝专门的官吏掌握,巫医也是如此,如汉书《艺文志》云:"方技者,皆生生之具,王官之一守也。"巫医的职位都是世袭的,贵族以外的人难以接触到。春秋战国时期,官学下替,"天子失官,学在四夷"。王官不再能够独占思想与知识的资源,而为更多的人所拥有,并形成了"诸子蜂起,百家争鸣"的局面,这时出现了早期的师徒授受,也就是门派教育,如扁鹊、华佗、张仲景就分属不同的门派。秦汉以后,随着知识的普及,逐渐演变成我们现在最常见的师徒授受。院校教育,最早出现在南北朝,唐代的太医署、宋代的太医局、明清的太医院,均承担了医学教育任务,经过民国时期的蓬勃发展,现在中医高等院校教育已成为中医培养人才的主要模式。

在当前的形势下,我认为要把院校教育、跟师学习和自我研习三者相结合,方有可能成大器。具体来讲就是先接受院校教育,奠定扎实基础,再跟名师学习,并不断研读经典,总结临床体悟,融入自身体会,不断加以创新。我们这一代中医有很多是通过院校教育这个通道而步入中医殿堂的,先学中医经典,背诵药味汤歌,而后通过跟师抄方、临床研习,并通过科研总结,不断提高,才逐渐成才的。"读经典,跟名师,做临床"这一方式是当前被大家公认的中医成才之路,此外我觉得"搞科研"可以作为上述的补充。

笔者: 在多年以前,您就联合邓铁涛、任继学诸老联名上书中央领导,就中医教育问题列陈己见,能和我们谈一谈当今中医药的院校教育急切需要解决哪些问题吗?

颜德馨: 我一直在讲要抢救中医,抢救中医就要改变一个庞大的体系,中医的院校教育就是庞大体系中的一个部分,有些东西迫切需要解决。对中医教育我有三句话要说,一是教学中绝对要维护中医的主体思想。院校教育,是现代中医人才培养的基础,但现在的中医院校的中医教学内容不断压缩,总课时一再减少,甚至有的学校把中医经典列为选修内容,而外语和西医比重越来越大,这就造成了培养的学生中医基础薄弱,对中医药理论理解不深,中医技能掌握不牢固,在临床时又如何能应用中医思维,实施中医操作呢? 通过教学改革,加大中医的教学比重,让学生能真正理解气血阴阳等中医基础理论,牢记药性方剂等基础知识,掌握望闻问切、辨证施治、针推手法等基本技能,就为后续的中医临床打下坚实基础。

二是中医是实践医学,"熟读王叔和,不如临诊多"。大家都知道中医的望闻问切是要在实践中去揣摩和掌握的,中医的理法方药是在一个个具体的患者身上得到验证的,离开了临证实践中医就没有生命力,现在有些中医博士在实验室里待了3年,出来考职称时竟然不懂四诊八纲,不懂辨证论治,这样的博士还能叫中医博士吗? 所以在我的"中医大师传承班"里,我强调在患者身边上课,用患者的具体案例来提高学员的临证能力。

三是学中医必须在思想上扫除民族虚无主义,要坚信中医具有光明灿烂的前途,要让年轻中医师切实认识到中医治疗疾病的能力,看到中医核心竞争力所在,自然就能培养起他们信中医、爱中医的热情。此外,要加强中国传统文化的熏陶和教育。中医植根于悠久的华夏文明,思维方式和理论体系与传统文化一脉相承,休戚相关,没有扎实的传统文化基础,就不能真正领会中医学理论的真谛,也无法真正形成中医的思维方式。功夫在诗外,对中国传统文化的学习,尤其是儒道学术和文、史、哲的研习,对中医的教育有很大的意义。

笔者: 您刚才对中医本科生的院校教育提出了真知灼见,那么作为中医传承很重要的毕业后师承教育这一环节,您觉得有哪些方面值得我们注意?

颜德馨: 毕业后的师承教育作为现代中医院校教育的补充形式,对于培养中医人才尤其是高层次的中医人才是十分必要也是十分重要的。具体到师承教育的培养方法上,我觉得有几点值得我们注意。

一是全方位培养。对于高层次中医人才而言,在培养的内容上要将中国传统文化、中医经典和临床实践、中医名家学术思想和临诊经验以及西医学科学前沿这四大板块的知识系统而有步骤地贯穿在培养实践全过程。

二是分层次培养。本科毕业后和博士毕业后的师承教育无论在形式还是内容上都不可能相同。因此,要根据不同的人,针对不同的需求,按照不同的阶段,制定不同的目标,施用不同的方法进行培养。

三是分类型培养。中医的发展需要不同类型的人才,如基层分临床型、科研型、管理型、对外交流型,毕竟一个人的精力有限,能成为通才的是极少数,而中医的发展不能光靠极少数的天才、大师,要靠大家的努力和奋斗。因此,针对不同的需求,培养时应分类型,有侧重,并在后续的工作实践中根据每个人的特点,扬长避短,有针对性地培养提高,以适应中医药发展的需求。

在教学改革中可考虑加入师承教育的板块,比如七年制的学生可适当安排跟师的时间和内容。

笔者: 经过刚才您对中医传承内涵、传承模式、院校教育和师承教育深入浅出地讲解,我们深刻感受到了您作为一个国内顶级中医大师对中医传承和中医药事业发展的这种忧患意识和强烈责任心,您能不能谈一下今后开展中医传承工作要特别注意些什么?

颜德馨: 你提到的这个问题,这几年我一直在思考。我觉得学生和老师是中医传承的核心,是内因,是决定性因素,政策、环境、机遇是外因,对中医传承的效果也有很大的影响。

中医历来认为"术不轻传""得其人方传",对传承弟子尤其有严格的要求。作为弟子,首先要信念坚定,热爱中医。"志不坚则智不达",人品、学问,俱成于志气,无志气之人,一事无成。一个好的中医接班人不单要看他有没有悟性,还要看他能不能抵制诱惑,有没有献身中医的决心。

其次要人品端正,心术纯正。以治病救人为己任,只有具有仁爱之心、慈悲之怀,不因贫富贵贱而侧目,不因道路艰难险阻而畏惧,能将患者当作至亲般爱护才有可能成为传承之人。

第三要天资聪明,颖悟过人。中医学术渊深,天机敏妙,非聪慧之人,难以精通其道,况尚有诸多"口不能言""言不能谕"者,全靠心领神会,只有悟性好,聪慧过人者,才能继承和弘扬老师的学术思想,成就一番事业,成为一代名医。

第四要精勤不息,好学求进。中医传道5 000载,典籍浩如烟海,汗牛充栋,医家穷其一生都难以遍览群书,况且医道之理,非博不能通,非通不能精,非精不能专,只有以清苦为舟,才能渡得学海,只有以勤勉为径,方能攀得书山,而且以病家为宗师,勤于临床,不断体悟,是中医登堂入室的大道。

第五要通文达理,明经晓史。中医学不仅是一门应用科学,也是一种文化现象,与悠久的华夏文明一脉相承,休戚相关,因此要形成中医学的思维方式,真正领会中医学理论的真谛,就必须有扎实的传统文化基础,有诸多卓有建树的中医名家,不但研习儒道学说和文、史、哲、经,而且对琴、棋、书、画、篆刻等传统技艺也有所擅长,我想这些也是中医大家成才成功必不可少的文化素养。

中医能不能很好地得到传承,老师的品质同样重要。"师者,所以传道授业解惑也",要担得起这份责任,首先要思想开明,不惜秘术。当秉承公正无私之心,将所思所学倾囊相授,若是为怕教会徒弟饿死师傅,秘其术而不传,势必影响传承效果。中医很多医术、秘方最后失传,与很多老中医不愿把秘方秘术传给外人不无关系。

其次要以身作则,言传身教。做学问固然重要,做人更重要,带教导师既要做"学师",又要做"人师",既要给弟子以中医学术的教育,又要陶冶弟子的思想品德,树立治学精神。"身正为范,学高为师",老师通过日常的诊疗活动和学习科研工作,将仁爱救人、淡泊名利、谦逊雅量的品德和精诚勤勉、博采兼容、求实创新的治学态度传递给学生,桃李不言,下自成蹊。

第三要厚积薄发,取精用宏。若是老师中医功底深厚,授课时能旁征博引,深入浅出,面面俱到,弟子所受的启发也大,无论对以后的学习还是临床诊疗都能起到事半功倍的效果。若是老师自己也没有读过几本书,没有丰富的学识,那能教给弟子什么呢? 即便是手握秘方,没有相应的理论支持,无法举一反三,就如无源之水,无本之木,终将失去生命力。

第四要循循善诱,因材施教。老师不仅要根据弟子的学习情况,逐步引导,将一身所学悉数相传,还要考虑弟子的资质、学问各有不同,对于传授的知识的接受程度也各不相同,因材施教,让学生最大程度地传承到自己的医术。

除此以外,政策形势、地域环境、机遇等也对中医人才的成长有较大的影响。从地域环境来说,在一个相对整体医术水平较高,社会认同度高的氛围下,更利于中医成才,江浙沪、京津和岭南、巴楚地区就具备这种条件。另外,有很多偶然的因素,如名师青睐、政策变化,会对一名中医师的成才道路形成很大的影响,但这也与他自身强烈的愿望、深厚的积累有很大的关系。逆境对人才的成长也有很大的助益,不少在逆境中砥砺成长起来的中医名家,对中医的体悟更深,更利于中医传承和发展。

六、《东方早报》(2012 年 10 月 13 日):颜乾麟——气血辨证治心脑(作者:肖蓓)

在同济大学附属第十人民医院的楼群中,矗立着一座已有近 30 年历史的中医楼,上海市中医心脑血管病临床医学中心就设在这里。五楼颜乾麟的工作室里,挂着祖父颜亦鲁和父亲颜德馨的照片,历经三代传人的颜氏内科已走过百年。

作为颜氏内科第三代传人、国医大师颜德馨之子,颜乾麟在学术上传承了颜德馨"衡法"理论学术思想和"气血辨证"理论体系,擅用中医气血理论指导临床实践,认为气血失衡是心脑血管病的基本病机,急慢性心脑血管病皆与气血失畅失衡有关,活血化瘀、畅通气血应贯穿于心脑病预防和治疗始终。

这位上海市名中医对中医的传承有切身的感受,他强调首要是坚持中医学核心理论:"现在社会上把中医分为传统中医和现代中医,这是一种误导。中医必须在传承的基础上发扬创新,中医的核心思想理论不能丢,否则就是无源之水,无本之木。"

1. **气血失衡为病机** 同济大学附属第十人民医院上海市中医心脑血管病临床医学中心,每年的门诊量有七八万人次,其中尤以各类型的心脑血管病为主。颜乾麟看病,望闻问切,一丝不苟,搭脉就要几分钟,每日最多看二三十个。很多人说他看得慢,但他却坚持看病贵在精,不在多。

心脑血管疾病是 50 岁以上中老年人的常见病,全国心脑血管疾病患者已超过 2.7 亿人,每年死于此病的患者有近 300 万人,占我国每年总死亡病因的 51%。这种恶疾的病机是什么? 颜乾麟认为,内伤杂病的辨证体系有脏腑辨证和气血辨证,而不少医书强调了脏腑辨证,却忽视了气血辨证。人体各种生理活动与新陈代谢均与气血温煦和濡养有关,故《黄帝内经》中有"人之所有者,血与气耳""气血未并,五脏安定"之说。

心脑病虽然辨证分型众多,但其共同特点都与气血失衡有关。因为任何致病因子侵犯心脑,势必首先影响气血失和,循行受阻,造成心脑失养,导致心脑功能低下,进而引发病变。因此,应当从气血失衡入手研究心脑血管病的病机。

2. **调气活血为大法** 事实上,心脑血管病是一大类疾病,大致与传统中医学的心悸、胸痹心痛、眩晕、中风、失眠、痴呆、癫狂等相关。对于心脑血管病的治疗,颜乾麟认为,应当根据疾病的基本病机在每个阶段演变特点进行"动态"的论治。

他解释说,心脑血管病初期以气滞血瘀型居多,而后则形成痰浊、血瘀等病理产物,出现痰瘀交阻的病机,后期则呈现多虚多瘀的病理状态。气血紊乱是形成心脑病证的最根本原因,而调气活血是治疗心血管病的基本治法。

在具体用药时,颜乾麟注重调理气血,视病情缓急,辨证施治。文献指出,活血化瘀方药有较强的抗凝作用,甚至有促纤溶作用,这是防治缺血性心脑血管病的药理基础。大量临床实践也证明了这一观点。

颜乾麟的学术思想受孟河马派思想的影响,继承同时又有创新。如在其父亲颜德馨应用温阳法及心血管病临证经验研究的基础上提出"心病宜温"观点;在颜德馨强调的"脑喜静谧"的生理特点及脑血管疾病"纯者灵,杂者钝"的基本病机基础上提出"脑病宜清"的治疗思路。

同时在临床中,他也秉承祖父颜亦鲁"脾胃既为后天之本,也为诸病之源"的学术思想,注意维护脾胃功能,如对一些心悸失眠、食欲不振、便溏腹泻、肢倦无力的患者,采用补益心脾之法,在调补心血方中加入党参、茯苓、苍术、白术等健脾药材。

3. 运脾防治高脂血症 高脂血症是临床常见病症,也是心脑血管病的危险因子,尽管西医学对此病的治疗取得了很多重要成果,但疗效不尽如人意,多有副作用。目前中医界一般认为高脂血症多属本虚标实之症,本虚是肝肾亏虚,标实为瘀血和痰浊互阻,治疗多从补肝肾、化瘀祛痰着手。

颜乾麟在高脂血症诊治中继承了祖父"脾统四脏"和父亲"瘀血致衰"的学术观点,指出高脂血症属污秽之血,究其病根则在于气血循行和脾胃运化功能失常所致。在治疗上,从"补脾不如健脾,健脾不如运脾"理论出发,认为运脾可使脾主运化的功能正常,从根本上切断血脂升高的来源。再参以"疏其血气,令其条达而致和平"之法,采用活血化瘀使血液畅通,不仅有利于高脂血症的治疗,同时对防止其兼变证的出现也大有裨益。

上海市中医心脑血管病临床医学中心对颜德馨治疗高脂血症的有效方"衡生颗粒"进行深入的研究,通过拆方试验,得出颜氏衡法新药"调脂护脉方",临床观察百余例,疗效良好。

4. 治心悸、脑梗死、阿尔茨海默病 心律失常,属于中医"心悸""怔忡"范畴。颜乾麟认为,心血管病出现的心悸、怔忡,主要病位在心与血脉血液不畅、脉道壅遏、心神为之不安,从而出现期前收缩。

在临床上,颜乾麟常用活血化瘀法治疗心律失常,并配以补气、舒肝、化痰、温阳、安神等辅助方法,临床观察百余例各类型心律失常,疗效较好。

此外,对于脑梗死的治疗,颜乾麟在继承应用颜德馨创制的痰瘀同治法基础上,进一步提出风邪作为致病因素在此病的病机中占有极其重要的地位,由此提出疏散风邪、宣畅气血也是治疗脑梗死的主要方法之一。临床应用祛风活血法治疗此病 150 例,取得良好疗效。

随着社会进入老龄化,阿尔茨海默病发生率逐年上升。一般认为,年高肾虚精亏是阿尔茨海默病最主要的病机,所以治疗上多以补肾填髓为主。颜乾麟认为,阿尔茨海默病是一个渐进的过程,治疗不仅要改善患者认知功能,而且要重视精神行为障碍的治疗,为此他提出分期辨证的思路。

早期患者除表现为记忆力下降外,多有抑郁烦躁、胸胁闷胀、夜寐多梦等肝气郁结的证候,治疗宜疏肝理气,服用逍遥散、越鞠丸加减,辅以非药物疗法,如听音乐、参加锻炼、多与亲友交流等,可解除抑郁症状。

随着病情发展,不少患者出现妄思幻视幻听、动而多怒、躁狂打骂等症状,中期治疗应以清心开窍、活血化瘀为主,多用清心开窍方。

阿尔茨海默病终末期的患者表现出阳气虚衰的诸多征象,如终日卧床不动,表情淡漠,与周围环境已无正常接触,或有肢体痉挛、两便失禁,最终可因感染或全身多器官功能衰竭而死亡。后期治疗以扶正温阳为主,大多采用醒脑开窍方,能延长寿命,提高生存质量。

5. 百年海派内科 "父辈对我最大的影响,就是他们对中医事业的衷心热爱。颜德馨当时已经 93 岁高龄,但他仍然为中医事业操心,中医已经成为他生命中不可分割的一部分。"出生于中医世家的颜乾麟,注定与中医结缘。

颜氏内科起源于江苏孟河医派,是海派中医内科主要学派之一。

颜乾麟作为颜氏第三代传人,深受家学浸淫。1963 年参加中医带徒班学医,拜父亲颜德馨教授为师,一面学习中医经典著作与中西医教材,一面跟师抄方。1968 年后,颜乾麟先后在安徽省嘉山县、南京铁道医学院工作,直到 1998 年,才回到阔别 30 年的上海。

他先后完成上海市中医心脑血管病临床中心建设项目,创建了同济大学中医内科硕士点;主持"颜德馨治疗疑难病的经验总结",获"上海市中医药科技进步二等奖";主持"醒脑冲剂治疗阿尔茨海默病的临床与实验研究""清心开窍法治疗阿尔茨海默病精神行为障碍的研究"分别于 2000、2003 年通过上海市科委组织的专家鉴定;参加上海市科委课题"脑梗灵治疗脑梗死的研究""衡法新药调节血脂的研究"、国家 973 课题"气血学说继承与创新的研究",分别于 2002、2003、2010 年通过鉴定。2009 年成为全国第四批老中医药专家学术经验指导老师。

颜乾麟说,父辈对自己的影响是潜移默化的。比如,先祖父颜亦鲁倡导"脾为生化之本,亦为百病之源",善用苍白二术,人称"茅术先生"。颜乾麟也继承了颜氏医家"治脾胃可安五脏"之至理,临证对于老年慢性疾病,常用苍术、白术、陈皮以健运脾胃。"苍术要属江苏茅山的最好,所以也叫茅术,我的十张方子有九张都用茅术,效果很好。"

从多年的从医经历中,他悟出了一个道理:"做一个好中医,一定要多读经典多临床,历代名老中医的临诊思路对我的帮助很大。不要轻易放弃一个患者，只要认真，就能帮助患者解决病痛。同时，看好每一个患者，也是为中医事业发展积蓄力量。"

<h1 style="text-align:center">第三节　流派主要论著简介</h1>

一、《活血化瘀疗法临床实践》(图1)

主编：颜德馨。

出版社：云南人民出版社。

出版时间：1980年。

出版简介：此书为颜氏内科正式出版的第一本学术专著，系百余年来《医林改错》后之又一部活血化瘀专著。全书根据颜德馨当年在中医学院、内科师资班、中医研究班等专业队伍教学所得反映，对"衡法"治则与"久病必有瘀""怪病必有瘀"等观点深入探讨，并集瘀血学说发展沿革及实验室结合、临床部分资料共三篇，充实该书理论，使之较完整较系统化，同时汇编当年未经发表之验案31种计39例，连原有病种共达百余例，显示活血化瘀疗法具无限之生命力。颜德馨运用活血化瘀疗法，作为对疾病机体反应的一种平衡手段，称之为"衡法"，拟为中医学治则中"八法"之外的一法。书中所举验案，基本上是在这种思想下取得疗效的，为发扬中医学跨出了可喜的一步。该书问世以后，瞬即风行全国，获得广大读者瞩目，收到国内外来信不下千封。

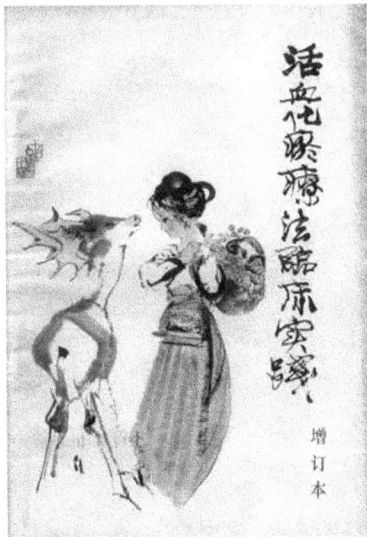

图1　《活血化瘀疗法临床实践》

二、《颜德馨医艺荟萃》(图2)

总主编：颜乾麟。

出版社：台湾启业书局。

出版时间：1996年。

出版简介：在20世纪80年代出版《活血化瘀临床实践》及《医方囊秘》等书后，在海峡两岸均引起瞩目。为启迪后学，提示门径，颜德馨将其50年有关学术见解及临床经验总结，集腋成裘，汇编成册，名之曰《颜德馨医艺荟萃》，由台湾启业书局在台湾出版发行。全书凡70万字，分论著、科研总结、临床经验、医案、医话等五大部分。内容丰富，病种广泛，文笔流畅，不拘一格。有颜德馨手稿，有学生记录，得见其既擅用经方，又长于时证。读是书对颜德馨之学术思想虽不能尽览，但已足窥其全貌。此书付梓问世后，在海内外的医海里掀起阵阵漪波，台湾邱雅昌医师因此书而远涉重洋，忝列颜氏门墙，传为海峡两岸佳话。后又应读者要求编印第二册，毫无保留地将颜德馨在杏坛耕耘50多个春秋的果实贡献给读者，此书共有"观点鲜明""可行性强""理论结合实践""涉及面广"等优点，当时在中国台湾、中国香港、美国的中医界中成为热销书。

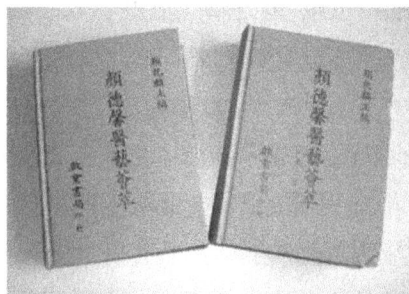

图2 《颜德馨医艺荟萃》

三、《颜德馨诊治疑难病秘笈》(图3)

总主编：颜德馨。

出版社：文汇出版社。

出版时间：1997年。

出版简介：颜德馨从事血液病的研究，浸淫于气血学说，深感"气为百病之长，血为百病之胎"的临床意义，逐渐产生"久病必有瘀，怪病必有瘀"的辨证主张，在治则上新创调达血气的"衡法"，逐渐结合幼年所学，融会贯通，随之形成了以"固本清源"为纲，以治气血为主要治疗手段的学术思想，在老年病与疑难病的证治上有所获。上海市科委于1995年下达"颜德馨治疗疑难病的经验"

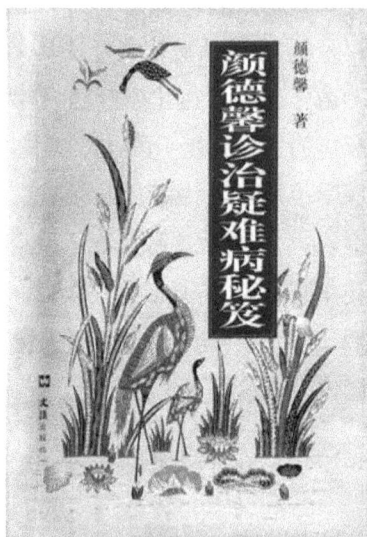

图3 《颜德馨诊治疑难病秘笈》

科研课题,内容有二:一为将临床经验整理出版,一为将颜德馨治疗心脑血管疾病的治疗经验制成专家系统。课题历两载完成,经上海市科委组织专家评估、鉴定,许为国内外领先水平,并作为成果上报。该书即为颜德馨从医临床经验荟萃,分为"诊疗篇""方药篇""养生篇""专病专科发微篇""学术思想渊源篇"五大部分,充分体现了其治疗老年病及疑难杂症的独特诊疗经验及养生心得。纵观全书,内容丰富,选篇精当,启迪后学,正如郑重先生在序言所言:"通观颜氏之学养与德行,可谓集世医、儒医、名医于一身,寿世济人,功德大矣。"

四、《颜德馨膏方真迹》(图4)

主编:颜德馨。

出版社:上海科学技术出版社。

出版时间:2000 年。

出版简介:一料膏方不只是几十味中药的简单组合,而是名医毕生临床经验和全部心血的结晶。颜氏膏方以动静结合,通补相兼,重视脾胃,以喜为补,为膏方组成原则,丰富发展了中医膏方理论,取得丰硕成果。全书汇集整理颜德馨经典膏方医案 100 则,其膏方脉案里的哲理,处方用药的凝练,都在诠释着中医经典。尤其膏方书法(包括与书法配套的印章)的气韵生动,常能触动形象思维的发挥,让理性思维更具人性化,"塑其形神,充其元气",妙笔可以生花。读名家的膏方墨迹,有如醇酒酽人感觉,以此学好博雅、气度、风韵,充实多方面人文素养。颜德馨认为,全面继承好中医,仅靠掌握专业知识是不够的,还需具备卓识的创造力和超群的睿智。现在年轻一代中医人文素质欠缺及其后果让人担忧,究其原因是缺乏"工夫在诗外"的国粹精华滋养,希望对膏方的研究能带来一股冲击波,找回丢失的人文学养。

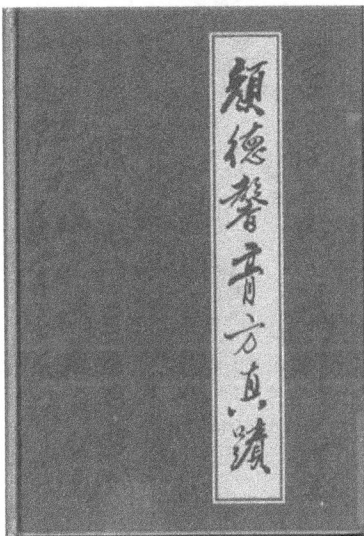

图 4 《颜德馨膏方真迹》

五、《气血与长寿》(图5)

主编：颜新。

出版社：上海科学技术文献出版社。

出版时间：2003年。

出版简介：人体的衰老是一系列生理、病理过程综合作用的结果，机制极为复杂。颜德馨从中医气血学说探究，提出"人体衰老的主要机制在于气血失调，内环境失衡"，而人体内环境失衡则主要在于"瘀血"的论点。通过大量的临床观察、研究和动物实验，证实了老年期都有不同程度的瘀血现象存在。由于瘀血的出现和存在，血瘀气虚，破坏了气血的平衡，使脏腑得不到正常的滋养，产生了一系列病理变化。脏腑生理功能障碍，乃至减退，出现了"气血不和，百病乃变化而生"等衰老现象。故此衰老的根本原因是气血失衡，而失衡的关键在于瘀血。采用具有益气化瘀功效的药物进行延缓衰老研究，发现其具有改善机体内微循环，消除体内积留的瘀血，使气血由不平衡转向新的平衡，气血得以正常运行的作用，从而使各脏腑生理功能得以正常发挥，从而达到延缓人体衰老的目的。科研结果证实了颜德馨提出的论点是正确的。这一理论突破了一直认为人体衰老为脏腑虚衰的传统观点，为老年医学理论的发展推进了一大步。因此以气血失衡学说统率各种衰老理论，阐明气血与长寿、瘀血与衰老的密切关系，为揭示人体衰老之谜，探索有效的延缓衰老药物开辟了新的途径。在以上科研成果基础上，编写了《气血与长寿》一书，从理论、临床、科研等方面，做了较为全面系统的论述，并阐明气血与长寿的关系，旨在为中医药学提供延缓衰老研究的新思路和新方法。

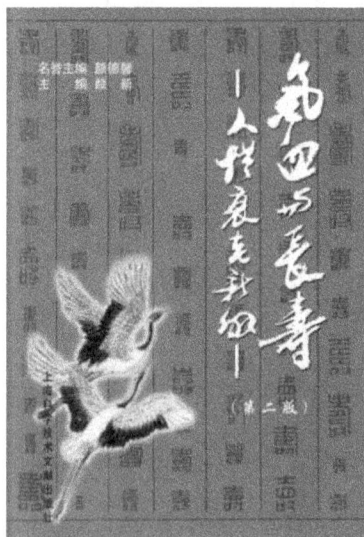

图5 《气血与长寿》

六、《颜德馨中医心脑病诊治精粹》(图6)

主编：颜乾麟。

出版社：人民卫生出版社。

出版时间：2006年。

出版简介：2002年颜德馨接受上海市卫生局的任务,承建上海市中医心脑血管病临床医学中心。在繁重的临床科研教学工作之余,中心团队决定撰写一部反映颜德馨和他领导的队伍数十年来诊治心脑病的学术思想与临床经验的专著,以期能真正反映颜德馨和临床医学中心实际水平的书。本书分两卷,上卷为理论篇,介绍中医学对心脑病的认识,以及气血学说在心脑病的运用,重点反映颜德馨的独特学术思想和常用中药方剂的运用经验。如其中提出的"气为百病之长,血为百病之胎""久病必有瘀,怪病必有瘀"衡法治则,以及对方药新用的临证心法等,均蕴含着颜德馨数十年的心得,颇多独得之秘,足以启发后学。下卷为实践篇,共介绍20种中医病症,分别从释名、沿革、临床表现、病因阐述、基本病机、辨证概论、辨治心法、用药秘要、古方今用、医案精华等十个方面对每一病症做了全面阐述。对颜德馨个人独特的思路、观点、经验和医案均做了详尽介绍。学术性、实用性俱佳,真实记录了一代名医的学术思想与临床经验,值得中医临床与研究者参考借鉴。

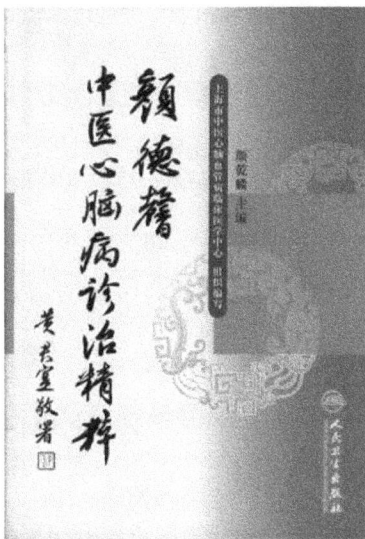

图6 《颜德馨中医心脑病诊治精粹》

七、《餐芝轩医集——颜氏三代医人耕耘录》(图7)

主编：韩天雄、邢斌。

出版社：中国中医药出版社。

出版时间：2009年。

出版简介：颜氏家族世泽流长,是大成至圣孔夫子首徒颜渊的后裔。颜氏几代从医,对中医理论与临床实践进行了长期的研究和探索,医术精湛,代代相传。餐芝轩,乃颜氏丹阳老宅书斋名。餐,《说文》曰吞也;芝,灵芝,《说文》曰亦指神草也。"餐芝轩"一名意为求食灵药之处。当年小小轩斋,日间救

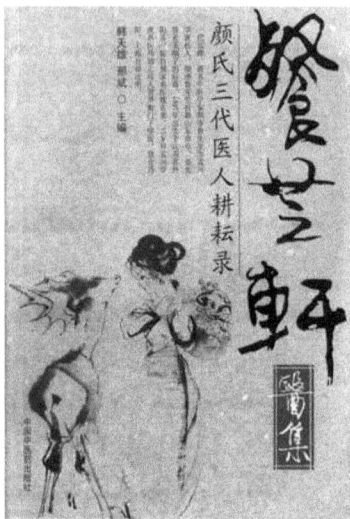

图7 《餐芝轩医集——颜氏三代
医人耕耘录》

死扶伤,不避寒暑;子夜三代同心,口传心授,留下佳话无数。1982年,在上海铁道学会医学会组织下,颜德馨主编,夏锦堂、张宗良、朱国荣、汤炳南、陈镛良、魏道英、王炳珠等同志搜集部分颜氏医疗资料,共同编写了《餐芝轩医集》一书,并由程十发题名作画。此书虽在上海铁道学会内部发行,但在医界却争相传阅,影响甚广。《餐芝轩医集——颜氏三代医人耕耘录》是在原《餐芝轩医集》基础上加以充实整理修订而成。该书汇选颜氏三代医家(颜亦鲁、颜德馨、颜乾麟、颜新)学术思想和临床经验,分别介绍其小传、学术思想、医论、医案、医话及门人进行的经验总结等内容,力图较全面反映颜氏三代医家诊治理论观点和用药规律,又系统地列举和阐述了各科病证的医案和验方,为研究中医学和指导临床实践提供了有益参考。

八、"颜德馨临床医学丛书"(图8)

总主编:颜乾麟。

出版社:中国中医药出版社。

出版时间:2010年。

出版简介:在国医大师颜德馨90华诞与行医70年纪念之时,编委会兢兢业业,倾注心血,收集整理历年发表的200余篇论文及10多部专著,并结合近年来承担国家"十五"攻关课题、"973"课题、名老中医工作室建设任务,以及其他多项部、市、局级课题的资料,组织开展编写工作,历时两载,整理出版了一套能全面反映颜德馨70年学术思想与临床经验,传诸后世、嘉惠医林的系列丛书。本丛书共8分册,分别是:《颜德馨论衡法》,深入阐述气血学说,发明衡法的临床意义;《颜德馨谈养生抗衰》,以气血学说为指导,阐述颜德馨关于衰老与延缓衰老的新见解;《颜德馨急性热病诊治从新》,结合近年来颜德馨承担的国家中医药管理局、上海市科委以及上海市卫生和计划生育委员会有关急性热病的多项课题,系统总结其诊治急性热病的学术思想与临床经验;《颜德馨内科学术经验薪传》,全面反映颜德馨诊治内科杂病的学术思想与临床经验;《颜德馨医案医话集》,以医案、医话的形式,介绍颜德馨治疗疑难病的心得;《颜德馨方药心解》,介绍颜德馨运用方药的经验,颇多独得之秘,足以启发后学;《颜德馨临证实录》,模拟临床实际诊疗,通过师生问答形式,反映颜德馨诊病时的临床思维;《颜德馨膏方精华》,膏方是深受人们欢迎的一种防病治病方法,也是一种很有特色的中医传统技艺,该书以膏方的理法方药和膏方医案实例分析为主,起到发扬和普及膏方的作用。丛书立足于临床,学术性、实用性俱佳,真实记录了一代名医的学术思想与临床经验,值得中医临床与研究者参考借鉴。

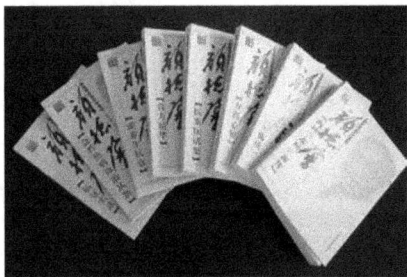

图 8 "颜德馨临床医学丛书"

九、《百年守望——颜德馨：一个人的中医史》(图 9)

主编：刘珍。

出版社：中国中医药出版社。

出版时间：2014 年。

出版简介：本书记录沪上中医大家、海派中医领军人物——颜德馨一生的从医经历,从而连接起百余年的中医历史。一个人的中医史也是一代人的中医史,是中医人不应忘怀的中医史,也是热爱中医、希望了解真正中医的老百姓应该懂得的中医历史与常识。该书通过对颜德馨乃至他的父亲颜亦鲁及先太师贺季衡、马培之等清末民初孟河医派重要医家生涯的回顾,从望闻问切、理法方药等中医基本功,到摊药膏、捻药线、做火针等几已失传的中医绝活;从医治流行性感冒、白血病、肺脓疡到其他疑难杂症;从一药一病的攻克到对于中医经典的挖掘、中医理论的提升、儒释道传统文化的交融。还独家披露了 2003 年 SARS 时期上海 SARS 病房中中医一线的实况,有与磷酸奥司他韦疗效不相上下的中药"抗毒饮"……希望能让读者从中自然感悟中医从何而来、中医是什么、中医怎样认识身体、中医怎样看病、中医与养生、治未病的真义。这是一本反思之书,虽然是一个人的历史,但是格局非常宽广:颜德馨走过了最传统中正的名医之路,又探索现代中医院开设、中医病房管理、中医学术发展、中药产业化之路;一路艰辛,磨难重重,多次面临"末代郎中"的绝境。颜德馨的个人医务生涯是 20 世纪中国发展道路的选择以及对于传统文化摒弃和重新认识的历程,也是当世对于"中西医结合"国策的简单执行导致了"中医西化"的危机,中医发展忧虑不绝。这也是一本坚守之书,百年中医风雨飘摇,个人坚如磐石,所以才会有颜德馨从一位从外省青年到上海打拼,最后成为国医大师、上海颜德馨中医药基金会、颜氏内科的创立者的"成功人生"。同样作为一部原创性很强的人物传记,这本书前后历时 5 年、八易其稿,也是坚守的"奇迹"。

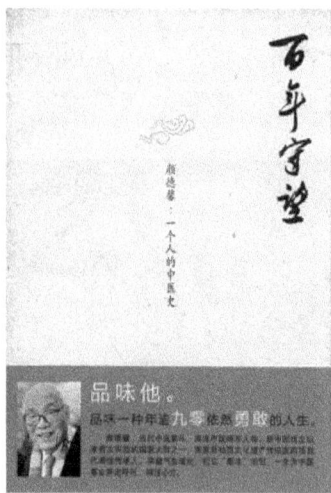

图 9 《百年守望——颜德馨:一个人的中医史》

十、《中医气血证治学》(图 10)

主编:颜乾麟。

出版社:中国中医药出版社。

出版时间:2015 年。

出版简介:本书是一部研究中医气血理论和系统总结颜氏内科学术流派应用与发展气血学说学术经验的专著,拟以中医气血基础理论研究为着力点,一方面溯本澄源,源流并举,挖掘梳理历代中医文献对气血的认识,尽可能反映气血学说发展的概貌;另一方面在总结"颜氏内科流派"及颜德馨的相关学术思想基础上,充分展示气血辨证诊治内科疑难病的临证思辨特点和处方用药经验,致力于理论联系实际。全书分上、中、下三篇,总计 21 章。上篇为基础理论篇,主要论述气血概念及其生理功能,历代文献对气血的论述,气血学说在中医基础理论中的地位,气血病因病机与病理,气血辨证与治则、治法,调理气血的中药与方剂等;中篇为临床应用篇,主要介绍内、外、妇、儿科疾病的气血病机与治疗,疑难疾病的气血病机分析与治疗,分别从源流概说、临床表现、鉴别诊断、气血病机、气血识证、气血论治、古今文献、方剂举隅、常用药对、医案赏析等方面进行分析,全面地阐明了气血失常的证候和疾病的辨证施治规律;下篇为古今研究篇,主要介绍历年来气血相关的科研成果和研究进展等。全书将基础与临床,理论与实践紧密地结合起来,内容丰富翔实,系统反映了中医气血研究的沿革与进展,从气血角度拓宽了中医辨证论治的新领域,体现了气血证治方法的优势与独到之处,不仅具有学术价值,同时也具有较高临床实用价值。本书既可作为高等中医院校本科生、研究生和教师的教学参考书,也是中医、中西医结合临床工作者、研究人员,以及有志于研究中医的科学工作者的重要参考书籍。

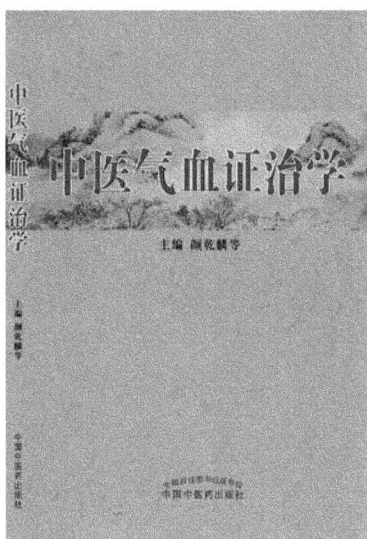

图 10 《中医气血证治学》

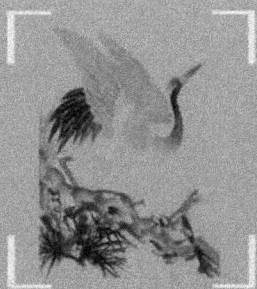

中篇

学术与临床

第四章
学 术 思 想

颜氏内科的学术思想深受孟河医学流派的影响,在自身发展过程中逐渐形成了"脾胃为后天之本,亦为诸病之源""气为百病之长,血为百病之胎"等学术观点,同时在《黄帝内经》"疏其血气,令其条达而致和平"恒动观念的启迪下,颜氏内科特别强调机体功能的流畅与平衡的重要性,提出"脾以运为健""祛湿当以理气为先""久病必有瘀,怪病必有瘀""气虚血瘀是机体衰老的主要机制""气血失衡是心脑血管病的基本病机"等诊治思路。更可贵的是颜氏内科在发展的百年历史中,几代人的学术思想保持高度一致,并不断使其充实与完善,最终形成鲜明的医学流派特色。

第一节　颜亦鲁学术思想

颜亦鲁一生在业务上勤勤恳恳,兢兢业业,为发展中医药事业献出了毕生的精力。他在学术上对脾胃学说深有造诣,擅治内科疑难病症、温病、妇科等,形成了独到的理论见解,积累了丰富的临床经验。现将其学术思想简述如下。

一、脾胃为后天之本,亦为诸病之源

颜亦鲁推崇李东垣"脾胃不足为百病之始""大抵脾胃虚弱,阳气不能生长,是春夏之令不行,五脏之气不生"之说,认为脾胃健运则元气充足,正气内存,邪不能独伤人。反之,脾胃有病,波及诸脏。诸脏如肝脾不和,心脾郁结,肺脾两虚,脾肾阳虚等,同时也会通过诸脏所主的九窍反映出来。故《素问·通评虚实论篇》谓:"头痛耳鸣,九窍不利,肠胃之所生也。"《灵枢·口问》谓:"中气不足,溲便为之变。"可见脾胃不足可导致他脏病变及体表疾病。故颜亦

鲁倡导内伤杂病治疗不离脾胃,曾谓:"人可以参天地之干者,莫贵于眠食正常,能食能眠关键在于脾胃。"脾属湿土,喜燥恶湿,得阳始运,宜升则健,辛温升阳其治在脾;胃属阳土,喜润恶燥,得阴始安,宜降则和,甘凉濡润其治在胃。升清降浊,调理脾胃气机通畅是脾胃论治的总原则。临床常用的配伍方法如下。

(1)健脾燥湿法:用于脾虚湿阻证,如慢性肠炎、痛风、高脂血症、妇女盆腔炎等,常用方剂如四君子汤合平胃散。

(2)健脾化痰法:用于脾虚痰滞证,如慢性气管炎、脂肪肝、冠心病、癫痫等,常用方剂如四君子汤合二陈汤。

(3)健脾和胃法:用于脾胃虚弱、气机不畅证,如慢性胃炎、慢性肝炎等,常用方剂如香砂六君子汤、归芍六君汤。

(4)疏肝和胃法:用于肝气郁结、克伐脾胃证,如慢性胆囊炎、更年期综合征等,常用方剂如柴胡疏肝饮、逍遥散。

(5)滋养胃阴法:用于胃阴不足、虚火上亢证,如心肌炎、高血压、脑动脉硬化等,常用方剂如麦门冬汤或叶氏养胃汤。

(6)温中健脾法:用于脾阳不足、湿浊内阻证,如慢性肾炎、小儿消化不良等,常用方剂如附子理中汤、实脾饮。

(7)升阳补脾法:用于脾气不足、清阳不升证,如心功能不全、脑梗死等,常用方剂如补中益气汤、调中益气汤。

二、气机升降出入,脾胃为其枢纽

《素问·六微旨大论篇》:"出入废则神机化灭,升降息则气立孤危,故非出入则无以生长壮老已,非升降则无以生长化收藏。"是以升降出入,无器不有。颜亦鲁推崇李东垣"圣人治病,必本四时升降浮沉之理"之说,认为升降出入是人体气机运动的基本形式,各脏腑的生理功能得以正常运行,有赖于气机的正常运行,而脾胃为脏腑气机升降出入的枢纽,认为脾胃同居中焦,升降不息,脾以升为健,以运为和,胃以降为健,以通为和。脾用宜升,胃用宜降。脾升,胃气方能和降通畅,糟粕得以下行;胃降,脾气方能升清不息,水谷精微得以四布,正是脾胃升降相因,气血津液通畅,脏腑安和,才能使机体处于健康状态。若脾胃气机升降失常,出入无序,升者不升,降者不降,纳而不入,运而不行,诸病随之而生。故《素问·阴阳应象大论篇》谓:"清气在下,则生飧泄;浊气在上,则生䐜胀。"临床习用枳术丸、补中益气汤等升清降浊,治疗内伤杂病。枳术丸为张洁古所制,取枳实一两(麸炒黄为度),白术二两,只此二味,荷叶裹,烧饭为丸如绿豆大,每服五六十丸,清米汤下,此法取荷叶升清,枳实降浊,白术健运脾胃,一升一降一运,使饮食缓化,不令其伤。李东垣加陈皮一两,名枳术橘丸,治老幼元气衰弱,饮食少进,久服令人多食而不伤。颜亦鲁生前极为赏识枳术丸的功效,曾谓其有"君子在堂,小人不得入内"之誉。

三、木动必犯土,治胃先治肝

颜亦鲁曾谓:"肺主一身之表,肝主一身之里,六淫之感皆从肺入,七情之病必由肝起,肝为万病之贼。"脾主运化而生,胃主受纳而降,两者共同行使受纳、消化吸收功能,也需肝之疏泄配合,才能升降有序,正常进行。肝气不和,首犯脾胃,故颜亦鲁主张:"木动必犯土,治胃先治肝。"肝气不和有太过与不及之分,肝气太过谓肝气横逆,肝气不及谓肝气郁结,两者都会乘克脾胃,但表现不一,肝气犯胃症见胸胁乳房胀痛,胸闷不适,胃脘胀痛,食之尤甚,泛恶吐酸,嗳气为快,伴有心烦易怒等;肝郁滞脾可见腹痛泄泻,泻后痛缓,大便溏薄,纳谷不馨,伴有郁郁寡欢,时喜太息等。肝气横逆犯胃,胃脘胀痛,每取左金丸泻肝和胃,甚则取越鞠散出入治之。颜亦鲁谓:"古方治久胃痛多以栀子为向导,旨意深远,民间单方治年久胃痛渐有热象者,用生栀子15只,连壳炒焦,与川芎3 g,生姜汁5滴,水煎服,临床用之能使胃痛迅速缓解。"肝气郁结犯脾,腹痛而泻,则多取痛泻要方出入培土抑木,升清降浊。曾治刘某,呕吐腹痛,便泄频频,脉细滑,舌淡苔薄,证为肝木犯土,药用旋覆花、白豆蔻、青皮、陈皮、公丁香、六神曲、茯苓、广木香、左金丸、吴茱萸拌炒白芍、姜半夏、生姜、红枣等,药后吐止泄停,腹痛消失。

四、痰湿为患,理气为先

脾胃与痰湿形成关系密切。脾胃功能失调,水液代谢障碍,津液停聚凝结,质地稠厚为痰,清而稀薄为湿。颜亦鲁认为湿痰为患,上至巅顶,下至涌泉,随气升降,周身内外皆到,五脏六腑俱有。其为病症状不一,为咳,为喘,为呕,为泄,为眩晕,为怔忡,为胸痞,为脘胀,为腹痛,为癃闭,未有不由痰湿所致。治疗痰湿之法,必健脾胃。健脾和胃之法,首在调理脾胃气机。南宋严用和《济生方》谓:"人之气道贵乎顺,顺则津液流通,决无痰饮之患。"马培之谓:"脾失健运,水谷精微悉归痰饮。"为此,颜亦鲁诊治外感内伤诸病,凡有痰湿之邪,必佐理气健脾之药,外感发热夹有湿邪者,每佐四磨汤,药如青皮、枳实、槟榔、沉香,开水磨汁,用煎剂过口先下;内伤痰湿为患者,则佐以枳术丸、平胃散之类,以健脾理气,有事半功倍之效。曾治戴某女性,乳腺癌术后,腹胀成臌,小溲涩少,大便干结,不能进食,食入即吐,痛苦莫可名状,脉弦而紧,舌淡苔白。此为水湿与气滞相搏之证,药用白术、枳壳、商陆、大腹皮、猪茯苓、车前子、蟋蟀干、蝼蛄、煨牵牛子、沉香等,3剂后,二便畅通,腹胀大减,其他症状亦见好转,病势十去其六,改用丸剂缓图。

五、胎产病宜大补气血

颜亦鲁对胎产病则主张大补气血,如治难产,临产之际,亦当着眼于气血。气足则易于送胎出门,血足则利于滑胎蒂落。故难产之证,不宜强攻,只宜大补气血,增水行舟。又如死胎,盖胎死腹中,产妇气血必受耗损,若急攻之,则犯虚虚之戒必速其危,唯有大补气血,以补为泻,方能确保平安,内服方用熟地、炙黄芪、枸杞子、当归身、杜仲、茯神、白芍、川芎等。对于堕胎,则认为胎之生长,全赖气血养之。若气虚不足以提摄,血虚不足以涵濡,则胎自落。保胎之法,则宜大补气血。胎热不明显者,宜加味八珍汤,于怀胎后每月服5~7剂;兼有胎热者,则宜安胎膏,怀胎后每日一匙冲服,连服数月。流产有由于气血不足者,亦有由于胎热而迫血妄行者。常用之方有二:

1. 加味八珍汤　适用于气血两亏之流产。熟地30 g,白芍9 g,当归9 g,川芎2.4 g,党参15 g,茯苓9 g,白术12 g,炙甘草4.5 g,苎麻根30 g,糯米30 g,莲肉30 g。煎服两汁,每月服7剂,直至临产。

2. 安胎膏　适用于胎火旺盛者。生地300 g,白芍90 g,当归90 g,川芎24 g,党参150 g,茯苓90 g,白术150 g,黄芩300 g,鲜藕10 g。共煎浓汁,加蜜500 g收膏,每日2次,每次1匙,开水冲饮。

如治丹阳何氏,每孕3个月左右即堕,数得胎而数失,屡治不效。怀麟2个月求诊,初按素体不足、冲任不固例先投"加味八珍汤"养其气血,至五月时有胎热症状,即服"安胎膏"凉血清热,热清血安,胎元得养,足月产一男,母子平安。临床辨证，虚者用第一方，热者用第二方，必要时二方并用。至于产妇在将产时也需以调补气血为主，气足则胎顺，血足则胎利。自拟临产膏方，服之能减少痛苦，药用：

党参30 g，当归30 g，川芎24 g，黄芪30 g，白芍30 g，炙甘草18 g，桂圆肉24 g，熟地30 g，生姜3片，红枣6个，阿胶12 g，艾绒12 g，龟甲30 g，茯苓30 g，白术30 g，川续断30 g，菟丝子24 g，山药30 g，血余炭15 g，枸杞子24 g，牛膝30 g。

共煎浓汁成膏，临产时以开水冲服，分2次饮毕，功能引产。此方应用数十年，经产妇反映服膏后体力好、痛苦减、产程短、产后恢复快，故久用不衰。

第二节　颜德馨学术思想

颜德馨在长期的临床实践中形成了独树一帜的学术思想，现总结如下。

颜德馨祖籍山东曲阜，是复圣颜回的后裔，出生于江苏丹阳颜氏老宅。父亲颜亦鲁为当地名医，母亲汪兰珠系出名门。家庭在道德规范上带有浓重的儒家思想，而在思想意识上又接受了西方文明的影响，是典型的诗礼传家和新旧兼容。"无平不陂，无德不复"（颜氏家训语）是颜德馨生平思想的宗脉，是医学上形成"衡法"理论的原始。颜德馨深受其父颜亦鲁的影响。颜亦鲁系孟河医派传人贺季衡的门生，是享誉大江南北的名中医。颜德馨早年亲身体会了父亲拯救垂危的高明医术，坚定了其一生为中医事业奋斗的决心。而"脾统四脏"的学说也影响其一生。1935年进入中国医学院学习，系统接受中医药专业教育，从此博采众家，视野大开，而不局限于一家。颜德馨回顾自己的行医历程，认为要实现良医济世救人的愿望，必须具备广博的知识，否则只能是一句空话。同时他还广泛阅读与医有关的各种书籍，包括笔记小说、民间传说，无不搜求。至于《黄帝内经》《难经》等经典著作，刻苦钻研，对于其他古典医著，无论医案医话也都广泛浏览。古代医学家中，他特别推崇张从正、张景岳、叶天士、王清任等数家。他赞赏张景岳批评朱丹溪的"阴常不足，阳常有余"，而立"阳非有余，阴亦不足"之论。这是颜德馨重视温阳学术思想的源泉。他亦欣赏叶天士10年之内师17师，创立营卫气血辨证的方法，成为温病学派的一代宗师。还赞赏王清任的革新精神，特别在临证中大量吸取了王氏的活血化瘀思想,成为当代以善用活血化瘀而著称于世的一位著名中医学家。

一、气为百病之长,血为百病之胎

颜德馨于 20 世纪 50 年代后期即研究血液病的中医疗法,并从血液病的辨治深入到对中医气血理论的研讨,对《黄帝内经》《伤寒论》《诸病源候论》《千金方》《普济本事方》《仁斋直指方》《儒门事亲》《医林改错》《临证指南医案》《血证论》等医籍素有研究。经过多年的实践,他深感"气为百病之长,血为百病之胎"之论的临床意义重大,创立了"久病必有瘀,怪病必有瘀"的辨证观点及以调气活血为主的"衡法"治则,认为气血学说在疾病防治方面有着非常大的潜力和广泛运用的前景。

1. 气血病变是临床辨证的基础 气血是维持人体正常生命活动的重要物质,同时气血失调也是各种疾病的病理基础,脏腑经络的病理变化无不影响气血,内、外、妇、儿临床各科的病证无不涉及气血。因此,颜德馨认为气血病理变化在八纲、卫气营血、脏腑等辨证方法中,占首要地位。

中医辨证核心是"八纲辨证",八纲之中,虽无"气血"两字,但气血内容确尽贯于八纲之中。八纲辨证的总纲是阴阳,人体在正常生理状态中,阴阳双方保持相对平衡,如出现一方偏衰,或一方偏亢,就会出现病理状态。而气血是人体阴阳的主要物质基础,气血正平,则阴阳平衡,疾患消除。表里辨证与气血关系也极为密切,表证辨证多宗"卫气营血辨证",而卫属气,营属血;里证不外乎脏腑病变,而脏腑病多与气血相关。虚实辨证更不能舍气血而言虚实,不论何种虚证,多兼有气虚或血虚,不论什么实证,皆与气血瘀滞有关。寒热辨证是两种性质绝对相反的病变,但寒热病变均直接影响气血的正常生化功能,热则煎熬气血,寒则凝涩气血,而气血的寒热病变又直接反映到体征或症状的寒证与热证。故颜德馨教授认为气血病变是临床辨证的基础,也是疑难病症的辨证基础。

2. 气血不和,百病乃变化而生 疾病不论来自何方,首先均干扰气血的正常功能,而使之紊乱,以致阴阳失去平衡协调,经脉瘀阻不通,气血循行失常。这既是常见病的发病过程,也是疑难病症的发病规律,疑难病症虽然表现怪异罕见,致病因素错综复杂,但在复杂的病变中大多要涉及气血,进而造成脏腑组织功能紊乱,不论是器质性疾病,还是功能性疾病,均是以气血为枢纽。

气血通畅不仅反映机体的精、气、血、津液的充盈健旺,也表明脏腑组织生理功能的正常,气血冲和,百病不生,若一旦气滞血凝,脏腑经脉失其所养,功能失常,疾病即随之而起。因此,在诊治疑难病症时,必须重视气血流畅这个重要环节。

颜德馨根据《素问·举痛论篇》"百病生于气"的理论,曾提出"气为百病之长"之说。气为一身之主,升降出入,周流全身,以温煦内外,使脏腑经络、四肢百骸得以正常活动,若劳倦过度,或情志失调,或六淫外袭,或饮食失节,均可使气机失常,而出现气滞、气逆、气陷等病理状态。气机升降失常也是导致痰饮、瘀血等病理产物内生的根本原因。血液的流行有赖于气的推动,即所谓"气为血帅";津液的输布和排泄,有赖于气的升降出入运动,即所谓"气能生津"。气机一旦失常,即可产生瘀血、痰饮等病变。气血是疾病发展的两个阶段。邪之伤人,始而伤气,继而伤血,或因邪盛,或因正虚,或因失治、误治,邪气久恋不去,必然伏于血分。故颜德馨主张对痼疾、顽症、劳伤沉疴、累年积月之内伤杂病、疑难重症等慢性病从血论治,并重视气对血的统摄调节作用。

总之,各种疾病的发病情况和病理变化虽然种种不一,但其病变大多要涉及气血,由于气血失和可产生多种病变,因此可以说气血失和是机体病变和脏腑失调的集中病理反映,它与任何一脏一腑的病理变化都可发生联系,气血失和,循行受阻则会导致脏腑功能紊乱,进而出现功能低下和病理障碍,所以从气血角度辨证,可以把握疾病的整体病机,通过疏通调和气血就可调整脏腑功能活动,使其从病理状态转至正常生理状态,从而达到治愈疾病的目的。

3. 久病必有瘀,怪病必有瘀　疑难病症大多表现为寒热错杂,虚实并见,邪正混杂,而其病机则均涉及气血。颜德馨根据疑难病症的病程缠绵、病因复杂、症状怪异多变的特点,提出"久病必有瘀,怪病必有瘀"之论点,认为疑难病症中,瘀血为病尤为多见,无论外感六淫之邪,内伤七情之气,初病气结在经,久病血伤入络,导致气滞血瘀,故瘀血一证,久病多于新病,疑难病多于常见病。

久发、频发之病从瘀。病时轻时重,时发时止,年久不愈的沉疴、顽症、痼疾等疑难病当从瘀论治。初病在气,久病入络是病变发展的规律,疑难病缠延不去,反复发作,导致体内气血流行受阻,脉络中必有瘀凝。清代医家傅山指出:"久病不用活血化瘀,何除年深坚固之沉疾,破日久闭结之瘀滞?"信然!

奇症怪病从瘀。奇症怪病之证无定候，无病位，忽痛忽痒，时上时下，幻听幻视，或有不可名状之苦，其因不可究，既无色诊可查，又无脉症可辨，皆可从瘀论治。多因六淫七情，引起气机逆乱，气血乖违；或因失治、误治、病久影响生化之源而致血瘀；或因胎孕产后、外伤等原因导致瘀血停滞，气机失宣，郁滞脉络，着而不去，最终形成难治之证。

久虚羸瘦从瘀。五劳七伤，消耗气血引起极度消瘦虚弱的慢性病谓之久虚羸瘦，表现为肌肉消瘦，饮食减少，面色㿠白，心悸神疲，四肢乏力，或寒或热，或肌肤甲错，面色黧黑，久虚羸瘦，正气不足，推血无力，体内必有瘀血内潜，亦可从瘀论治。

久积从瘀。癥积久而不去，多由瘀血内结所致。不论寒积、水积、气积、痰积、湿积，积久则碍气阻血，气血不行，瘀从中生，久积为瘀，久瘀必结，久而为肿为瘤，故久积不愈当从瘀论治。

常法论治不效者从瘀。一些慢性病，或反复发作的疑难病如心脑血管病、慢性肝炎、慢性肾炎、脉管炎、硬皮病及增生性疾病等，视虚补之，视热寒之，视寒热之，或攻补兼施，或寒热并用，常法论治，百药不效者，当从瘀论治。这类病证多由气血乖违，机体功能紊乱，以致寒热夹杂，虚实互见，故而攻之无效，补之无益，唯有疏其血气、令气血条达，方能奏效。

4. 论治以"疏其血气，令其条达而致和平"为大法　活血化瘀法能够疏通脏腑血气，使血液畅通，气机升降有度，从而祛除各种致病因子。因此对疑难病症的治疗有着积极意义。实践证明，活血化瘀法对多种疑难疾病有着较为满意的疗效，如慢性肝炎、慢性胃炎、血小板减少性紫癜、血栓性脉管炎、慢性肾炎、尿毒症、系统性红斑狼疮、偏头痛、肿瘤、新生儿硬肿症及五官、皮肤等科的疑难病症。颜德馨数十年来应用活血化瘀法治疗多种复杂顽固、久治不愈的疾病，不仅在临床上取得疗效，而且在实验研究上也取得了客观指标的支持，曾对临床中 565 例疑难病证患者做了血液流变学测定，发现均有血瘀阳性指征，经活血化瘀法治疗好转后，实验室指标也相应好转。在长期临床实践的基础上，颜德馨创立了衡法治则。

清代程国彭《医学心悟》提出了汗、吐、下、和、温、清、消、补 8 种治疗法则的理论，在当时，对继承总结中医治则起了推动作用。但沿习迄今，中医的治疗学已有很大进展，"八法"已不能包括中医学所有的治法。

瘀血是产生气血不和的重要因素,血液循经而行,环流不息,周而复始,濡养全身,若因各种原因(气滞、寒邪、热邪、出血、外伤、久病、生活失宜等)而出现血行不畅,或血液瘀滞,或血不循经而外溢,均可形成血瘀。瘀阻脉道内外,既可影响血液正常流行,又可干扰气机升降出入,以致机体阴阳气血失衡,疾病丛生。活血化瘀法能够疏通气血,调整阴阳,平衡气血,其作用已远远超过"通行血脉,消除瘀血"的含义,既不是"攻法",又有异于"补法""和法"等,所以可以称其为"衡法"。所谓衡者,具有平衡和权衡之义,能较全面反映活血化瘀法的疏通气血、平衡阴阳的作用。衡法的组成,以活血化瘀药为主,配以具有行气、益气等多种作用的药物组合而成,能够调畅气血,平衡阴阳,发挥扶正祛邪、固本清源的作用,适用于阴、阳、表、里、虚、实、寒、热等多种疾病。

5. 调气活血的主要方法

(1) 从气论治

1) 疏畅气机法:此法是针对郁证的一种治疗方法。肝主疏泄,斡旋周身阴阳气血,使人的精神活动、水谷运化、气血输布、三焦气化、水液代谢皆宣通条达,一旦肝失常度,则阴阳失调,气血乖违,于是气滞、血瘀、痰生、火起、风动,诸疾丛生。治郁先理气,气行郁自畅,通过疏畅气机,不仅能疏肝解郁,而且可借以根治多脏腑病变,故临床辨证用药,不论是补剂、攻剂,包括化痰、利湿、活血等方中,均配以疏畅气机之法,如取小茴香、乌药配泽泻治水肿,檀香配生麦芽治食滞,生紫菀配火麻仁治便秘。对气郁甚者则取芳香开窍之品,借取辛香走窜之性,以畅气开郁,如用苏合香丸治顽固性胸脘胁痛,以麝香治厥逆、神经性呕吐、呃逆、耳聋等,每能药到病除。

2) 升降气机法:适用于气机升降失常之证,气机升降出入是维持人体内外环境动态平衡的保证,六淫七情可使脏气偏胜偏衰,偏盛则气机升降太过,偏衰则气机升降不及,气机升降不顺其常,当升反降,应降反升,导致脏腑之间升降紊乱,从而呈现症状错综复杂,病理虚实夹杂、清浊相干的状态,治疗当用升降气机法。

脾胃为气机升降枢纽,脾主升清,胃主通降,为生化之本,若脾气失健而不升,胃气失和而不降,气机升降失常,湿、痰、瘀诸邪内生,则心下痞满、脘胁胀痛、形体日瘦等症迭起。苍术气香而性燥,统治三焦湿浊,质重而味厚,以导胃气下降,配以升麻质轻而味薄,引脾气上腾,二味相配,俾清气得以升发,浊气得以下泄,临床辨证加入诸方中,用治慢性胃炎、胃下垂、胃肠功能紊乱、慢性肝炎、胆囊炎、胰腺炎等,颇多效验。

3)降气平逆法:此法能使上逆之气得以平顺,所以又称平气、顺气法,多用于肺气上逆、肝气上逆等证。因呼吸系统的疑难病症多缘肺失宣肃而起,对咳呛频繁、喘促胸闷、痰多气涌、头胀目眩等肺气上逆证,论治用药每参以葶苈子、紫苏子、旋覆花、枇杷叶等肃肺之品,以冀上逆之肺气得以肃降。葶苈子能疗肺壅上气咳嗽,止喘促,除胸中痰饮,集降气、消痰、平喘诸作用于一身,凡宜肃降肺气者,不必见痰壅热盛,即可投之。如咽痒咳喘、痰黏难出等热证,则取麻杏石甘汤加葶苈子等清热肃肺;痰多白沫、形寒神怯属寒证者,则用小青龙汤、麻黄附子细辛汤加葶苈子等温经肃肺,先发制人,一鼓而下,往往立竿见影。此外,根据《黄帝内经》"怒则气上"之说,认为精神系统的疑难病症与肝气上逆相关,对精神分裂症、癫痫、阿尔茨海默病、神经衰弱等难治病,习用金石药与蚧类药以重镇降气。

4)补气升阳法:此法是李东垣治疗脾胃内伤病证的重要大法,李氏认为"脾胃内伤,百病由生",病理关键在于脾胃虚弱,阳气不升,故在治疗上强调补脾胃之气,升阳明之气,使脾胃健,纳运旺,升降和,元气充,则诸病可愈。如脾失健运,湿浊等邪久羁不去,用参、芪等甘药补气,配升麻、柴胡、葛根等辛药升发脾阳以胜湿,临床每取李氏清暑益气汤化裁,治冠心病、心肌梗死、心肌疾病、胃病、肝胆病以及肾炎、尿毒症等属中气本虚,又感湿热之邪的病症,颇有验效。颜德馨在临床上特别赏识升麻的功效,升麻体轻上升,味辛升散,最能疏引脾胃之气上升。

5)通补阳气法:由于外邪侵袭,或情志、饮食失常,影响脏腑经络,而使阳气痹阻,或致阳气衰惫,不能输布津液,运行血液,引起水液内停,血涩成瘀,疾病发展到慢性阶段时,阳气亏虚和痹阻表现更为突出。治此着眼于温补和宣通阳气,阳气旺盛,运行通畅,不仅能激发脏腑恢复正常的生理功能,而且阳气一旦振奋,即可迅速动员全身的抗病能力与病邪相争,促使病邪消散,经络骤通,诸窍豁然,疾病得以改善。

(2)从血论治

1)清热活血法:取活血药与清热药同用,适用于血热瘀血证。热毒内遏可熬血成瘀,瘀血郁结也可蕴热化毒,形成瘀热,多见于各种创伤性炎症、病毒感染、慢性溃疡、变态反应性炎症及结缔组织疾病、出血性疾病、肿瘤等疑难病症。各种感染发热,若多用寒凉,往往会导致血受寒则凝之弊,治疗用药则宜"温病用凉药需佐以活血化瘀之品,始不至于有冰伏之虞",于清热解毒方药中加入丹参、牡丹皮、桃仁、赤芍等化瘀之药,即可提高疗效,并能防止血瘀形成。而瘀血郁而发热则属内伤发热,起病缓慢而缠绵,久治不愈,因血瘀部位不同则发热程度也有所区别。临床则以仙方活命饮、清营汤、犀角地黄汤、清宣瘀热汤、犀泽汤等辨证施治,待瘀消热去,气通血活。

2) 温经活血法:取活血药与温里药同用,适用于寒凝血瘀证。血气者,喜温而恶寒,得温则流,得寒则凝。寒为阴邪,其性收引,能抑阳而凝血,血气为之运行不周,渗透不达。温经活血法能使阳复寒去而促瘀化,故能主治寒邪内伏或阳虚阴凝、血液凝滞不通而致的手足厥冷、脉细欲绝、头痛、胸痛、腹痛、舌淡苔白等症。温里药如附子、肉桂、桂枝、淫羊藿、仙茅、巴戟天等,与活血药配伍,能加强推动活血化瘀的功效,且能兴奋强化机体内多系统的功能,因此对寒凝血瘀证的充血性心力衰竭、病态窦房结综合征、冠心病心绞痛、慢性肾功能衰竭、垂体功能衰退、肾上腺皮质功能减退症、顽固性哮喘、硬皮病、不育、不孕等功能低下的疑难病症常有良效。常用方剂如少腹逐瘀汤、化瘀赞育汤、温经汤、当归四逆加吴茱萸生姜汤等。

3) 活血止血法:取活血药与止血药同用,有相反相成的作用,适用于血瘀出血证。凡出血必有瘀血停滞体内脉外,瘀血不去,血难循经而行,以致出血反复不止,若单用止血法往往难以奏效。当以去蓄利瘀,使血返故道,不止血而血自止,临床所见的咳吐呕血,其色紫黑或鲜红有块,或便血如漆,或尿血作痛,或肌衄磊磊,均为血瘀出血之象。治宜活血以止血,如用止血粉(土大黄、生蒲黄、白及)治胃与十二指肠溃疡出血;投花蕊石散以治咯血、便血、溲血;以水蛭粉吞服治小脑血肿;用生蒲黄、参三七治眼底出血;取贯众、益母草治子宫功能性出血;用马勃、生蒲黄外敷治舌衄等,皆有化瘀止血之义。

4) 活血通络法:取活血药与通络之药同用,适用于络脉瘀阻证。外感六淫,内伤七情,饮食劳倦等均能致气血阻滞而伤人经络,经络中气血阻滞,运行不畅,当升不升,当降不降,可引起脏腑病变。初为气结在经,症见胀痛无形;久则血伤入络,症见刺痛有形。由于络脉瘀窒,败血瘀留而成顽痛、癥积、疟母、内疝等疑难病症。颜德馨习用辛温通络之品,如桂枝、小茴香、威灵仙、羌活、独活等与活血药配伍,既能引诸药直达病灶而发挥药效,且辛温之药大多具有辛香理气、温通血脉的作用,能推动气血运行,促进脏腑功能活动,有利于气滞血瘀、瘀阻络脉等病证的消除。对络病日深,血液凝坚的沉疴痼疾、络脉久痹则非一般辛温通络之品所能获效,颜德馨效叶天士"每取虫蚁迅速,飞走诸灵,俾飞者升,走者降,血无凝著,气可宣通"之法,投以水蛭、全蝎、蜂房、䗪虫等虫蚁之类以搜剔络脉之瘀血,松动其病根。临床多以活血药为基本方,配以僵蚕、蝉蜕、白芷等治过敏性鼻炎;辅以桂枝、地龙、大黄䗪虫丸等治多发性缩窄性大动脉炎;佐以五灵脂、小茴香、肉桂治妇人痛经、不孕;并自拟消瘤丸(水蛭、牡蛎、延胡索等)治血管瘤。

5)活血祛痰法:取活血药与祛痰药同用,适用于痰瘀胶结证。古人素有"怪病多痰"之说,其实津血同源,若机体功能失其常度,则熬津为痰,凝血为瘀,以致痰瘀互结为患,临床所见的冠心病、高脂血症、脑血管病、阿尔茨海默病、尿结石、哮喘、类风湿关节炎、癫痫等疑难病症,均有痰瘀胶结之象。常配的祛痰药如半夏、南星、陈皮、白芥子等。颜德馨临床尤其赏用生半夏,以水洗之,即可入药,未经制用,则佐以少量生姜以制其毒,随证配伍,治疗疑难病症辄能事半功倍,如取生半夏配黄连、竹茹、砂仁等治顽固性呕恶;配干姜、细辛、五味子治寒饮哮喘;配胆南星、郁金、石菖蒲治癫痫,每能得心应手。

(3)气血双治

1)理气活血法:取活血药与理气药同用,是最常用的相使配伍法,适用于气滞血瘀或血瘀气滞证。气为血帅,血随气以周流百脉,气滞可以引起血瘀,血瘀也可导致气滞。凡六淫七情侵袭,气血阴阳乖违,或病久入络,血瘀气滞,皆使气血胶结不解,故气滞血瘀所致的"久病""怪病"最为常见,治当理气化瘀,宣畅气机,临床可根据其所滞部位之不同,而选用相应的方药。如取丹参饮加味治慢性胃炎,膈下逐瘀汤治溃疡性结肠炎,身痛逐瘀汤治类风湿关节炎,癫狂梦醒汤治癫狂等。

2)益气活血法:取活血药与补气药同用,适用于气虚血瘀证。气盛则血流滑疾,百脉调达;若病久脏气受伐,气弱则血流迟缓,运行涩滞,乃至瘀血。症见病痛绵绵,劳则尤甚,气短乏力,舌淡紫,脉涩无力等,治宜益气活血,以求气旺而血行畅,瘀化而脉道通。活血药与补气药配伍,其效相得益彰,活血药既有助于气血运行,逐瘀血之隐患,并能消除补药之黏腻,为补法发挥药效扫

85

第四章 学术思想

清障碍。滑伯仁谓每加行血药于补剂中,其效倍捷。补阳还五汤为益气活血法的典范方剂,用于心脑血管病、顽固性水肿、遗尿、肾结石等属气虚血瘀者,多获良效。

二、脾统四脏,以滋化源

颜德馨的父亲颜亦鲁,是江苏著名老中医,推崇脾胃学说,善用苍、白二术,人称"苍白术先生"。颜德馨深受其父影响,长期以来精研易水学派学术思想,临床善于运用"脾统四脏"的学说,疗效卓著。

1."脾统四脏"学说的理论基础 脾胃为水谷之海,气血生化之源,人体脏腑组织功能活动皆依赖脾胃。《灵枢·五味》云:"胃者,五脏六腑之海也,水谷皆入于胃,五脏六腑皆禀气于胃。"沈金鳌关于"脾统四脏,脾有病,必波及之,四脏有病,亦必有待养脾,故脾气充,四脏皆赖煦育,脾气绝,四脏安能不病……凡治四脏者,安可不养脾哉"的论述,总结了脾与其他脏腑之间的密切关系,突出了调治脾胃的重要意义。脾胃是机体的枢纽,脾健则四脏皆健,脾衰则四脏亦衰。因此,他脏病变,可从脾论治,寓有治本之义。

痰饮水湿为患,上至巅顶,下至涌泉,随气行走,无处不至。五脏六腑皆到,周身内外俱有。随其侵淫部位不一,有多种多样的临床表现,凡咳、喘、呕、恶、悸、眩、胀、痛、满、癫、瘿、麻木、偏瘫、痹痛、腹泻、不孕、不育等五脏六腑之病,皆可因痰饮水湿而引起。近人何廉臣将痰湿分为痰晕、痰厥、痰胀、痰结、痰喘、痰哮、痰燥、痰串、痰泣、痰膈等十类,亦提示其发病之广泛性。《素问·至真要大论篇》云:"诸湿肿满,皆属于脾。"明代医家李中梓《医宗必读》谓:"脾为生痰之源。"因而,通过调运脾胃,祛除痰饮水湿,从而达到治疗他脏的疾病,是"脾统四脏"理论在临床应用上的一个重要方面。

2.从脾论治,灵活化裁 脾统四脏,说明了脏腑之间的密切关系。脾病波及四脏,四脏有病,亦波及脾,故临床有心脾、肺脾、肝脾、脾肾同病等病证。从脾论治,灵活化裁,确具疗效。

(1)健脾益气:适用于脾虚气弱所致病症,如胃肠功能减退,消化不良及各种慢性消耗性疾病,宜用香砂六君汤、四君子汤等。

(2)升提中气:适用于脾虚气陷所致病症,如内脏下垂、子宫脱垂、脱肛、重症肌无力等,宜用补中益气汤等。

（3）温中健脾：适用于阳气虚损、脾失健运所致病症，如慢性肾炎、小儿单纯性泄泻、疳积等，宜用实脾饮、附子理中汤等。

（4）补益心脾：适用于心脾两虚、气血不足所致病症，如神经衰弱、贫血、月经过多，便血及血小板减少性紫癜等，宜用归脾汤等。

（5）温补脾肾：适用于脾肾两虚所致病症，如五更泻、慢性肠炎、肠结核等，宜用右归丸、四神丸等。

（6）燥湿健脾：适用于脾虚湿阻所致病症，如慢性胃炎、妇人带下及慢性湿疹等，宜用平胃散加味。

（7）健脾化痰：适用于脾虚有痰所致病症，如慢性支气管炎、迁延性肝炎、小儿癫痫等，宜用二陈合四君子汤等。

（8）清热和胃：适用于肝郁化火所致病症，如胃炎、肝炎、牙痛、糖尿病、小儿暑热症等，宜用左金丸、竹叶石膏汤等。

（9）消食导滞：适用于食积内停所致病症，如慢性胃炎、消化不良、泄泻等，宜用保和丸等。

3. **苍白二术，调治脾胃**　颜德馨治脾胃病常用苍、白二术，燥湿健脾，湿去脾自健，脾健湿自化，作用广而用法多。如湿热并重，伤及胃阴者，可与石斛、麦冬、玄参同用。肝阳挟湿、目糊便燥者，可与黑芝麻同用。气虚挟湿者，可与黄芪同用。白术配茯苓治耳源性眩晕。苍术治耳疾、夜盲症多效，去垢腻苔尤佳，湿温口甜用苍术煎汤代茶饮之。单味白术煎汤治咯血肺痈、小儿疳积、久痢均验。据冬病夏治之义，还以苍术、白术或苓桂术甘汤防治哮喘。临床上治疗再生障碍性贫血，在双补气血之红参、紫河车、龟鹿二仙胶等方中加入苍、白二术，利于药物吸收，促进生化之源，有利病情缓解。故应用苍、白二术调治脾胃，不但能治疗本脏的病变，还能治疗他脏病变，确有临床指导意义。

如治姜某，男，62岁。宿患遗精，或有梦或无梦，近来发作频繁，曾服养心补肾固涩之剂无效。面㿠神萎，胸闷不畅，腰膝酸软，脉细小数，舌苔厚腻根白。此乃恣食膏粱厚味，湿浊郁久化火，心火动摇，肾水不得安宁，封藏失守，此证补肾不若补脾，法当健脾化湿，使其清升浊降，精关自固。处方：

炒苍术 6 g，白术 6 g，升麻 3 g，柴胡 3 g，川黄柏 4.5 g，橘皮 4.5 g，云茯苓 10 g，生甘草 3 g，法半夏 6 g。

连服 15 剂，遗精止而未发。遗精多从心肾着手，但《经》云："怵惕思虑则伤神,神伤则恐惧流淫而不止。"思虑伤脾,患者久治无效,并有面㿠神疲、胸闷不畅、苔腻脉细等,为中虚气陷不摄、湿邪化热、扰动精室之象,故宗"脾统四脏"之说立法。盖脾气健旺,则生化之源充足,后天补先天,不治遗则遗自止。

又如治梁某,女,29岁。产后月经不调,经事先后不一,或1个月2次,或2个月1次,量少色淡,已经2年。近有寒热,头昏腰楚,便溏纳呆,形体消瘦,脉细数,舌淡苔薄。脾胃不健,气血两虚,胃为卫之源,脾为营之本,卫不外护则寒,营不内守则热,治当健运脾胃,调和气血。方用:

潞党参12 g,炒白术9 g,云茯苓9 g,益母草12 g,大熟地12 g,川芎3 g,香砂仁2.4 g,怀山药9 g,黄精9 g,生姜2片,红枣5枚。

2剂。

药后寒热止,大便实,纳谷馨,经事届期未至,少腹胀痛,脉细缓,舌苔薄白。脾胃虚弱,化源不足,气血未复。再仿原意,滋养生机。处方:

党参12 g,黄芪9 g,炒白术9 g,当归9 g,川芎3 g,制香附9 g,木香3 g,丹参12 g,益母草12 g,月季花6朵,杭白芍6 g(拌炒吴茱萸1.5 g)。

服方5剂,经水来潮,3日净,日后平时服前方,经前服后方,3个月后经期恢复正常。患者产后失调,气血亏损,营卫不和,生化之源不足,病在脾肾二脏、冲任二经。虽有补脾不若补肾,补肾不若补脾之争,然脾为后天之本,脏腑百骸皆赖以营养,据理立方,以八珍汤气血双补,加山药、砂仁、姜、枣等调脾和营,使后天健旺,气血充足,冲任得养,月经始调,诸症悉减。

再如治纪某,女,9岁。患者因发热伴呕吐,收住儿科病房。检查:体温38℃,心肺(一),肝脾未扪及。尿常规:蛋白(+),白细胞极少。血象:白细胞6.5×10^9/L,中性粒细胞51%,单核细胞1%,淋巴细胞48%,红细胞1.7×10^{12}/L,血红蛋白5 g/L。采用丙睾、叶酸、铁剂及输血等治疗,收效不著,骨髓片显示为再生障碍性贫血。患者面色苍白,精神不振,眼睑虚浮,纳谷欠香。当下血象:白细胞3.1×10^9/L,红细胞1.1×10^{12}/L,血红蛋白32 g/L,血小板150×10^{12}/L,网织红细胞0.196。脉芤,重按无力,舌淡胖,苔薄。脾肾两亏,生化无权,精血亏耗。先拟健脾温肾。处方:

当归6 g,黄芪30 g,鹿角胶3 g,菟丝子12 g,补骨脂30 g,炒升麻4.5 g,苍术9 g,白术9 g,大熟地(拌砂仁)12 g,怀山药12 g,党参12 g,炙甘草4.5 g。

上方连服3周,精神渐振,血象好转,白细胞5.2×10^9/L,中性粒细胞

65%,淋巴细胞 30%,嗜酸性粒细胞 59.6%,红细胞 3.6×10^{12}/L,血红蛋白 10.5 g/L,网织红细胞 0.4%,血小板 146×10^9/L。守方不变,出院后门诊随访 1 年病情稳定。盖血家每以胃药收功,胃气一振,其血自生,治以健脾益气为主,佐以补肾填精。方中参、术、芪、炙甘草、怀山药健运中州,以资化源,归、地和血养血,菟丝子、补骨脂、鹿角胶益髓填精,升麻升提中气。寓有血随气升、气生血旺之意,使脾肾功能恢复,吸收正常,肾精渐复,从而收到血象稳定回升,证情悉减的满意效果。临床验证,逐步形成以气血为纲、以脾统四脏,固本清源的治疗法则,广泛施用于老年病、慢性病,取得较为满意的治绩。

三、凡病日久,阳虚无疑

颜德馨早年曾跟随祝味菊、徐小圃等名医学习,受到祝、徐两位近代温阳派大师的影响,推崇《素问·生气通天论篇》"阳气者若天与日,失其所,则折寿而不彰,故天运当以日光明"之说,并欣赏张景岳"盖人得天地之气以有生,而有生之气即阳气也,无阳则无生矣,故凡生而长,长而壮,无非气为之主……是以阳盛则精血盛,生气盛也,阳衰则精气衰,生气衰也"之论。临床重视阳气在疾病发生发展中的作用,提出"凡病日久,阳虚无疑"的治疗思路,善用附子振奋阳气治疗各种疑难病症。

1. 温阳活血法治疗心血管疾病　心居阳位,体阴而用阳,诸阳受气于胸中。故凡素体心气不足或心阳不振致胸阳不展,心阳衰弱,阳气失于斡旋,气血运行不畅,则胸痹心痛之症遂作,多见痛势彻背,神萎乏力,汗时自出,舌淡质紫,脉沉弱等,其实质多属阳虚阴凝,阳虚为本,阴凝为标。颜德馨在心血管疾病的临床治疗中,推崇张仲景"阳微阴弦"的病机分析,特别强调"有一分阳气,便有一分生机"的观点,认为温运阳气是治疗心血管疾病的重要法则,尤其对一些危重的心血管病,更不可忽视温运阳气的必要性。立法用药当以温阳为主,活血为辅。常用附子汤治疗冠心病,方以附子温阳散寒,人参、白术、茯苓甘温益气,芍药和营活血,诸药合用,共奏温经散寒、益气活血之功。胸闷心悸者,加丹参、葛根;胸痛剧烈者,加参三七、血竭;唇青舌紫者,加莪术、水蛭等。

颜德馨认为附子是温阳救逆的主药,在使用时既要大胆,又要适当配伍,制其有余,调其不足。配伍方法有:① 阳中生阴,配生地、麦冬。② 甘缓调和,配甘草。③ 阴阳双调,配生脉散。④ 镇潜抑逆,配龙骨、牡蛎。⑤ 温阳泻火,配知母、黄柏。

颜德馨还习用《伤寒论》少阴病方中的"麻黄附子细辛汤",治疗肺源性心脏病或肺源性心脏合并心力衰竭,疗效显著。本方麻黄、附子并施,内外皆调,则风寒散而阳自归,精得藏而阴不扰。颜德馨认为细辛功能温肺定喘,用量宜大,习用 4.5～9 g,虽辛散有余,但配以附子则平喘降逆,效如桴鼓。颜德馨还常以通脉四逆汤治疗病态窦房结综合征,此病属中医心悸、怔忡、胸痹、昏厥等证范畴,其脉均表现为沉、迟、涩等,临床以阳虚、气虚多见,选用通脉四逆汤每能奏效。

2. 温胃健脾法治疗慢性胃炎 脾胃同居中,脾属阴脏,主运化;胃为阳土,主受纳;阴阳相配,升降即济。叶天士提出"胃阴学说",诸多医家重胃阴而忽视胃阳。然病变无穷、阳腑有阳伤之疾,阴脏有阴亏之虞。颜德馨在临床多宗《黄帝内经》之旨,认同"五脏六腑皆分阴阳,独胃腑无阳乎"? 十分重视胃阳之作用,认为胃为水谷之海,日以纳食消谷为职,故凡饮食生冷,水湿内停,多伤胃阳。故凡见水谷积滞胃腑,阻遏不通而致反胃、恶心呕吐、泛酸诸症,多责之于胃阳不振、浊阴潜踞所致。用药非温而通者,不得复其阳,非通而走者,不能祛其寒,法当釜底加薪,临床喜用附子、荜澄茄、荜茇、吴茱萸、公丁香、半夏、茯苓、枳壳、川厚朴等品,温通胃阳,取益火生土之意,坎阳鼓动,中宫大健,再予苍术、白术健脾扶正,胃之腐熟功能得复矣。

3. 温肺祛寒法治疗哮喘 哮喘有新、久、虚、实之分,新喘属实,多责之于肺,久喘属虚,多责之于肾。颜德馨认为其为沉痼之病,日久属纯虚者极少,且缠绵反复,正气溃散,精气内伤,最易招六淫之邪侵袭,六淫之中,又以寒邪十居八九。寒犯娇脏,气失升降,痰浊内生,寒痰胶滞,则痰鸣气促,胸中满塞,不能平卧。故《圣济总录》谓:"肺气喘息者,肺肾气虚,因中寒湿至阴之气所为也。"临床上小青龙汤固然为治寒喘病的良方,但颜德馨认为其未能标本同治,而常用阳和汤以鹿角胶、炮姜、肉桂温肺,麻黄、白芥子宣肺,熟地补肺,温、宣、补三法并用,攻补兼施,用治哮喘反复频发,本虚表实者,常应手生效。

4. 辛温利咽法治疗慢性咽炎 慢性咽炎以咽部微痛微痒,或似有异物阻于咽喉、声音嘶哑等为主要表现,医家囿于常法,多从风燥痰热或阴虚火旺论治。颜德馨则习以气血阴阳为纲辨治,认为肾为阴阳之宅,足少阴肾脉循喉咙,挟舌本,如若肾阳虚于下,阴寒结于上,寒滞于咽喉则见咽部暗红,时感胀闷,苔薄白;或若外感热病治不当法,过用寒凉滋腻之品,戕阳伐气,邪入少阴,以致火虚于下,寒凝其中,格阳而上,无根之火内灼咽喉,可见咽喉微痛,肿胀,咽部黏膜淡红,畏寒肢冷,神疲乏力,舌胖苔白,脉沉弱等。治疗当宗"甚者从之,从者反之"之义,投以辛温。可予桂附地黄汤或半夏散主之。临床每加大黄反佐之,盖因大黄能使热药不致被浮阳格拒,因势利导,直捣病处,有相得益彰之功。

5. 温肾利水法治疗慢性肾炎 慢性肾炎为常见多发病之一,病程延绵,证候复杂,治疗棘手,水肿为其常见症状。对于水肿的治疗,颜德馨认为应注重温补肾阳。肿本乎水,《经》曰三阴结谓之水,手足太阴肺脾经,一主通调水道,一以转输水精,然则权柄均操纵于足少阴肾经,即所谓"其标在肺,其制在脾,其肾在本"也。肾司开阖,肾气从阳则开,从阴则阖,阴气太盛,关门常阖,气不化水,通调转输之机亦废,大水弥漫,群阴用事,汩没真阳。当此之际,开腠理,致津液,通三焦,破痼冷,非借温肾一法,难布阳和之局。肾中真阳之气得温而上升,脾之斡旋,肺之治节皆能复其职司,故主张温肾治水,宜峻宜猛。药如附子、桂枝、巴戟天、干姜、椒目、茴香。但宜中病即止,水肿大势已却,即当减量或停用,矫枉过正非良策也。临床常用自拟温阳逐水饮。

鹿角片9g,肉桂3g,巴戟天9g,附子4.5g,黄芪12g,杜仲9g,猪苓9g,商陆9g,牵牛子9g,泽泻15g,椒目2.4g,茯苓15g。

本方附、桂同用,能守能走。其守者,下元得暖而肾气方充;其走者,经络瘀水一并冲决,大有还复真火、启发神机之功。

6. 温阳搜剔法治疗周围血管病 周围血管病包括血栓闭塞性脉管炎、雷诺现象、大动脉炎、红斑性肢痛症、下肢静脉曲张等疾病,临床治疗颇为棘手。虽然它们的发病原因与病理变化有所不同,但都存在血液循环障碍和微循环障碍,因此属于中医"血瘀"范畴。长期以来,颜德馨本着"流水不腐""脉宜常通"之原则,用温经散寒法治疗这类疾病。此法适用于肢体寒冷发紫,疼痛剧烈,舌淡,脉细或难以触及等寒凝性慢性周围血管病。《伤寒论》中用通脉四逆汤治阴证厥逆,脉沉微细欲绝,取其伸发阳气,化凝通脉,足资效法,临证常以阳和汤与麻黄附子细辛汤加减,药用麻黄、附子、桂枝、细辛、毛冬青、白芥子、当归、川芎等,本法温经散寒、回阳通脉、搜剔瘀浊、扩张血管,具有改善肢体血液循环作用,若与补气养血等法配合,灵活运用疗效更佳。

7. 解郁暖宫治痛经不孕 《素问·举痛论篇》谓:"寒气客于厥阴之脉,厥阴之脉者,络阴器,系于肝,寒气客于脉中,则血泣脉急,故胁肋与少腹相引痛矣。"痛证因于寒者居多,女子临经之际涉雨受凉,或贪饮凉物,最易导致寒浊著入胞宫,经水之道随之闭塞不通。症见经前或经行时小腹拧痛抽痛,喜暖恶凉,按之痛甚,经量少,色黯红,或紫有块,四肢不温,胁肋掣痛,舌质紫,苔白润或腻,脉沉紧。治此需用辛温之品,以祛寒化浊,温暖胞宫,俾胞宫寒浊得以温化,经水得以通畅。临床常用少腹逐瘀汤、化瘀赞育汤(血府逐瘀汤加紫石英、蛇床子等)化裁,祛寒暖宫,促其受孕。

第三节　颜乾麟学术思想

一、元气为生命之本

大抵人之有生,以元气为根,气血为本。故《难经》谓:"脉有根本,人有元气,姑知不死。"气血周流全身,内而脏腑,外而皮毛,表里上下,无处不到,全赖于元气推动、固摄、温煦、气化,方能达到"气血正平,长有天命"。清代名医徐灵胎谓元气"附于气血之内,宰于气血之先,其成形之时,已有定数",可见元气属于人体先天禀赋,受之父母"先天之精",并由脾胃所化生的"后天之精"不断充养,先天禀赋生来已有定数,可有厚薄,厚者其耗慢,薄者其耗快。为此,颜乾麟认为治病用药,均需顾及元气,凡元气壮者,即使感受六淫七情之邪,亦属实证。少服祛邪攻伐之剂,元气易于运行,其效力见;若元气虚弱,一旦得病,皆当以补益为本,兼以治标之药,使元气得以运行,药力得以治病。历代文献对元气理论论述颇泽,而治法论述略简。颜乾麟在临床实践中提出补益元气的三种方法:① 健脾胃以壮元气。补益元气,首推参芪,朱丹溪谓"黄芪补元气",《顾松园医镜》谓人参"大补元气之圣药",《罗氏会约医镜》谓"如元气大虚,气化不行而痛,宜十全大补汤"。颜乾麟在临床上,针对神疲、气短、乏力、脉弱者,习用保元汤。十全大补汤健脾胃,补元气,多有效验。② 益精气以化元气。《理虚元鉴》谓:"安神必先益气,益气必补其精。"欲补其气,先当益精。临床对神疲乏力、头晕目眩、腰膝酸软、元气不足、神经亏损者,颜乾麟习用膏方调理之,每取龟甲胶、鳖甲胶、阿胶等血肉有情之品补益肾精,并佐以少量鹿角胶以阴中求阳、阴阳平衡,精充则元气亦壮。③ 调五脏以壮元气。《金匮要略》谓:"若五脏元真通畅,人即安和。"五脏藏精不泻,满而不实,可司其职,经络相连,血脉通畅,化生循环不于其间,从而维持元气旺盛,阴阳气血平衡;若五脏失常,则损形伤神。元气为之不足。为此,颜乾麟创立五脏诊治基本法则,即心病宜温,脑病宜清,脾病宜达,肺病宜肃,肾宜平藏,意在调治五脏,五脏健全,生机乃荣,元气为之充实。

二、推崇气血辨证

颜乾麟在继承家父颜德馨"气为百病之长,血为百病之胎"的学术思想基础上,进而提出"十纲辨证"理论,即在原来的八纲辨证中加入气血辨证。认为气血是维持人体正常生命活动的重要物质基础,五脏六腑皆不离气血,人体正常的生理必须依赖气血的调畅平和。气为一身之主,升降出入,周流全身,以温煦内外;血灌溉一身,随脉而行,无所不及,以滋润表里,使人体各脏腑功能得以正常发挥。一旦六淫侵袭,或情志失调,或劳逸太过,或饮食失节,首先影响气血正常运行,从而出现气滞、气逆、气陷、气脱、血虚、血瘀、出血等病机,导致津液输布失常,产生痰、湿、瘀等病理产物,变生各种病证。因此疾病不管从何而来,均会干扰气血的正常功能。十纲辨证中,阴阳是辨证的总纲,表里辨证反映病证部位;寒热辨证反映病证的性质;虚实辨证反映病证之邪正状态;而气血辨证则反映病证的传变规律,初病在气,久病入络主血,是不可缺少的辨证环节。

颜乾麟认为气血调治方法必须遵循《素问·至真要大论篇》所谓"谨察阴阳所在而调之,以平为期""疏其血气,令其条达,而至和平"的原则。调治气血,首先要"平衡",血无气不行,气无血不畅,欲求气血平衡,调治当纠正其偏差,依据调气与调血孰轻孰重,随证而施。俾其趋于平衡,无盛不衰,充养脏腑,正复邪去,达到气血正平。其次要"通畅",调气血更要顺其生,时时注重疏通,化痰祛瘀之剂必辅理气之品,以求气行则津畅血通。清代医家李冠仙《知医必辨》谓:"善用补者,补中有开。"故在应用补益阴阳气血之剂中也需佐以少量理气活血之品,以妨碍脾留邪。再则要"充盈",王肯堂《灵兰要览》谓:"气与血犹水也,盛则流畅,少则壅滞,故气血不虚而不滞者。"治疗痰、湿、瘀等病邪,必须固本清源,既要治疗已成痰、湿、瘀,亦要阻断其生成之源,只有气血充盈,气血才能顺畅,津液才能布散,血气才能通畅,痰、湿、瘀等邪才能消而断根。

三、气血失衡是心脑病的基本病机

颜乾麟根据心脑生理功能与气血的关系密切的特点,认为心脑病的基本病机是气血失衡。因为任何致病因子侵犯心脑,势必首先影响气血失和,循行受阻,造成心脑失养,导致心脑功能低下,进而出现功能失调和病理障碍,引发病变。因此从气血失衡入手深入研究心脑病的病机,有利于把握治疗的原则性和方向性,从而使辨证论治更能解决主要矛盾。《素问·痿论篇》谓:"心主血脉。"《素问·五脏生成篇》则谓:"诸血者皆属于心。"脉为血府,与心相连,使血畅流脉中,环周不休。若外感寒热,邪伤气血;或情志不和,气滞血阻;或生活失节,痰瘀内生阻脉;或久病气弱,均可致使气血失衡。脉中血行受阻,瘀阻脉道,则发胸痹心痛;血不养心,心神不宁,则发惊悸怔忡;瘀阻气道,气机升降失权,则发咳逆喘促;瘀阻水道,水湿外溢皮肤,则发为心水。可见心病所表现的证候均与气血失衡有关。脑之所以发挥其主元神的功能,必须以气血的濡养和气机的升降有序为先决条件。若气机逆乱,上冲于脑,则见眩晕、头痛、失眠、烦躁等症。若瘀血上停于脑,阻于脑络,则见突然昏仆、言语不清、半身不遂或身体麻木等症。正如《黄帝内经》所谓:"血之于气,并走于上,则为大厥。""大怒则形气绝,血菀于上,使人薄厥。"他如尸厥、暴厥、阳厥、喑痱等,都与气血逆乱以及失衡于脑相关。脑部气血运行失常,不仅可使气血逆乱与失衡,而且可产生内风、内寒、内湿、内燥、内火等邪,而发脑病。

颜乾麟认为心脑病从病因作用于机体,到相应的症状出现,以致病情的发展,其病机不是一成不变的,而是根据正邪相搏、脏腑相传等因素,气血失衡也会出现由表入里,由实转虚的变化,其病机演变有一定的规律性,探讨其演变规律,对指导临床辨证和用药有重要的意义。气滞血瘀是心脑病的早期病机,也是最常见的病机。气为血帅,气行则血行,气滞则血运不畅,脉道不利,血滞脉瘀。凡如胸闷胸痛、惊悸失眠、头晕目眩、头痛头胀等,舌暗紫,或有瘀斑瘀点,脉涩,多见于胸痹、心悸、眩晕、头痛等。痰瘀交阻是气滞血瘀病理的结果,往往出现在心脑病中期阶段。气机阻滞,水湿内停,聚而成痰,血滞脉中或血溢脉外,停而为瘀。因此,气滞血瘀的病机演变多为痰瘀互结,痰瘀一经形成,则缠绵难化，且贯穿疾病始终，互为转化。凡如头重头蒙、耳鸣耳聋、胸闷胸痛、肢体麻木不仁等，舌紫苔白腻或黄腻，脉弦或滑，多见于胸痹、心悸、眩晕、中风、痴呆等。痰瘀互阻，即易寒化，也易热化。寒化则伤气耗阳，演变为气虚血瘀，或阳虚血瘀，阳气亏损，不能温通血脉，则症见神疲乏力、心悸气短、头晕目眩、肢体麻木、口流涎沫、半身不遂等，甚则出现面色苍白、畏寒肢冷、胸痛彻背、下肢浮肿，舌淡紫且胖嫩，脉迟或弱。痰瘀热化则伤津损阴，演变为阴虚血瘀，津血同源，津亏血少，血脉涩滞，则症见胸痛隐隐、头晕目眩、心悸怔忡、气促汗出，舌紫红苔薄少津或有裂纹，脉虚细、数或促脉，多见于心痛、怔忡、心水、中风、痴呆等。

四、治病不可失于通塞

治病不可失于通塞，而通塞关键在于疏通气血塞滞。颜乾麟在学术上饱受历代医典与颜氏内科长辈的影响。如颜亦鲁的"痰湿当以理气为先"的思想，颜德馨"久病必有瘀，怪病必有瘀"之说，认为疾病的基本病理过程离不开气血失调，而痰瘀是气血失调的必然结果，气机升降失常，脏腑功能失调，津液不得正常循环输布，停留裹杂而成痰湿，血气不得正常循环运行，停留脉之内外而成瘀血，痰瘀为患，变化多端，百病丛生。若痰瘀不除，诸病难瘳。历代文献对此有着精辟论述，如《素问·至真要大论篇》谓："谨守病机，各司其属，有者求之，无者求之，盛者责之，虚者责之。必先五胜，疏其血气，令其条达，而致和平。"指出审机论治，除了必先使五脏元气充足外，当需疏通血气，令其通畅调达。历代医家对此多有发挥，如《丹溪心法》谓："气血冲和，万病不生。一有怫郁，诸病生焉。"《王氏医存》谓："气血周流则不病，气滞血凝故病。"《医林改错》谓："气通血活，何患疾病不除。"为此，颜乾麟极力赏识明代张浩《仁术便览》中所谓的"治病之要，不可失于通塞，或一气之微汗，或一旬之通利，如此乃常治之法，久则清浊自分，荣卫自和"观点。临床在审机论治中，不忘通塞的原则，凡属气滞显著者，每稍以柴胡剂；属血瘀明显者，则佐以桃红剂，例如取四逆散疏肝理气，或配桃红四物汤活血化瘀，或用平胃散、枳术汤理气化湿，或加二陈导痰汤行气化痰，随证而施，多有事半功倍之效。颜乾麟认为在祛邪之剂中加入疏通气血之品，能因势利导，有利于祛除病邪，而在应用补益剂时，也应注意调气活血，故忌呆补，加入调畅气血之药，则更有利于促进补益药的吸收，从而达到扶正达邪的目的。

第四节　颜新学术思想

颜新从医40年来,扎根中医临床,在实践中不断思考、摸索、探讨,并加以总结与发挥。致力于中医各家学说的学术研究,通过临证实践,溯本求源,博采众长,师古而不泥,在传承中发展对中医的认识,从而形成了关于疑难杂症论治的学术观点及学术思想。

一、脾以运为健

颜新为孟河医派后人,祖父颜亦鲁为贺季衡门生,倡导"脾胃既为后天之本,又为百病之源"的学术观点,其父颜德馨依据"脾统四脏"学说结合自己的临床经验将该学说进一步发展完善,颜新在秉承家学的基础上,临床上亦十分推崇李东垣"脾胃内伤,百病由生"之说,在辨证施治中,非常重视脾胃功能的健旺,主张外感祛邪时亦需处处照顾胃气,邪势既衰,则应尽早恢复胃气;对内伤诸病,更要着眼脾胃,分清主次轻重缓急,妥为调治,用药反对滥施攻伐,以免损伤胃气。认为医者所处之方药,均需照顾胃气,虚损病尤应注意,如用滋腻药时,需加砂仁、陈皮醒胃和中,苍术、白术健脾醒脾运脾。苦寒之剂,切勿过量,中病即止,且需药食调和,毋使损伤胃气。归纳总结可以主要可以分为三法。

1. 疏肝健脾　现代人工作压力大、强度大,肝气用事,则易脾胃受制;脾虚气弱,可使木来乘侮、脾不布津、肝体失养,也可致木性刚劲,甚则阳郁风动,故肝脾同病者常见,故对木旺克土、肝脾不和,见腹胀泄泻、胁痛不寐等症,除用柴胡、川楝子、白芍、香附、陈皮疏肝抑木外,还擅用合欢皮、佛手片、青皮、橘叶、玫瑰花、白蒺藜等,这些药物具有微辛而不燥之品,疏肝健脾而不耗伤气阴。优点,即使酌加于养营或益胃方中,一般亦不至于耗气伤阴。常用木香、郁金、沉香、枳壳、砂仁疏肝理气,黄芪、党参、白术、茯苓、甘草扶土。若阴耗舌红,加乌梅、白芍、百合、木瓜等敛阴泄肝安中;肝气犯胃,日久胃气多虚,虚实相兼,常用培土,佐四逆散、左金丸等疏肝、泄肝。对于脾胃虚弱,生化不及,血不养肝之症,常用逍遥散加味,重疏肝扶土,营血之源充足,则肝体得养。

2. 健脾助运　脾失健运,主要由两方面原因引起:一是脾虚,二是邪气。"脾为湿土,喜燥恶湿",致病邪气中首推湿邪,湿盛可以导致脾虚,脾虚也可以生湿,往往互为因果。因脾虚失运,水湿停留,多属本虚标实之证。本虚为主者,治多健脾,佐以化湿;标实为主者,则应以祛湿为主,兼以运脾。强调的"健"和"运"二字,不是一味地补益或是攻伐,脾健则四脏俱健,而他脏病变皆可从健脾论治,用药上擅长发挥苍术、白术的功效,认为苍、白二术燥湿健脾,湿去脾自健,脾健湿自化。湿郁脾阳者,常配陈皮、半夏、茯苓、佩兰、缩砂仁等,取其芳香化浊,鼓动胃气,醒脾助运,不论虚实诸证,均可据证配用。"清气在下,则生飧泄",中阳不运之泄泻,脾阳已馁,尤其是老年人感受暑湿之邪引起的泄泻,清则碍脾,燥则助热,甚难着手,故药当轻清宣透,用佩兰、藿香梗、紫苏梗、清水豆卷、荷叶、黑稽豆等祛暑化湿、醒脾助运,祛邪而不伤正。对于脾失健运所致胸闷心悸、飧泄、代谢失常的疾病常用平胃散、温胆汤、三仁汤、藿香正气等加减应用。并将运气学说融入脾胃学说之中,认为长夏湿土主令,太阴用事之时,暑必兼湿,常用清暑益气汤加减,多获其效。

3. 补虚复损　李东垣在《黄帝内经》《伤寒论》的基础上丰富了脾胃学说,同时阐述了内伤热中证,提出"内伤脾胃,百病由生"的论点,认为内伤病的形成是元气不足的结果,而气之所以不足实由脾胃损伤所致。颜新在临床上重视脾胃的作用,临床治疗的关键在于早期治疗,通过补虚复损可以达到扶正祛邪的作用。脾贵在健,调补脾胃,多以平补、运补取胜,而不恃峻补近功,反对一味壅补。如颜新认为,脾虚所致泄泻腹胀、食少发热等症,多由运化无力、脾精不散、湿邪困中所致,治疗重在甘平助运。脾得健运则湿化气行,如一味甘腻壅补,反碍气机,助湿生满,故枳术丸、资生丸、补中益气汤、升阳益胃汤、益气聪明汤等为常用方,从脾胃入手补虚复损,治疗血小板减少症、再生障碍性贫血等虚损证,效果良好。

二、气血以流畅为平

颜新在学术上推崇气血理论,认为气血是形体、脏腑、经络、九窍等一切组织器官进行生理活动的物质基础,"血脉流畅,病不得生""气血正平,长有天命",人的生、长、壮、老、病、已,尽管表现形式很多,但归根到底都离不开气血的变化。气血以流畅和平衡为贵,气血充足及其功能协调与否决定了正气的强弱,影响到邪正盛衰的变化;而气血为人体阴阳的主要物质基础,气属阳、血属阴,阴阳失调根源于气血的失常。气血不和引起的一系列的脏腑寒热虚实病变,从而导致疾病丛生,衰老早夭。颜新临床常用其父颜德馨所创衡法,调畅气血、燮理内外、促进气血阴阳平衡,具有扶正祛邪、固本清源的功效,随证配伍,适用于阴、阳、表、里、寒、热、虚、实等各种病证。同时对于久病、怪病,遵循"久病必有瘀,怪病必有瘀"的观点,久病、频发之病从瘀治;奇症怪病从瘀治;久病赢瘦从瘀治;久积从瘀治及常法论治不效的从瘀治方面。常用治法有三。

1. 降气活血 颜新常用降气药物主要有紫苏子、枇杷叶、郁金、降香、沉香、槟榔、五味子、葶苈子等,治疗肺气上逆之慢性咳嗽患者,除常用苏子降气汤、定喘汤、旋覆代赭汤加减肃肺祛痰外,慢性咳嗽迁延不愈患者多伴有口唇、指端、舌质紫绀,久病必有瘀,颜新在治疗时适当配伍活血化瘀之品,疏通络道之瘀,助其气化,以祛痰饮、止咳嗽,常选用赤芍、桃仁、丹参等活血而不燥烈之药,多有效验。治疗肝实气逆的烦躁、头痛、失眠,除用左金丸、柴胡龙骨牡蛎汤加减,根据症状表现分别配合血府逐瘀汤、癫狂梦醒汤或是桃仁承气汤,重者加龙骨、牡蛎、灵磁石等镇潜之品,从血分求之,常能获其效。

2. 行气活血 颜新临床常用行气药物主要有:陈皮、厚朴、木香、檀香、枳壳、砂仁、香附、乌药、川楝子、青皮、郁金、川芎、陈香橼、佛手等,无论补剂、攻剂、配以疏畅气机之法,可借以治疗多脏腑病变,如取小茴香、乌药配泽泻治水肿,檀香配生麦芽治食滞,生紫菀配火麻仁治便秘。行气活血法适用于气滞血瘀、血瘀气滞之证,凡六淫七情侵袭,气血阴阳乖违,或久病入络,血瘀气滞,皆使气血胶结不解。临床根据其所滞部位不同,而选用相应的方药,治疗脾胃气滞、血郁而瘀的脘腹胀满、嗳气吞酸,呕恶食少,大便不调常用丹参饮加味、血府逐瘀汤、膈下逐瘀汤、天台乌药散等加减,肝气郁滞的胸胁或少腹胀满,或疝气痛,或月经不调、痛经等症,舌质紫暗者,常用丹栀逍遥散、越鞠丸、左金丸、柴胡舒肝散、少腹逐瘀汤等加减。气血闭阻不通的短气、胸闷胸痛、心悸不安,方用王清任的血府逐瘀汤。临床应用最广泛,方中柴胡、枳壳、川芎量都加大,常用石菖蒲作引药入心,喜加蒲黄一味,且多生用,化瘀行血。心悸不安常配琥珀、茶树根、苦参纠正心律。治疗遗精、早泄阳痿、不孕不育常用其父所创化瘀赞育汤,疏肝益肾,活血化瘀。治疗耳鸣耳聋,临床虚证多从肾亏立论,实证多从肝火着眼,颜新多从气血入手,善用通窍活血汤,加减蔓荆子、石菖蒲、苍耳子、香附等。

3. 益气活血 颜新临床常用益气药为:党参、黄芪、升麻、柴胡、葛根等,强调重用黄芪为 20～30 g,则既善补益肺脾之气,补而不滞,并有扶正祛邪之功,寓通于补,使气足则痰瘀自消。气盛则血流滑疾,百脉调达。若病久脏气受伐,气弱则血流迟缓,运行涩滞,乃至瘀血。胸痹心痛多为虚证或本虚标实之证,心气虚为本,瘀血、痰浊、气滞均为标。"心虚则邪乘之",寒邪、瘀血、痰浊、气滞等乘心脉虚衰而侵之痹阻心脉,而作心痛。"邪之所凑,其气必虚",治疗胸痹心痛在活血药的基础上需加上益气养血药,方用益心汤。治疗此病颜新临床应用最多的当属其父颜德馨所创益心汤,益气化瘀,活血通脉,对于老年冠心病患者、心肌炎后遗症尤为合适。如夏月眩晕、胸闷心悸治疗则常用清暑益气汤加减,气虚无力、血滞而瘀所致的偏瘫,或肢体麻木疼痛、口角歪斜、语言不清、神志失常、舌胖质紫、苔薄白、脉细弦或涩,方用补阳还五汤加减,常配水蛭、藁本、羌活、通天草、石楠叶、鸡血藤等活血通窍。少腹疼痛月事失调,从心脾不足、瘀血阻于下焦而治,归脾汤或补中益气汤,常加小茴香、乌药、乳香、没药、失笑散。

三、辨证以审机为要

辨证论治是中医学诊治疾病的重要原则,也是中医学有别于其他医学的重要特点之一,颜新认为辨证论治是中医诊疗决策的基本方法,在中医学辨证论治体系中,八纲辨证、六经辨证、卫气营血辨证、三焦辨证、脏腑辨证、气血津液辨证、六淫辨证等多种辨证方法并存,发挥着重要的临床指导作用,由于疾病的症状、体征可因个体差异、病程长短、药物治疗等因素影响而复杂多样,故病患几乎没有单一证的,都有主证兼证、主要矛盾、次要矛盾,理清确定主攻原则,再落实细节。

1. 首重病机 病机为理论联系实际的纽带,是通向论治的桥梁。内外致病因素作用于人体,随个体差异表现为不同的病理状态,根据"有诸内必形诸外"的理论,审证求机即是取类比象的思辨方法,通过辨析疾病内在病变和外在表现,把握疾病的本质,获得辨证的结论。"审察病机"是辨证论治的前提,"谨守病机"则是论治必须遵守的原则。抓住了病机,就抓住了病变实质,治疗也有了更强的针对性。"求机"的过程,就是辨证的过程,因此,审证求"机",是辨证的基本要求。如同为七情所伤病例 2 则,均有纳呆,一兼泛泛欲吐,一兼大肉日削。均需疏肝解郁,但前者和胃降逆可也,柴胡疏肝散主之;后者当健脾助运,越鞠丸加减。

2. **立足体质** 体质是人体在先后天相关因素的基础上形成的在形神方面相对稳定的特性,在生理上表现为个体生理的差异性,如感受同一邪气,因体质不同,则病证不同。如同感受寒邪,偏阳性体质者则多发为风热表证;偏阴性体质者则多发为风寒表证;因体虚而外感者则依据体虚性质不同而有气虚感冒、血虚感冒、阴虚感冒、阳虚感冒之不同。同一疾病,因患者体质不同,可能辨为不同的证,如同为胸痹证,因体质肥瘦、偏阴偏阳之不同而有血瘀与痰阻之别;血瘀又有气滞血瘀、气虚血瘀、寒凝血瘀,痰阻则有痰浊内阻、痰热内阻之别。颜新辨证强调主症与体质相结合,同是心悸不安、胸闷气短,3 个病患分别用一贯煎、归脾汤、清暑益气汤治之审机与体质相结合的辨证思路。

3. **尤重舌苔** 四诊合参必不可少,而"苔乃胃气之熏蒸也",一般说来,望舌体可以了解正气的虚实状况,察舌苔可以辨别邪气的性质和病情的轻重,尤其是症状不典型时,舌苔往往直接明了地反映出身体的客观状态。颜新临证尤重舌苔变化,常常以此作为审求病机、判断体质的重要辅助依据。根据临床观察,舌苔薄白滑润,多见于外感风寒、宜辛散法,药用防风、荆芥、羌活、紫苏、川芎、白芷等;舌苔薄白而干、邪虽在卫,但肺津已伤,宜在辛凉方中加入天冬、麦冬、天花粉、芦根等轻清之品;苔白厚而干燥,属胃燥气伤,当在滋润药中加甘草,令甘守津还;白苔黏腻,吐出浊厚涎沫,口味甜,为脾瘅病,则为湿热气聚所致,当用苍术、藿香、佩兰、白豆蔻、草果等芳香辛散之品;白苔绛底,为湿遏热伏,当先泄湿透热,常用达原饮;苔腻白或微黄,脾失健运所致的湿浊、痰饮、食积,常用平胃散、二陈汤、温胆汤加减;舌苔黄腻,心下痞满烦热者,可用小陷胸汤或是泻心汤苦泄之;舌苔灰黑中有断纹者,需急下存阴,常用承气类加减;若舌苔出现剥脱,在舌中多为脾阴不足,在舌根多为肾阴虚等,常用金水六君煎加减。

四、临证取各家之长

颜新临床诊治思路、遣方用药不局限于经方、时方之说,临证不拘常法,知常达变,现代人体象多元而复杂,病候多端,阴阳之理有常有变,治法治则亦当如此。如香苏散,原出《太平惠民和剂局方》,有紫苏、香附、苍术、陈皮、甘草。本为发汗祛痰轻剂,颜新现常用于外感风寒之肠胃型感冒者,症见喘促寒热、头痛胸满、咳嗽有痰、苔薄白等,多能获效;治疗阴阳交,汗出脉急或脉躁无汗,以辛凉泻热、清营解毒为治则,白虎汤、增液汤、清营汤、生脉饮加减;由自然界、体质、生活习惯诸多因素而引起的暑必挟湿之证,临床常见,颜新常用平胃散、三仁汤、温胆汤、清暑益气汤、二陈汤,多能获效。又如患者常年有胃脘冷痛、久治不愈、苔薄黄、脉细弦之症,遵叶天士"通阳不在温,而在利小便"之训,以三仁汤加减。颜新认为三仁汤,既是从肺治湿的代表方,又寓有"治湿不利小便,非其治也""通阳不在温,而在利小便"之意,临床效果满意,体时方之用也。治疗肾不纳气之喘证,遵循劳则补子的治疗原则,加入阳起石、肉苁蓉、菟丝子、巴戟天、干地黄等补益肾气,俾肾气旺盛而上感于肺,肺气充复则虚喘自愈。又如三气杂至痹痛而苔薄黄舌质红、脉细弦者,投桂枝芍药知母汤加生薏苡仁,体寒温并用之法;犀角地黄汤治疗出血症及皮肤病;若为肝郁脾虚、气血痹阻,可用泄少阳补太阴法,逍遥散加人参、牡丹皮、郁金;如治疗生殖系统疾病,小溲不利、腰痛、月经不调等,多从罗知悌、朱丹溪"湿热相火,为病最多"之说入手。颜新在临床实践中对缪希雍所言"世人徒知香燥温补为治脾虚之法,而不知甘寒滋润益阴之有益于脾也"之说深有感悟,善用资生丸治疗慢性泄泻。又《景岳全书》曰:"凡欲察病者,必须先察胃气,凡欲治病者,必须常顾胃气。胃气无损,诸可无虑。"颜新继承孟河医学特色,药用轻清,方求和缓,如理气重调升降,谨防香燥伤阴,选用葛根、荷叶、升麻、陈香橼、佛手、枸橘李等升发脾胃而达脾升胃降之功。用理气药遵叶氏"忌刚用柔"之旨,喜用生麦芽、玫瑰花、绿萼梅、乌药等理气而不伤阴之品。补脾贵在健运,益气以健脾为先,常用党参、白术、薏苡仁、山药、白扁豆等甘平微温之品以健运中气。活血通络兼以养血和血,慎用破气逐瘀之品,常用当归、丹参、桃仁、红花、蒲黄。清热需防苦寒败胃,化湿慎勿温燥助热,常用苍术、白术、厚朴花、石菖蒲、藿香、佩兰、薏苡仁、茯苓、煨草果等辛香芳化之品。益胃贵在柔润,养阴而不腻,强调用药宜柔、宜润、宜凉,常用南沙参、北沙参、石斛、百合、麦冬、玉竹、甘草、乌梅、白芍等酸味之品,酸甘合化。治疗各种慢性病主张循序渐进,注重调摄,缓以图功,反对峻补猛攻。处方药味多、剂量小、药力缓,一般剂量 3～10 g,多数处方药味在 15 味左右。清代叶天士曰:"纳食主胃,运化主脾。脾宜升则健,胃宜降则和,盖太阴之土,得阳始运,阳明胃土,得阴自安,以脾喜刚燥,胃喜柔润也。"为胃阴的理论奠定了基础。颜新十分尊崇叶氏所言:"所谓胃宜降则和者,非用辛开苦降,亦非苦寒下夺,以损胃气,不过甘平,或甘凉濡润,以养胃阴,则津液来复,使之通降而已矣。"胃阴不足者用北沙参、麦冬、生麦芽、玉竹、白扁豆等,佐玫瑰花、绿萼梅、佛手、橘皮、竹茹等药和胃调肝,并借以助胃运药,防止阴柔呆滞之弊。

第五章

临 床 经 验

第一节　颜亦鲁临床经验

一、血证诊治心法

《黄帝内经》云："阳络伤则血外溢,血外溢则衄血;阴络伤则血内溢,血内溢则后血。"这里所说的衄血和后血是一种广义的提法,具体包括吐血、鼻衄、呕血、咳血、咯血、尿血、便血、崩中漏下、肠风血痢等,还有一种瘀血在里,漱水不欲下咽,少腹满,身黄便黑,亦即《伤寒论》所指的蓄血证。此外尚有两种比较罕见的出血:一种是温病鼻衄,又名红汗,这是温病伏邪外达的机转之一,切忌止血,违之反易造成留邪之患;另一种是白血,咯出之血似肉似肺,曾诊治王某手术后咳喘不已,咯吐大量白血,用百合固金汤加玉竹,最后用燕窝为主药治愈。

脉诊在血证的诊断中占有特别重要的地位。凡脉来微弱平缓者易治,弦数急者难治;左脉坚硬者,为肝肾阴亏;右脉坚硬者,病在气分;数大为阳亢,微细为血虚,弦数为阴火郁于血中,芤脉为失血,弦紧为瘀结,左脉数盛为肝胆实火,右脉虚大为脾胃火邪。

处方用药必须结合致病因素,识别虚实寒热而随证施治,大凡外因多属风温火灼致血。暑瘵燥咳致血者,当用甘凉肃降,如沙参、天花粉、贝母、玉竹、石斛、麦冬之类;暑瘵入营者,当清营解毒。如鲜生地、金银花、连翘、玄参、丹参之类;火盛者重用苦寒,如栀子、知母、地骨皮;风温则用甘蔗汁、芦根。内因致血属怒动肝火者,宜清火解郁,如郁金、降香、牡丹皮、栀子;郁损肝阴者,宜甘酸养肝,如阿胶、鸡子黄、白芍、生地;思伤心脾者,归脾汤加减;房劳伤肾者,当壮水镇潜,六味地黄丸加五味子、牛膝、童便、青铅;阳虚者引火归元,六味丸加肉桂、童便;跌仆损伤者,主要用韭菜汁、当归须、三七、郁金等活血化瘀;饮酒过多而致血者,用六君子汤加葛花调补;出血后调理用归脾汤最好,该方为心、肝、肾三经主剂;郁怒伤肝以及思虑伤脾者尤宜,如火旺,加栀子、牡丹皮;火衰加桂心,同时以六味地黄丸培先天根本。

1. 吐血　以血从呕吐而出为主证。它的致病因子有外感和内伤之别,外感者着重辨其风重、火重,内伤者必须分清阴虚和阳虚。这是治疗吐血证中最基本的要点之一。吐血证大致可以分为两种类型:① 胃有积热,症见脘痛且闷,唇红口臭,嘈杂便结,脉滑数或弦数,舌苔黄腻或尖红。② 肝火冲胃,症见心烦喜怒,口苦胁痛,少寐多梦,舌质红或苔黄,脉弦数。凡属暴吐者,应以降逆清热凉血祛瘀为主,久吐者,则以养阴清火为主,兼佐理脾。缪希雍对治疗吐血提出:宜行血不宜补血,宜补肝不宜伐肝,宜降气不宜降火。这种见解值得我们临床参考,葛可久《十药神书》善治血证,其中十灰丸一方,功能祛瘀生新,是其最常用的处方。或以丝绵蘸吐出之血,火焙存性研末,用以治疗吐血,不论暴吐或久吐都有良效。童便亦能止血。丹参饭锅蒸熟泡汤代茶,日日饮之,也能治疗吐血。京墨有较好的止血作用,曾用陈年京墨汁冲于药液中治愈一例严重的吐血证。《经》曰:"阴血生于阳气。"大凡吐血后期,必以四君子汤收功,脾胃气和而能生血耳。昔年曾治一 37 岁农民,大咯血、盈盆盈碗,神志昏糊,自汗肢冷,脉微欲绝,有形之血不能速生,无形之气所当急固,乃以白术 100 g 用米汤急煎灌下,药后片刻,血止神清,肢和脉起,后单服白术,竟未复发。血证每以胃药收功,信然。

2. 咳血　以血从咳嗽出或痰中夹血为主症。外感致血者多属肺有燥热,症见咽痒咳嗽,口干鼻燥,头痛发热,脉浮数;内伤致血者多属肝火犯肺,症见头痛胁痛,烦躁火升,舌苔黄,脉弦数。张景岳谓咳血属肾,指其标在肺,本在肾,肾脉贯膈入肺循喉,肺肾相连,其阴亏损,则虚火烁金。因此治疗应以壮水清金为主,入六味地黄丸加麦冬、五味子或茜根之类。性温动血之品切忌轻用。例如某患支气管扩张及肺气肿,并有肺结核病史,过劳则咳血,量甚多,带有紫血块,胸闷便结,午后潮热,舌苔薄黄,脉滑数。治宜润阴潜阳,保肺生津并重。处方用西洋参、鲜生地、鲜石斛、天冬、麦冬、川贝母、蛤壳、地骨皮、仙鹤草、藕节、十灰丸。2剂后血即止。后去十灰丸、鲜生地,重用西洋参、南沙参、北沙参,兼佐白术、怀山药、冬瓜子、谷芽和胃培土生金,诸恙悉愈。

3. 便血　以血由大便而出为主症。便血有远近之分,先便后血为远血,血色大都紫黑暗晦,多属脾虚有寒,兼肠中湿热;先血后便为近血,下血鲜红,病在广肠或肛门,多属肠热下迫或湿热下注所致。远血一般用黄土汤,近血用当归赤小豆汤。便血初起,常用槐角丸加荷叶炭、荆芥炭、侧柏叶之类。另有单方用鲜蚕豆叶加红枣煮服。曾治一便血经久不愈,投诸药罔效,后每晨饮鲜猪血一大杯,数日后便血即止。丹阳一翁便血不止,面㿠肢厥冷汗,形将血脱,亟益其气,用当归补血汤加别直参,1剂而愈。又有张妇,阴虚阳亢,便血溺血,鼻衄,舌红,脉弦紧滑数,用犀角地黄汤加阿胶,1剂知,2剂血止脉平。

二、治疗黄疸经验

根据黄疸病程的发展大致分为三个阶段论治。

1. 初期　湿热郁于表分,黄疸伴有恶寒发热,头痛少汗,神疲肢楚,胃呆少食,脉浮数,舌淡苔薄白,宜疏表达邪,但忌大汗,因汗多重伤阳气,反而引邪深入。常用麻黄连翘赤小豆汤、荆防败毒散、藿香正气散加减。

2. 中期　湿热交蕴,侵入脾胃。这类黄疸临床颇多见,当分热重或湿重论治。热胜之黄,色鲜而润,心烦口渴,小便赤,大便干,脉数,苔黄腻,当清热利湿,方如茵陈蒿汤、栀子柏皮汤、甘露消毒丹加减;湿胜之黄,色暗不明,困倦乏力,胸闷胃呆,口腻不多饮,小便少,大便溏,脉濡,苔白腻,当化湿清热,方如茵陈五苓散、平胃散、胃苓散加减。湿热甚者,可将附子、大黄、苍术同用,退黄作用尤为显著。此期治则,应着眼于化湿,湿除则热亦清,不可过分用苦寒药物,复伤阳气,重困湿邪。

3. 后期　阳黄失治或脾胃阳虚,寒湿内郁,以致正虚邪实。症见面目黄色,晦暗不华,形寒少食,胸痞胁满,便溏溲少,脉沉迟,舌胖苔薄白或腻,当温脾阳,佐以利湿。方用茵陈四逆汤、附子理中汤、八珍汤加减。久病入络可酌量加入丹参、泽兰、当归、赤芍等活血化瘀药。黄疸一证虽分为初、中、后三期论治,但自始至终应坚持使用健脾和胃之法,根据病程、病情之变化,灵活地配合祛风、化湿、清热、活血、温阳等各种方法,一般都能收到满意效果。

三、治疗胃脘痛经验

胃脘痛一证,颜亦鲁悉从虚实论治,实者分气实、血实,虚者分阳虚和阴亏。气实者理之,青皮、陈皮、香橼皮、香附、木香、砂仁、郁金、佛手、枳壳、沉香曲、川楝子等;若痛及两胁肋者可于理气药中加柴胡、白芍、旋覆花等;血实者决之,当归、丹参、赤芍、桃仁、红花、瓦楞子、延胡索、五灵脂等;若见便黑或呕血不止者可加三七、白及、仙鹤草、牡丹皮等;阳虚者温之,如黄芪建中、补中益气、香砂六君等;甚则加附子、肉桂、鹿角;阴虚者润之,如当归芍药甘草汤、养胃汤,或一贯煎加石斛、白芍等;若夹火郁者加牡丹皮、栀子、天花粉;便结者加全瓜蒌、决明子、当归尾、枳实等;便泄者加山药、白扁豆;若由外感风寒引发者则用连苏饮,甚则加苍术、桂枝。

吐酸为脘痛兼证之一,颜亦鲁多以左金丸、海螵蛸主之,根据寒热虚实之分及其他表现而进行不同配伍。虚证泛酸喜用益智仁,实证泛酸则用黄连、吴茱萸,兼有呕吐食物者加旋覆花、代赭石、橘皮、姜竹茹、生姜、半夏等;若伴嘈杂者当分辨气血虚和胃热之别,虚则补之,热则清之;脘痛时可配合散剂止痛,如乌甘散、五香粉(沉香、降香、木香、檀香、乳香)、肉桂粉等辨证施治。

胃痛日久,临床上不完全俱为虚证,证属实者也复不少。据颜亦鲁遗稿记载,其实证大致有二。

1. 日久化热　朱丹溪谓:“治心胃痛当分新久,若初起因寒因食,宜温散;久则郁而生热,热久必生火,若用温剂,不助火添邪乎?”因此古方治久胃痛多用栀子,旨意深远。颜亦鲁医话中记载一民间单方治年久胃痛渐有热象者,用生栀子 15 只,连壳炒焦,与川芎 3 g、生姜汁 5 滴,水煎服,临床用之能使胃痛迅速缓解。

2. 久痛必瘀　曾用小瓜蒌 1 只,红花 2.4 g,炙甘草 6 g,水煎服,治疗胃痛久发而有瘀者,以瓜蒌、红花宣化瘀浊,辅以甘草缓中止痛,临床用之颇验,疼痛顽固者,加上醋炒五灵脂,增强活血止痛之功,效果更佳。若脘痛日久而面色黧黑者,系瘀血之征,且有吐血之虑。颜亦鲁曾见有脘痛日久,面色渐呈黧黑而导致大吐紫血的患者,并在实践中体会到凡遇到这类病者,在方药中参以和营化瘀之品,防止吐血多有可取。

四、治疗暑温病的经验

颜亦鲁认为：暑温系夏令感受暑热之邪而发的外感热病，临床以阳明气分大热为特征。暑邪易伤津气，化燥入营；又多兼湿，故治疗时需分清表里、气血、湿燥。若见表里同病，外有暑热之邪，内有痰湿为患，治法宜表里双解；若见邪在气分，阳明热盛则取白虎汤，湿热交蕴则用连朴饮；若见有化燥之症，或见伤阴里结，或暑极生风，或里热外厥，或耗气伤津，选方人参白虎汤、增液汤、天麻钩藤饮、犀角地黄汤、黑膏汤等。

1. 暑温里热伤津，当清暑祛湿　暑温古称"暍病"，《金匮要略》说："汗出恶寒，身热而渴，白虎加人参汤主之。"此乃暑病正治法。颜亦鲁认为当变通之。凡暑热内盛，既可耗液，又可迫液外泄，故可见壮热多汗，烦渴不寐，头昏腰痛。然暑中夹湿，可见胸痞作呕，苔黄而边白。方用石膏、知母、栀子、黄芩、连翘、竹茹清里外热，又用六一散、赤茯苓、竹叶以清湿邪，天花粉以清热之中生津，用杏仁、郁金则开上而化湿浊。症见头昏腰痛，当湿郁使然。《温病条辨》曰"湿郁经脉"的身痛，即属此类，薏苡仁、白豆蔻衣、丝瓜络以祛湿邪。

2. 暑湿拂郁化风，治拟平肝涤痰清神　暑邪内侵，易于入心，尤能激动肝风。刘河间曾云："大凡风病，多因热甚。"暑热拂郁，肝风内动，可见肢颤肉瞤，喉有痰声，手足厥冷，切脉沉而不楚，苔薄白腻。急则治其标，治拟平肝息风，涤痰清神。颜亦鲁用天麻、钩藤、生石决明、白蒺藜平肝息风为主，石菖蒲、郁金、天竺黄涤痰清神为佐。若肝家气火未清，暑邪痰热逗留为患，见脉转弦滑而数，系肝气横逆所致，加用小青皮、川楝子以疏肝气。肝气平息之后，方可图以治本，用青蒿、栀子、滑石之类以清暑。

3. 暑湿化燥里结，当育阴通腑泻热　暑邪湿滞郁结气分，汗出不彻，暗伤阴液。若心肝阴伤，神糊动风，可见谵语喃喃，两手间或颤动。可用石斛、薄荷、栀子、青蒿、金银花、连翘、益元散之类，寓养阴于清热之中。大腑不通，唇焦，苔转干黑，阴伤里结已重者。叶天士《温热论·外感温热篇》说："三焦不得从外解，必致成里结，里结何？在阳明胃与肠也。亦须用下法。"一般温病通下，多用增液通腑法。盖温热伤阴，通腑必兼顾阴分。药用鲜生地、麦冬、石斛、黄连、栀子、知母合凉膈散、瓜蒌、杏仁，是通腑、清热、养阴相结合，乃增液承气汤的变化运用。温病用下法，能截断，扭转病势。柳宝诒说："温热病热结胃腑,得攻下而解者,十居六七。"确是经验之谈。

4. 暑温寒暑交蕴,必须表里分消　暑温为夏季急性热病。由于暑邪属于火热之气,容易耗气伤津,往往起病即壮热,烦渴而多汗。然亦有因纳凉,饮冷太过以致暑为寒遏而成者。常在渴饮、烦扰、溲赤等里热征象之外,又见微寒,漫热无汗,显系寒暑交蕴所致。故以香薷为主药,佐青蒿以解其表,复用黄芩、黄连、栀子、荷叶以清其里。只有表里双解,方能使寒去而热减。然伴又恶心、便溏等胃肠症状者,不宜过于苦寒,故又佐以川厚朴花、半夏、橘皮等辛通之味调节其间。盖暑邪兼湿,郁蒸之热,湿为濡滞之邪,必须上下宣泄,表里分消,方克有济也。

5. 风暑痰湿内蕴,当宣邪清暑,养阴化痰　暑本火邪,发病急而传变速。湿为阴邪,其性黏滞,故挟有风痰湿浊,病情可缠绵不愈。症见身热时高时低,有汗而不解,胸次板闷。如湿热下注,可有白带色甚多。用白薇、青蒿、栀子、黄芩以祛风暑,杏仁、贝母、陈皮、半夏以化痰止咳,云茯苓、滑石清利湿热。但风暑究属阳邪,易于伤津,故加石斛以顾其阴。而痰湿又系阴邪,难以骤去,必须坚持宣化渗利。

6. 暑湿交结肠胃,当宣邪化浊,表里双解　暑湿滞蕴结肠胃,降化失常,当芳香化浊,运中导滞。症见身热不为汗解,已有 5 日,胸膺痞闷,烦扰,小腹作胀,频频嗳噫作恶,矢气频传,欲大便而未果,渴不欲饮,口泛甜昧,脉象小数,舌苔薄腻。寒热头痛少汗,脘闷胁胀,呕恶下利,里急不爽,入夜呓语。面色黧黑,脉数而沉,应指不楚,舌苔腻黄。暑邪未从表达,与痰滞蕴遏于里,肠腑传导失常。当宣邪化浊,表里双解。王孟英说:"暑是火邪,心为火脏,邪易入之。"多因而暑邪痰滞搏结,内犯神明。症见入夜呓语,脉沉不楚,寐中自笑。不需清心开窍,而以祛其暑邪,化其痰滞即可。

五、治疗臌胀经验

颜亦鲁认为臌胀虽有气臌、食臌、水臌、虫臌、血臌等名称,其实未有不归属肺、脾、肾三脏者。气臌、食臌为初起征象,水臌为中期征象,血臌为后期征象,虫臌则介乎中、后期之间。病名虽多,但论治必先辨其虚实,实证多便秘、溲混、脉滑数、神旺;虚证则便溏、溲清、脉细涩、神疲。临床一般多见虚实夹杂,或虚多实少,或虚少实多,用药全在医家灵活施治。

曾治河北人王某,男,54 岁,宿患肾水肿,时愈时发,1956 年再发,腹水如臌,面浮肢肿,气急似喘、泛泛欲吐,腹围达 100 cm,脉数而促,舌苔腻,用多种利尿剂及腹腔放水,病势不减,乃转请中医会诊。据证论治,认为肺、脾、肾三经同病。肾主水,肾气不固,气化不及州都;脾失肾之温煦,下元制水乏权,上不能散精于肺;肺失开阖,水道闭塞,二便不通,水气泛溢为胀为满。思考再三,急则治其标,先用去宛陈莝、洁净府之法,以甘遂 6 g、芫花 6 g、小茴香15 g、枳壳 6 g、白术 9 g、麝香 0.9 g、蚯蟁 7 只、蟋蟀 7 只,共研末,每服 0.9 g,每日 3次,2 日后小便畅通,继服 4 日,腹水渐消,食欲亦开、精神渐振,后用附桂八味丸加减治本,服 5 个月而愈。《经》谓大小不利治其标,大小利治其本,确有至理存焉。另有禹余粮丸,为《三因极一病证方论》载方,对脾虚肝旺、土不胜水之水气臌胀、脚膝浮肿、上气喘满、小便不利等症,颇有奇效,能暖寒脏、逐水气、利五脏十胀,用之对症,效如桴鼓。

在沪曾治黄某肝硬化腹水合并糖尿病 1 例,病延日久,气阴两伤,重度腹水,大如抱瓮,水气上凌心肺,喘促不能平卧,舌质红绛,病极危殆。颜亦鲁以参、芪、术、草扶其宗气,鳖甲润阴软坚,禹余粮丸配合甘遂、葶苈等逐水,药后小便畅利,舌质红绛亦有薄苔出现。此正气渐振、鼓动浊气外出之征兆,此后即见腹水渐消,逐步见痊。临床上以该药丸治疗青筋未露之单腹胀者,投之无不如响斯应,颇有研究价值。

此外,民间单方用荞麦面粉家夹白砂糖做团子,每日随意食之,治臌胀亦有效。昔年在丹阳时,曾治蔡某,45 岁,腹胀已成血臌,广用诸法,皆乏效果,后用此法 1 个月后肿胀之势逐步消除。荞麦当选二枝名枯荞者为宜,《太平圣惠方》治十水肿喘,用此与生大戟同服。李时珍谓荞麦能降气宽畅,祛肠胃渣滞,唯气盛有湿邪者宜之。又治张童 6 岁,腹胀如鼓,用煨牵牛子 12 g 研为细末,分成 10 包,每晨用鸡子黄 1 只拌和,炖熟食之,10 日服完,肿势即平。牵牛子为剧烈泻下药,且有杀虫作用,张童之所以能痊愈者,不仅取其利水之效,亦取其杀虫之功也。

第二节　颜德馨临床经验

一、诊治冠心病经验

颜德馨认为冠心病的基本病机为阳虚血瘀,本虚标实,凡诸多病因如禀赋虚弱、外感六淫、内伤劳累、七情失度、饮食失节、汗出太过、年老体弱等均可导致心阳受损、阴霾丛生、血脉不畅、瘀血内生,从而引发胸痹、心悸、心水等病证。在诊治冠心病的临床中,特别强调"有一分阳气,便有一分生机",故轻则用薤白、桂枝以通阳,甚则用附子、干姜温阳,临床多取血府逐瘀汤、瓜蒌薤白白酒汤合苓桂术甘汤、急救四逆汤同用,方可收事半功倍之效。

1. 理气活血法 心主血脉,是血液运行之主导。凡情志所伤,气机郁结,气滞日久,血流不畅,则脉络瘀滞,或久病入络,气滞血瘀,心脉瘀阻,均可发为冠心病心绞痛,症见胸痛阵作,或刺痛不休,或疼痛如绞,舌紫脉涩。颜德馨认为,凡见此证,活血化瘀,宜畅气机,升清降浊,为其首务,用王清任血府逐瘀汤最为合拍。本方由桃红四物汤合四逆散加牛膝、桔梗而成。用当归、川芎、桃仁、红花、赤芍活血化瘀而通血脉,柴胡、桔梗与牛膝、枳壳同伍,一升一降,调畅气机,开通胸阳,行气而助活血。若心痛剧烈,酌加血竭粉、三七粉,和匀,每次 1.5 g,每日 3 次,或加失笑散、乳香、没药、麝香粉以开导经脉,活血定痛。血瘀较轻者则用丹参饮。

2. 活血化痰法 心居阳位,为清旷之区,诸阳受气于胸中,故凡素体心气不足或心阳不振,或终日伏案少动,致胸阳不展,气血运行不畅者,则外寒易乘虚而入,"两寒相得",饮凝胸中,阳气失于斡旋。颜德馨常谓"阳气不到之处,即为寒饮留滞之所",心阳不振,既可导致血脉瘀阻,又能引起津液失布,痰饮停滞,痰瘀痹阻心脉,胸痹、心痛之症作矣。冠心病的病机可用"阳虚阴凝"四字加以概括,所谓阳虚阴凝即为本虚标实,本为心气不足,阳失斡旋,标乃痰瘀凝滞,心脉痹阻。故临床凡见胸膺痞闷,或心痛彻背,甚则背部长寒,舌淡苔白而润,遵《黄帝内经》"心病宜食薤"之旨,法宗仲景,以瓜蒌薤白通阳为主,配以活血化瘀之药,选加半夏、茯苓、橘皮、枳壳、桔梗、石菖蒲、郁金、降香等。其中石菖蒲能引药入心经,缓解症状较为迅速。然饮为寒邪,得温则化,得寒则凝,欲求宣痹化饮,温通心阳,附子在所必用。酌加桂枝、附子等品,取"离照当空,阴霾自散"之意。

3. 补气活血法 因气虚气滞而致血瘀者,多见于老年或体弱患者,元气已虚,故胸中窒闷,疲倦乏力。颜德馨常用扶正达邪、疏通气机方法。认为用活血药能使症状缓解,但欲求改善心肌能力或控制其发作,需加用益气之品,才能稳固。故自拟正心冲剂,用葛根、川芎升发清气,用降香、决明子降浊泄气,一升一降,使清旷之区得以复原,生山楂配决明子可降脂降压,更用党参、黄芪、丹参、赤芍益气养血增强心肌能力,恢复心脏功能,即沈金鳌所谓"补益攻伐相间并进,方为正治"。夏月之际常用李东垣清暑益气汤治冠心病。本方为补中益气汤去柴胡,加生脉散和苍术、泽泻、楂曲、葛根、黄柏而成,方以补中益气汤补气健脾,合生脉散益气复脉,佐黄柏、苍术清暑化湿。李东垣云:"夏月服生脉散加黄芪、甘草,令人气力涌出。"可见本方治冠心病之奥义。

4. 温阳活血法 颜德馨常谓:"宗气贯于心脉而行气血,气虚则血滞,气盛则血行。""培补宗气,可使心脉充实而血行全身。而能担此重任者,当首推附子。"或曰:"附子为温肾阳之药,安能补心气乎。"颜德馨认为,仲景用通脉四逆汤治阴证厥逆,脉沉微细欲绝,取其伸发阳气,化凝复脉,本可效法。故凡见脉来虚弱,面色萎黄,胸闷心慌,心痛惊悸,则责之心阳不足,治当振奋心阳,附子为必用之药。一般而言,脉来缓慢,畏寒舌淡,为心之阳气不足,重用麻、附、细辛。本方原为《伤寒论》治太少两感之方,麻黄、附子皆有强心之效,细辛能止痛,其味皆辛,其性皆温,合用有同气相求之妙,合力于一处,使寒散阳复,心阳振奋。临床应用常酌加桂枝、干姜、黄芪、党参等于处方之中。若见心悸、脉虚数、舌红则责之于心之气阴不足,则加生脉散或天王补心丹以益气养阴复脉并制约附子之燥热。其中麦冬一味,有强心之功,所谓"麦冬一味,有回天之力",颜德馨最喜用之。若见心悸怔忡,自汗则偕龙骨、牡蛎入心,重镇安神,交通心肾,又制附子上潜之性。

二、诊治心律失常经验

颜德馨认为心之藏于脉者,气血耳;脉之舍于神者,也气血耳。心气是推动血行脉中之动力,心血是濡养神、舍脉中之基宅。心律失常的病机离不开气血的变化,气血失常,扰乱心神,神不清明,则发惊悸、怔忡。由于心神不宁是本病的基本病机,在治疗中辅佐以养心安神或镇心安神之药,每可收到事半功倍之效。

1. 理气活血法 心律失常兼见胸闷,情志抑郁,两胁作痛,咽喉堵塞,女子或月经不调,乳房胀痛,舌红,苔薄,脉弦细结代。治以活血化瘀,疏肝理气。每取血府逐瘀汤合逍遥散加减,方中柴胡、苍术、白术、薄荷等疏肝理气;桃红四物汤活血安神;配以石菖蒲、生蒲黄意在活血安神;桂枝配黄连构成交泰丸,交通心肾、养心安神;枳壳、桔梗,两药相配,一宣一降,宣通气机,增强理气之效,气行则血行。若寐差,烦躁不安,加龙骨、牡蛎等镇心安神之品;若心悸较重,加灵芝、远志、龙齿,三者合用,以养心安神,对心律失常有较好疗效。

2. **活血祛痰法**　心律失常时发时止,胸闷胸痛,痛势彻背,气促痰多,心烦易怒,胃纳不振,口干且苦,舌红,苔黄腻,脉弦滑结代。化瘀用桃红四物汤及其化裁的血府逐瘀汤、四物安神汤(《万病回春》)、十四友汤(《太平惠民和剂局方》);化痰用二陈汤及其化裁而出的温胆汤、涤痰汤、导痰汤等。方中丹参、川芎、葛根活血化瘀,可缓解胸闷、胸痛症状;苦参、夏枯草清心化痰,抗心律失常效显。若失眠甚者,加龙骨、牡蛎、琥珀等重镇降逆、宁心安神之品;若胸闷胸痛甚者,加瓜蒌、薤白、郁金等通阳泄浊、活血止痛;若头晕加石菖蒲、磁石;如血脂高者,加升麻、荷叶、姜黄、生蒲黄。

3. **益气补血法**　心律失常症见面白少气,脉代而无力,自觉心中空虚,惕惕而动,此由心气内虚所致。治当益气安神,方用保元汤加酸枣仁、石菖蒲、远志之类。如体质素虚,或产后未复,或继发于失血之后,症见脉来细弱,舌质淡红,口唇无华,夜寐不宁,此由心血衰少、血不养心所致。治当养血安神,方用归脾汤、人参养荣汤之类。若脉来或结或代,心惕不安,神疲乏力,此为营卫俱衰,治当阴阳并调,方用炙甘草汤加减。

4. **温阳安神法**　心悸怔忡日久不愈,可使阳气衰惫,不能输布津液,运行血液,引起水液内停,血涩成瘀。各种心脏疾患发展的慢性阶段,阳气亏虚和血脉痹阻表现尤为突出,临床症见心悸怔忡,胸闷胸痛,畏寒神萎,四肢发冷,短气乏力,动则尤甚,大便溏薄,肢体浮肿,小便不利,脉沉迟而涩。治宜温阳通脉,化瘀安神,每取参附汤合补阳还五汤加减,方中附子乃补命门真火第一要药,其性雄壮彪悍,走窜十二经脉,既行气分,又入血分,与酸枣仁同用,温阳安神效显,佐以炙甘草缓制其毒,党参、黄芪益气通脉;生地、川芎、当归、生蒲黄、石菖蒲活血安神。若兼失眠者,加茯苓、柏子仁、五味子;心烦易怒者,合桂枝甘草龙骨牡蛎汤;四肢厥冷者,加用茯苓四逆汤。

5. **补阴安神**　心律失常症见时悸时烦,心胸躁动,一经思考,则心悸不停,入夜难寐,此由心阴不足、心阳独亢、心神不宁所致,法当滋阴降火,安神宁心,宜天王补心丹合丹参饮出入,方中南沙参、北沙参、玄参、天冬、麦冬清心养阴除烦,酸枣仁、柏子仁、茯苓安神定悸,配以丹参饮活血通脉;若其阴虚明显者,可配以六味地黄丸,偏火偏亢者,则佐以朱砂安神丸,心肾不交者,则加交泰丸。

三、诊治脑梗死经验

脑梗死为缺血性中风,常以突然昏仆、半身不遂、口舌歪斜、不语或言语蹇涩、偏身麻木为主症,活动状态、安静或睡眠状态均可发病。颜德馨认为,中风病因不外风、痰、火诸邪,无论是肝阳上亢,心火暴盛,还是内伤积损,痰湿生热,皆可相互影响,而致肝阳化风、热极生风、阴(血)虚生风,最后导致"血菀(瘀)于上"的病理改变,可谓殊途同归。因此,脑梗死的主要病机转归是血行受阻,血瘀脉中,而导致血瘀的原因有气虚、血滞、痰浊、肝火、阴亏、阳虚等。一般而言,中经络者,正气虚而不甚,邪虽盛而病位浅,病情尚轻,病机重点是气血亏虚,肝阳、痰浊、瘀血痹阻脑络;中脏腑者,邪气炽盛,正气虚衰,病位较深,病情危重,其病机重点多为邪热、肝风、痰浊、瘀血等蒙蔽清窍;后遗症期,乃气血呆滞,精气内损,清灵之府为痰瘀阻滞。

1. **先兆期** 脑梗死是由于脑血管缺血而产生的脑实质梗死性病变,梗死未成之前,往往有先兆症状,相当于短暂性脑缺血发作(TIA),其临床表现为短暂的眩晕、目瞪口呆、言语蹇涩、记忆力一过性丧失、单侧或双侧肢体麻木,伴恶心、呕吐、视物模糊,甚则短暂的意识障碍等。颜德馨视"中风先兆"为元气渐亏,气虚为本,痰瘀为标。对先兆期的治疗,采用益气活血法,以黄芪、生蒲黄、川芎、苍术制成"中防干膏粉"。方中黄芪补益中气,推动血液循行,达到"气充血活"之目的;川芎具活血行气之功,有散瘀化瘀之力,引药上行,与黄芪相伍,起到益气化瘀活血的作用;蒲黄主入血分,生用善活血化瘀,与川芎同用,借其之上行,对脑小血管循环网络有改善微循环效果;苍术为健脾运脾、除湿化痰之品,既能促进药物吸收,又能降脂降糖,与川芎、生蒲黄相配,不仅化瘀活血,并能运脾化湿,祛除痰浊。实验研究证明"中防干膏粉"对促进脂质代谢,降低血中脂质含量,防止血管粥样硬化,增加脑血管血流量,畅通脑血管循环网络,均能起到积极的作用,临床观察亦显示可减少脑梗死的发病率。

2. **急性期**

(1)醒脑开窍法:多由肝肾阴亏,下元亏乏,加上七情过度,郁而化火,肝风内动,痰瘀交阻,一旦中脏,则神识昏愦,鼻鼾痰涌,半身废用或肢体拘急,舌质红绛,苔黄腻,脉弦滑等。颜德馨认为醒脑开窍是中医治疗脑梗死急性期的主要方法,神昏而烦躁者宜安宫牛黄丸,神昏而抽搐者宜紫玉丹,神昏而惊惕者宜玉宝丹,神昏而四肢厥冷者宜苏合香丸。如用药得力,措施及时,抢救成功率会明显提高。

(2)清热通腑法:颜德馨认为,凡中风便秘者,首当清热降火,通腑降浊,方选羚角钩藤汤、风引汤、犀角地黄汤等加生大黄投之,生大黄有釜底抽薪、导龙归海之功,腑实一通,气机由逆转顺,中医虽无降脑压一词,而通腑常能达到此目的。

3. 后遗症期

(1)益气活血法:脑梗死后多数患者留有瘫痪,此乃气血呆顿,精气内损,清灵之府为痰瘀阻滞,脑失所养。颜德馨据"脑髓纯则灵,杂则钝"原理制订验方新加补阳还五汤,治气虚血瘀效果显著。处方:

黄芪 30 g,当归 9 g,川芎 9 g,赤芍 9 g,桃仁 9 g,红花 9 g,酒炙地龙 6 g,葛根 9 g,生蒲黄 15 g,水蛭 3 g,通天草 9 g。

若患者以肢体偏瘫、痿废不用为主,则重用黄芪、伸筋草,另以生紫菀配豨莶草,使筋脉气血得通,有利于肢体功能的恢复。

(2)养血通络法:颜德馨认为瘀血阻络,不仅伤气,也能耗血。血虚生风,可致肢体拘挛、麻木、疼痛或痿废,治当养血通络,可投生血起废汤(陈士铎《辨证录》方)。处方:

玉竹 60 g,熟地 30 g,当归 30 g,山茱萸 12 g,茯苓 15 g,白芥子 15 g。

治血虚左半身瘫废不用,健肢麻木,制方新奇,颇具奥旨,可资临床之助。临床每加入防风、秦艽等祛风润剂,乃取"治风先治血,血行风自灭"之意,有事半功倍之效。若兼有语言不利者,则配以神仙解语丹(程国彭《医学心悟》方)。处方:

白附子 9 g,石菖蒲 9 g,远志 9 g,羌活 9 g,南星 9 g,天麻 6 g,广木香 6 g,全蝎 3 g。

共研细末,面糊丸,龙眼大,每服 1 丸,薄荷汤下,适用语言謇涩,手足不遂,口眼歪斜诸症,效果较显。

(3)化痰祛瘀法:痰瘀之邪阻滞脑络,使清灵之气不能与脏气相接,遂致病成,治疗重在疏通脉道,推陈致新。颜德馨自拟"脑梗灵"为主治疗颇为有效。"脑梗灵"由水蛭、通天草、石菖蒲、蒲黄、海藻、葛根等组成。方中以水蛭配伍通天草，水蛭味咸性寒，专入血分而药力迟缓，借其破瘀而不伤气血之力，以祛沉痼瘀积；通天草其气轻清上逸，与水蛭相配，能引药入脑，剔除脑络新久瘀血，俾瘀化络通，脑窍复开；石菖蒲配蒲黄，盖石菖蒲禀天地清气而生，有怡心情、舒肝气、化脾浊、宁脑神之功，为治邪蒙清窍所致神昏、健忘等症要药；蒲黄生用善活血化瘀，与石菖蒲合用则能祛瘀浊以通脑络，醒心脑以复神明，奏开窍安神、醒脑复智之功；海藻味咸性寒，气味俱厚，纯阴性沉，颇能软坚；葛根气味俱薄，轻而上升，浮而微降，阳中阴也，为阳明经药，兼入脾经，与海藻相配，能引其药入脑，增加脑血流量，软化脑血管。全方共奏祛瘀化痰、疏通脉道之功。若痰热炽盛，用大黄通腑泻热；若肝阳亢盛，则投以滋阴潜阳之剂，如羚羊角粉、山羊角、生石决明、天麻等，以平上冲之气焰，潜其阳，降其气，随症加减，常获显效。

四、诊治脾胃病经验

脾胃病多由脾胃生理功能虚衰，加之因饮食、情志、寒湿等更伤之，或因脾胃本身气虚运化无力等，以致饮食积滞，湿浊困脾，形成本虚标实或虚中夹湿者居多。颜德馨治脾胃病常守三法：① 轻可去实，其剂宜轻，其量宜小，不可滥攻又不主张滥补。② 顾护胃阴，老年以脾胃为本，胃阴一伤则胃气必失，生机危矣。③ 注重脾胃升降，尤其是治中焦疾病，视为最佳方法。

1. 阳腑阳伤，温通胃阳　胃为阳土，多气多血，故有阳明阳腑之称。然诸多医家更重胃阴而忽视胃阳，叶天士提出"胃阴学说"。《素问·生气通天论篇》曰："阳气者，若天与日，失其所则折寿而不彰。"颜德馨宗《黄帝内经》之旨，尝谓："五脏六腑皆分阴阳，独胃腑无阳乎？"临床十分重视胃阳之作用，故凡见水谷积滞胃腑，阻遏不通而致反胃、恶心呕吐、泛酸诸症，多责之于胃阳不振、浊阴潜踞所致。用药非温而通者，不得复其阳，非通而走者不能祛其寒，法当釜底加薪，温通胃阳，常喜用附子、荜澄茄、荜茇、吴茱萸、公丁香、半夏、茯苓、枳壳、川厚朴等品。

2. 阳腑津伤，酸甘滋润　前贤谓太阴之土，得阳始运，阳明阳土，得阴自安，以脾喜燥恶湿，胃喜润宜降故也。临证见禀质木火之体，胃津耗伤，以致嘈杂灼热、胃脘疼痛、口干舌红等症，常用清养胃阴之法，药以酸甘滋润，如木瓜、白芍、乌梅、麦冬、石斛、沙参等品，口苦加蒲公英、栀子，脘胀加八月札、娑罗子、檀香、麦芽等，清胃而不伤津，理气而不伤阴。尝谓"胃宜降则和者，非用辛开苦降，亦非苦寒下夺屡损胃气，不过甘寒或酸甘滋润以养胃阴，则津液来复，胃之通降即复矣！"

3. 阴脏阳虚，温脾升清　颜德馨认为治脾之药宜动宜刚则运，温补极是，大忌阴腻静药。平素喜用附子理中汤、建中汤、黄土汤等方。同时认为，脾胃同居中州，是升降运动之枢纽，脾虚则清气不得宜升生发，浊气碍于停滞下降。《经》曰"清气在下，则生飧泄，浊气在上，则生膑胀"是也，治疗当崇李东垣"升阳"之学，强调脾阳之生发，临床尤喜以"升麻、苍术"同用，以"升麻之轻而味之薄者，引脾胃之气上腾，复其本位，便能升浮以行生长之令矣"。常配半夏、白术、茯苓、陈皮等品，胀甚则加檀香、砂仁、麦芽、枳壳。

4. 阴脏阴亏，滋阴和营　颜德馨认为脾为太阴之脏，主运化，为胃行其津液，重在生化。故凡脾体本虚，胃强脾弱，胃火灼盛，耗伤脾阴，或老年肠燥，产后体虚，皆使脾气不得敷津，失其转输之能、滋润之性，即为脾阴亏损，则见消渴、中脘嘈杂、大便秘结、舌红脉细等症。治脾则当养阴和营。然滋阴诸药虽可补其阴液，但不能助其生化，唯有加入白术一味，以滋其化源，才是治法。《慎斋遗书》云："专补脾阴之不足，用参苓白术散。"此即颜德馨常谓"补脾不如健脾，健脾不如运脾"之意。

五、诊治白血病经验

颜德馨认为急性白血病，发病急，进展快，具高热、出血之特征，相当于温病的营血分证。慢性白血病，则可归属于癥瘕、积聚、虚损等证的范畴。本病在临床上虚实互现，变化多端，因此治疗上，颜德馨主张当扶正达邪，相辅相成。白血病前期多实，重在达邪，后期常虚，极宜扶正。达邪即祛除邪毒，以迅速抑制病情变化，截断病势发展。扶正之法，或补气补血，或滋阴壮阳，能提高免疫功能，促进病情缓解，使缓解期延长。根据其临床表现不同，将白血病的临床表现初步归纳为六种证型，即为阴虚型、阳虚型、阴阳两虚型、痰热型、瘀血型、温热型六种。

1. 阴虚型　症见：病程较长，消瘦乏力，持久发热，盗汗，口干喜饮，咳嗽气急，头痛头晕，耳鸣，舌焦，鼻衄，齿衄，紫斑，视网膜出血，遗精，四肢关节酸痛，咽炎，口腔炎，肝脾及淋巴结轻度肿大，舌红绛，有剥苔，脉数虚大，重按无力。此为骨体受损,内热伤阴,热灼血络,迫血妄行。辨证为正虚邪实,伤及营分。治则以养阴清热。急性者治疗宜速投犀角地黄汤;慢性者重在养阴、扶正达邪。其中血象白细胞偏高者,可用鳖甲饮(生鳖甲、黄芪、龟甲、当归、太子参、丹参、生牡蛎、银柴胡、栀子、赤芍)。如为非典型性白细胞、骨髓粒细胞增生,而周围血象较低者,即服滋阴固本汤(生地、何首乌、赤芍、白芍、驴皮胶、地骨皮、黄芪、甘草、当归)。上述两方均系自拟,临床验证,可延长缓解期,且未见到副作用。

2. 阳虚型　较少见。症见:消瘦乏力,头晕,自汗,便溏,四肢浮肿或发麻,手足欠温,面色萎黄,唇白,爪甲不荣,舌边有齿印,或有四肢散在性出血,脉软弱无力或虚大,舌白而润,苔薄白。白细胞一般均降低。此系正气本虚,毒邪侵袭,脾肺亏损,肾阳虚竭。辨证为营卫失和,阳气衰竭。治则以甘温益火扶阳。可用参仙八味饮,药用人参叶、党参、黄芪、仙茅、白术、丹参、巴戟天、补骨脂、甘草补肾益脾,补阳而不伤阴,对改善红细胞有一定疗效。不宜用附子、干姜之类,恐其性燥热,以致动血出血。

3. 阴阳两虚型　症见:面色苍白不华,或面部绯红,爪甲不荣,乏力,自汗,盗汗,出血,发热,骨节酸痛,口糜,遗精,形寒或潮热,便溏或便艰,面浮,手心热,咳嗽,脉弦滑而数;或沉微无力,舌色淡,被有薄腻苔,舌尖部起刺,兼有阳虚型与阴虚型症状。有时则不必悉具,而出现偏阴虚或偏阳虚现象。本型遗精一症多见,遗精后症状往往可加重。此型也最易转化为温热型(急性发作)。本型如发热不退,宜及早投诸凉药,以防出血致变。一般情况下可用何首乌、人参叶、仙茅、太子参、丹参、党参、当归、赤芍、白芍、甘草等组方。

4. 瘀血型　大多见于慢性白血病。症见:胸闷胁痛,低热乏力,入夜多梦,关节刺痛,大便发黑,紫癜,肝脾显著肿大,妇女患者则往往居经不行或月经过多,舌紫有瘀斑,脉涩数,白细胞可高至 $30\times10^9\sim40\times10^9$/L 以上。此因肾气不足,热毒之邪内侵骨髓营血,髓热熏蒸,煎熬阴液,故致瘀血盘踞于精体之间。辨证为瘀血内结,新血不生。治则以破瘀为主,兼以扶正。一般治疗可用桃仁承气汤、人参鳖甲丸、阿魏丸等。在临床上,曾自拟二方,颇有效验。

一为内服方:龟甲化瘀饮。

龟甲、鳖甲、牡蛎、莪术、丹参、红花、三棱、太子参、仙茅。

一为外用方:消痞粉。

117

水红花子 30 g，皮硝 30 g，樟脑 12 g，桃仁 12 g，䗪虫 12 g，生南星 15 g，生半夏 15 g，穿山甲 15 g，三棱 15 g，王不留行 15 g，白芥子 15 g，生川乌 15 g，生草乌 15 g，生附子 9 g，延胡索 9 g。

共研细末，蜜糖醋调敷脾脏，施用时另需加麝香 1.2 g、冰片 3 g，外用防潮纸罩住，以防污染衣衫。此药第二日仍可敷用，但麝香冰片需另换。曾以此外敷药治疗 9 例白血病患者，证实可使脾脏缩小，血象下降。另外，当归龙荟丸及由青黛中提炼之靛玉红片，对此型患者亦有疗效。

5. 痰热型　淋巴细胞性白血病多属之。症见头疼发热，淋巴结、扁桃体等明显肿大，咽痛，齿、鼻及皮下出血，大便不爽，肝脾极度肿大，舌苔厚腻，脉滑数有力。白细胞大致偏高。本型乃火不降，血不下而溢于口鼻，气不布，水不散而痰浊内结。辨证为正虚痰浊聚积。治则以化痰软坚，活血消积。本型患者多属慢性，用夏枯草膏、小金丹、金黄膏等化瘀软坚。急性退肿方用板蓝根、西藏青果、黄药子、生牡蛎、昆布、海藻、僵蚕、丹参、赤芍、贝母、牡丹皮等。

6. 温热型　多系急性白血病或慢性白血病的急性发作。症见：高热，急性发作，头痛，神昏状如温病。又有从太阳表证开始，循经而传，而后迅即出现阳明或兼蓄血症状，病邪深入营血，与三焦风火相煽，内窜心包，逼乱神明，以致昏迷不语或反呈兴奋状态，四肢有出血点，全身各部出血，尿血，便血，谵语，烦闷，口干而渴，手足瘫痪，舌绛、黄腻苔或灰黑稍绛，脉弦数、洪大无伦。此系热毒深入营血，内陷心包，闭塞脉络，迫血妄行。辨证为邪犯营血，内陷心包。治则以清营凉血，开窍宁心。方用羚羊饮子，亦可用人参白虎汤、神犀丹、紫雪丹、安宫牛黄丸以及犀角地黄汤等。

一般而言，阳虚、瘀血，病势较轻，预后较好；阴虚，阴阳两虚，痰热，特别是温热型，病情多急，预后亦差。另需注意的是，上述的分型，是可以转化而不是固定不变的，寒性各型症势较缓，若转为热性各型，则多为恶化之征兆。

第三节　颜乾麟临床经验

一、诊治高血压病经验

颜乾麟从"正虚邪实"立论探讨高血压病病机，认为机体脏腑功能失调，肝肾亏虚是高血压病发病之本（正虚），而痰饮瘀血为高血压病发病之标（邪实），故高血压病应立足于调整脏腑功能。该病早期多以实证或本虚标实为主，多见肝阳上亢，肝郁化火，阴虚阳亢，治疗多以平肝降压；中后期多以虚证为主，多见肝肾不足，阴阳两虚，治疗以滋养肝肾为主。

1. 早期多从肝阳上亢，肝郁化火论治　"诸风掉眩，皆属于肝"，肝为风木之脏，其性刚，主动，主升，如情志郁勃，或烦劳过度，则易于化火生风，上扰巅顶，则头目眩晕、目胀耳鸣、心中烦热、脉弦而有力，其治当以平肝息风。若间有挟痰者，不可专从痰治，盖风动阳升，挟痰上行，火撤风平，痰亦自降也。临床习以镇肝熄风汤或钩藤散治疗肝阳上亢之高血压病患者。钩藤散出自宋代许叔微《普济本事方》，以钩藤、菊花平肝息风；石膏、麦冬清热降火；陈皮、半夏祛湿化痰；茯苓、茯神、党参、甘草益气安神；防风、生姜疏风散邪。防风虽性发散，但实为风药中之润剂，为治头痛头晕之要药，伍入清热平肝剂中，不但不会滋生流弊，且有相辅相成之效。若头晕头胀，面赤口苦等肝风上扰症状明显，可加用钩藤至 30 g，怀牛膝配钩藤，清上引下，降血压甚效；若肝阳亢盛，再加天麻、僵蚕、全蝎之类以增平肝之效；痰浊内盛者选加橘红、瓜蒌、天竺黄化痰清热；尺脉重按无力者，加熟地黄、山茱萸滋补肾元；心中热甚者，加薄荷、生栀子清热泻火；头痛明显者，加夏枯草清泻肝火。临床体会此法尤适用于以收缩压升高为主的患者，药后大多数患者血压均有不同程度的下降，头晕、头胀、心悸等自觉症状亦相应减轻或消失，有些患者血压虽无明显变化，而症状却有明显改善。

2. 中后期多从阴阳两虚，虚阳上扰论治　颜乾麟认为高血压患者肝阳上亢日久必损阴液形成阴虚阳亢。若病情发展，阴虚更甚，可出现肝肾阴虚，病程再久可转化阳虚，同时气病及血，可见瘀血内停、经络闭阻之象。因此治疗需在调补阴阳为主的基础上，活血化瘀，攻补兼施，消除病理邪气，重建机体气血动态平衡，从而稳定血压。常取六味地黄丸合桂枝、怀牛膝、钩藤、菊花等治之。六味地黄丸为滋补肾阴之祖方，寓三补（山药、山茱萸、熟地黄），三泻（泽泻、茯苓、牡丹皮），阴阳互济；怀牛膝配桂枝入血分，上下同治，潜降虚阳；钩藤、菊花平肝息风，共取滋阴潜阳、引火归元之功。若见更年期并高血压，常用滋水清肝法，取二仙汤合二至丸加味治疗。对于真阳不足、虚阳上浮之眩晕，宜温潜浮阳，用附子与羚羊角粉配伍，附子温阳散寒，羚羊角平肝息风，二药合用,肝肾同治,温潜并用,于阳虚眩晕者颇为合拍。对于病史长久,临床出现心悸、失眠,口唇舌质紫暗,心电图提示有心室肥厚,眼底动脉狭窄,常加用黄芪、丹参、川芎、葛根等益气活血药,不但能消除症状,还能帮助控制心肌缺血、逆转心室肥厚。

二、治疗阿尔茨海默病的经验

阿尔茨海默病(AD)是较常见的老年难治病,病程缠绵,临床症状表现不一。颜乾麟认为,老年人由于体质、情志等多种因素的影响,不仅虚证多见,而且热证、火证亦常见,AD 也不例外。对于 AD 患者辨证属热证、火证者,颜乾麟常取清法,因清法具有清热解毒、泄浊开窍等作用,尤其适用于 AD 患者神昏智衰、动而多怒、躁妄打骂、喧扰不宁等热证表现,故治之颇多效验。

1. 清心开窍法　临证常见 AD 患者性情激动,易激惹,吵闹骂人,哭笑无常,健忘,失眠,甚则昏愦不语,身热,舌蹇肢厥,舌红脉数。治疗时,常选用黄连、苦参、连翘心、麦冬、丹参、水牛角、赤芍、牡丹皮、知母等组成清心开窍方。苦味入心,故用小剂量黄连、苦参引诸药入心;牡丹皮、赤芍凉血清热,清血中之火即清心火,亦即清脑;知母、连翘心、麦冬清心降火;水牛角凉血开窍。诸药配合,共奏清心开窍、凉血泻火之功。

2. 清热涤痰法　临床常见心情烦躁、言语啰嗦或多疑善虑,头痛失眠,甚则哭笑无常,忿不欲生,喉中痰鸣,舌质暗红、苔黄腻或白腻,脉弦滑或弦涩。对于此型 AD 患者,常以清热泻火、涤痰开窍为法,予黄连温胆汤加减,药用:

川黄连 3 g,姜半夏、淡竹茹、白茯苓、陈皮、白芥子、胆南星、石菖蒲、远志各 9 g。

若头痛呕恶、口干便秘者,加礞石滚痰丸 9 g,或钩藤、生大黄各 9 g,以导痰热下行。

3. 清化瘀热法　AD 患者气血乖违,瘀滞清窍,郁而化热,故见躁扰不安,恼怒多言,或呆滞少语,妄思离奇,面色晦暗,胸脘苦闷,头晕心悸,舌质紫暗或有瘀斑,脉沉涩等。习用癫狂梦醒汤合通窍活血汤化裁,药用:

柴胡、香附、桃仁、赤芍、川芎、郁金、半夏、陈皮、栀子各 9 g,生大黄 6 g,丹参 15 g。

因癫狂梦醒汤原方中木通有肾毒的副作用,习用黄连 3 g 代替之,疗效尚佳。

4. 清热滋阴法　AD后期,气血运行不畅,各种病理产物化为热毒乘虚而入,邪热熏蒸脏腑,伤及阴津,扰乱心神,上冲犯脑,灼伤脑髓。临证常见昼日神萎,入暮烦躁,身热夜甚,口干不欲饮,心烦不寐,时有谵语,舌质红绛,脉细数等。以清热滋阴为原则,配以凉血之品,方选犀角地黄汤、黄连解毒汤、黄连阿胶鸡子黄汤加减。其中黄芩、黄连、黄柏分别清上、中、下三焦之热,栀子通泻三焦之火,赤芍、牡丹皮凉血散血,犀角(现在多用大剂量水牛角代替)清热解毒开窍,配以生地、麦冬、知母滋阴清热,阿胶、鸡子黄滋阴潜阳。

三、辨治失眠经验

失眠,是指经常不能获得正常睡眠而言。轻者仅表现为入睡困难,或睡眠不深,时睡时醒,醒后不能再睡,严重者则可通宵不睡。现代研究认为可分为起始失眠、间断失眠、终点失眠三期。颜乾麟根据失眠不同分期,分别从心肾不交、痰瘀交结、心神不宁论治,并随症灵活加减。

1. 起始失眠从心肾不交论治　起始失眠即指睡眠潜伏期延长,入睡时间超过 30 min,多由于精神紧张、焦虑、恐惧等引起。其主要特点为入睡困难,次证可见五心烦热,心烦头晕,口舌生疮,腰酸遗精,舌红脉细数等。究其实质在心肾功能失调,故当协调阴阳,交通心肾,常用交泰丸或用半夏秫米汤,酌加石菖蒲、远志以增交通心肾之功;或取半夏、夏枯草同用,“盖半夏得阴而生,夏枯草得阳而长,是阴阳配合之妙也”。二药相使,则交通阴阳之力更宏。

2. 间断失眠从痰瘀交结论治　间断失眠即指睡眠维持障碍,夜间觉醒次数大于或等于 2 次。其主要特点为一眠数醒,夜眠梦多,伴有头胀痛,目眩健忘,或胸闷心悸,舌紫或有瘀斑,舌下脉络纡曲青紫。颜乾麟认为此症可从痰瘀交结论治,在临床治疗中提出“安神不忘祛邪”,常以血府逐瘀汤治之,《医林改错》称“夜不能睡用安神养血药治之不效者,此方若神”。颜乾麟体会,运用本方,患者除有失眠外,尚有四大指征,临床不可不察:① 伴头痛,精神紧张。② 妇女可见月经不调。③ 乱梦纷纭。④ 服用安眠药无效。若见上证,用血府逐瘀汤,其效更好。本方既能活血化瘀,又能调整气血平衡而治失眠,符合《黄帝内经》“疏其血气,令其条达而致和平”之意。

若见失眠易醒,胸脘不舒,不思饮食,舌苔黄腻,脉滑数等,则为痰邪作祟,“胃不和则卧不安”。治疗当用化痰清热、和胃安神方法。根据临床经验,用黄连温胆汤有确切疗效。其中黄连苦寒而入心经,为治失眠要药,温胆汤功能清化痰热,全方共奏清心化痰、和胃安神之效。加入远志、人参、熟地、酸枣仁名十味温胆汤,《证治准绳》谓其适用于痰热扰心、气血不足之失眠。若由五志郁火,灼津为痰,痰入心舍,瘀阻心脉而出现顽固性失眠,则加入石菖蒲、远志、郁金、杏仁、丹参以痰瘀并治,清心安神。

3. **终点失眠从心神失养论治** 终点失眠,是入睡并不困难,但持续时间不长,后半夜醒后即不能再入睡,总睡眠时间缩短,通常少于 6 h。其主要特点为半夜易醒,醒后辗转,难以入睡,心悸健忘,体倦神疲,饮食无味,面色少华,舌淡苔薄,脉细。此症可从心神不宁论治,常用归脾汤补益气血,并合安神药如酸枣仁、柏子仁、远志、龙眼肉、五味子等养心安神。颜乾麟体会,安神类药物可养心安神,使元神之府阴阳平衡,而收改善睡眠质量之效。其中酸枣仁一味,陈士铎盛赞其为"安心上不寐之圣药",既能安神定志,又具补养之功,对心神不宁之失眠尤为适用。若偏于心血虚者,如妇女更年期或神经症,用甘麦大枣汤,或在方中加百合以养心安神,龙齿、琥珀安神定惊,其效更好。

四、治疗糖尿病经验

糖尿病属中医消渴病范畴,历代医家论治消渴病多以阴虚燥热立论,"阴虚为本,燥热为标"已成为对糖尿病病机认识的一种定式,多采取滋阴补肾之法,但颜乾麟体会糖尿病是病机复杂、变化多端的难治病,其基本病机虽为气虚湿热,但在其终生缓慢的发展过程中,病机也同时处在动态演变中,应打破视糖尿病为"虚证",以补肾为主的治疗路线,视病机变化而施治。一般而言,在糖尿病初期或仅体检发现血糖升高者,以中土壅滞、湿阻中焦为其主要病机,患者病程短,并发症少而轻;中期患者以脾气虚弱,不能散精为其主要病机,病程较长,并发症较多;后期因湿为阴邪,久湿易伤阳气,故以脾肾之阳不足为其主要病机,患者年龄大,并发症多而重。此外值得注意的是,糖尿病引起的冠心病与其他危险因子引起的冠心病病机不一,多属气阴不足,湿热瘀血交阻。

1. **糖尿病早期以清热燥湿为主** 《素问·至真要大论篇》曰:"诸湿肿满,皆属于脾。"脾虚日久,内生痰湿,中焦气机失于斡旋则郁而化热。临床上常能见到糖尿病早期患者空腹血糖偏高,脘腹胀满,大便秘结,口中浊气,多食易饥等湿浊内阻、郁而化热之象,治当以清热燥湿为主,选苦寒气味厚者以清火坚阴,方用"消渴清"加减。"消渴清"由苍术、知母、蒲黄、地锦草、黄连组成,方中苍术健脾运脾,激发胰岛功能;知母养阴清热,生津润燥;蒲黄能导瘀结,降血脂,有效预防糖尿病合并症;地锦草清热凉血,有降糖的作用;黄连清热燥湿,泻火坚阴。若见口臭、口渴喜冷饮、饥饿感明显,则加白虎汤清热泻火;若见烘热汗出、心烦眠差等,则参当归六黄汤滋阴清热;若见大便溏而不爽、舌苔黄腻、脉滑数等,加葛根芩连汤以清利湿热。

2. 糖尿病中期注重健脾益气 "脾为生化之源",人的所有饮食营养的吸收与排泄都要归到脾脏的功能。脾气亏虚,运化失司,不能"游溢精气",不能转输饮食化生的精微物质(血液糖分、脂肪等)时,精微不循常道,谷精溢于血中,可使血糖升高,清气不升反降,流于膀胱而成尿糖。中医学无"胰"之脏,颜乾麟认为从胰的生理功能来看,当隶属中医学"脾"的范畴,胰腺的病理改变大多归属于脾的病理变化之中,认同"脾胰同源"之说,认为在糖尿病中期阶段,见餐后血糖偏高,不能仅囿于"阴虚燥热"论,当在生活方式干预的基础上,强调"脾统四脏"之说,应用运脾法治疗胰的病变,治以益气健脾、复其升阳散精之功。常用黄芪、党参、山药、桑叶、薏苡仁、茯苓等益气健脾,使脾气振发,唯山药为健脾敛阴之品,熬粥长期食用,亦乃消渴病食疗之良方。同时习用苍术健中运脾治疗消渴病,使脾气健运,精微输布而不逗留于血液之中,可望使餐后血糖恢复至正常,不致病情进一步发展,不治渴而渴自止。

3. 糖尿病后期辅以温阳活血 病程较长的糖尿病患者常出现腰膝酸冷、夜尿频、大便稀溏、舌淡胖大、舌质紫暗、脉沉细迟等,同时出现血管病变等并发症,这些现象反映了患者体质虚弱,阳气温煦功能减弱而致气血运行不畅的病机。这一方面是因为病久必然造成脏腑功能的减退,而功能减退的重要标志之一,便是脏腑阳气衰退;另一方面长期使用苦寒药物亦易耗伤阳气,故病程较长的糖尿病患者,多见阳虚之征,其中尤以脾肾阳虚多见。正如明代赵献可指出:"命门火衰,不能蒸腐水谷之气,不能熏蒸上润于肺,如釜底无薪,锅盖干燥,故渴,至于肺……不能四布水精,并行五经,其所饮之水,未经火化直入膀胱……饮一斗溺一斗,试尝其味,甘而不咸可知矣。"孙一奎亦云:"病由下元不足,无气升腾于上,故渴而多饮。以饮多,小便亦多也。今大补下元,使阳气充盛,熏蒸于上,口自不干。譬之釜盖,釜虽有水,若底下无火,则水气不得上升,釜盖干而不润。必釜底有火,则釜中水气升腾。熏蒸于上,盖才湿润不干也。"因此治疗糖尿病久病者,应适当辅以温补脾肾阳气,补脾阳可选用理中丸,温肾阳可选用附桂八味丸。此外,颜乾麟体会小剂量温热药有继发胰岛功能作用,因此常在清热药中酌加小剂量炮姜、桂枝等,常用量为 3~6 g,一来温脾肾之阳,使洲中有火,二来清热苦寒药与炮姜、桂枝、吴茱萸等相伍,可防止苦寒伤阳,同时辛开苦降,开畅中焦。另外,瘀血贯穿于糖尿病的始末,临床上常见消渴病的口渴、头晕、胸痛、舌紫及血管病变等均为瘀血表现,故在治疗糖尿病时,常在主方基础上加丹参、泽兰、蒲黄、川牛膝、当归等活血化瘀,以改善瘀血阻络的症状,促进血糖的下降。

五、治疗老年尿路感染经验

尿路感染属中医"淋证"范畴,其病因有虚实之分,涉及肝、脾、肾、膀胱等多个脏腑,目前一般认为其基本病机为湿热蕴结下焦,膀胱气化不利。对淋证的治疗,古有忌补之说,如《丹溪心法·淋》认为本病"最不可用补气之药",故常用清利之法治之。颜乾麟认为老年尿路感染,病情缠绵,遇劳即发,多属"劳淋"范畴。劳淋一证,古有脾劳、肾劳之分,颜乾麟根据《灵枢》"中气不足,溲便为之变"的观点,提出脾虚湿困是老年尿路感染的主要病机,脾虚运化水湿无权,湿邪内蕴,阻遏气机,气机不调,日久中气下陷,以致水道通调不利,津液运行不畅,肾之蒸腾气化失常,膀胱气化失司,而致小便不利,出现尿急、尿频、尿痛等症。

颜乾麟主张治疗劳淋必须健脾,土旺则能运化水湿,脾健则能升降气机,脾气健运,气机调达,则水湿自化。临床擅用补中益气汤加减治疗老年尿路感染,多有应验。方中黄芪、党参补益中气,中气足,气机畅则水道利;苍术、白术合用则健脾燥湿力强,脾胃健运,湿自去而津液行;当归养血和营;陈皮理气和胃,以助脾胃健运,并以升麻、柴胡升提下陷之中气,清阳得升,浊阴得降,膀胱气化如常,小溲自利。颜乾麟在应用补中益气汤的基础上,常常根据患者的临床不同表现而采用脾肝同治法或脾肺同治法。若临床见尿急、尿频、神疲乏力,情绪急躁,心烦懊恼,胁肋作胀,头晕目眩,舌红、苔白腻,脉弦细,治宜补益中气,疏肝理气;方用补中益气汤合逍遥散加减,一般药用黄芪、党参、苍术、白术、当归、陈皮、升麻、柴胡、赤芍、白芍、茯苓等。若气郁化火,加牡丹皮、栀子;

若便秘,加枳实、厚朴等调气之品。若症见尿频、尿急,夜尿增多,气短懒言,咽痒咳嗽,咯痰不爽,喷嚏时作,舌红、苔薄白,脉细,治以补益中气,宣通肺气;方用补中益气汤合止嗽散加减,药用黄芪、党参、柴胡、升麻、苍术、白术、当归、陈皮、前胡、半夏、杏仁、薄荷、荆芥。若胸闷如滞,加枳壳、桔梗理气宣肺,上窍升则下窍通,有提壶揭盖之效;若见头晕、头痛,加蔓荆子、羌活疏风止痛。

第四节 颜新临床经验

一、诊治失眠经验

颜新诊治失眠,首先分辨虚实。如苔薄、脉细弱,神疲乏力,纳差,少气懒言者,属气血不足,多投以归脾汤、酸枣仁汤等治之。

颜新认为失眠病机除脏腑虚弱外,还有痰浊、瘀血阻滞等,临床因痰瘀交阻,胶着难化,阻滞脏腑经络,以致心失血养,夜寐困难。初始阶段多为间断失眠,表现为入睡较难、胸闷烦躁、口苦、不思饮食、嗳气频频、苔黄腻、脉滑等。颜新常用黄连温胆汤治疗此病,其中黄连为治失眠要药,苦寒而入心经;温胆汤清热化痰,可加石菖蒲、远志、郁金、丹参以痰瘀并治。失眠日久出现气滞血瘀,多梦纷纭,甚至彻夜不眠,伴面色晦暗、舌质紫暗等,常用血府逐瘀汤加减。若阴虚者加生地黄、麦冬、百合;气虚加人参、黄芪;心脾两虚者加党参、酸枣仁;痰热者加竹茹、栀子、朱灯心;梦多者加生蒲黄、首乌藤、合欢皮、合欢花、远志;胁肋胀痛加川楝子、延胡索;心悸加桂枝、茯苓、炙甘草;心烦易怒加川黄连、郁金。

二、诊治眩晕经验

颜新认为眩晕常由于外感六淫、内伤七情,导致气机逆乱,脏腑功能失调,气血不畅,痰瘀交阻,从而使清阳不升,清浊混乱,而蒙蔽清窍,乃发为眩晕。临床常见眩晕缠绵不愈,巩膜瘀丝,舌紫或瘀斑,脉细涩。

若痰浊盛者,以化痰为主,佐以消瘀,多选用半夏白术天麻汤、清震汤加减;若属痰热者,合温胆汤加减,适当加用丹参、川芎、郁金、僵蚕等化瘀通络。以瘀为主兼痰浊者,消瘀为主兼以化痰,可采用通窍活血汤,并加入通天草、水蛭,取其破血之力;加入苍术,加强运脾祛痰以化瘀之效;有瘀热者合温胆汤加减;脾胃气虚者以补中益气汤或益气聪明汤加减。

颜新认为眩晕病变常涉及脏腑,应结合调治肝、心、脾、肺、肾等相关脏腑。兼肝阳上亢者,加石决明、生龙骨、生牡蛎、钩藤等以平肝潜阳;兼肝火上炎者,酌加栀子、夏枯草、菊花等以清肝;兼脾胃气虚者,加黄芪、党参以益气健脾;兼肝肾阴虚者,加熟地黄、山药、山茱萸,或合用二至丸;腰膝酸软者,加桑寄生、怀牛膝、杜仲、川续断等;兼心悸失眠者加首乌藤、酸枣仁、合欢皮等。

三、诊治中风经验

颜新认为,在中风病发生、发展、变化的一系列过程中,气虚痰瘀是其重要的影响因素。症见半身不遂、口眼歪斜、舌强语蹇涩、四肢不温、喉间痰鸣,甚则神志昏迷、舌紫、苔薄腻、脉滑。治以益气化瘀,祛痰开窍法,药用生黄芪、白术、赤芍、丹参、川芎、生蒲黄、水蛭、石菖蒲、陈皮、竹茹、半夏、枳实、天南星等。若见瘀血阻络致肢体麻木则加桃仁、红花、地龙;常用药对水蛭配通天草。其中水蛭专入血分,借其破瘀而不伤气血之力,以祛沉痼;通天草其气轻清,与水蛭相配,能引药入脑,剔除脑络瘀血,使瘀化络通,脑窍复开;石菖蒲配蒲黄,石菖蒲有疏肝气、化脾浊之功,为治邪蒙清窍之要药;蒲黄生用活血化瘀,与石菖蒲合用则祛除痰瘀、开窍安神。

四、诊治肺胀经验

颜新认为肺胀一证多由肺失宣肃功能所致,病程往往由实转虚,成为正虚邪实的局面。早期一般以痰浊为主,继而痰瘀并见,终致痰浊、血瘀、水饮错杂为患。颜新早期治疗常采用定喘汤、小青龙汤、麻杏石甘汤配合三子养亲汤、二陈汤等加减,并于宣散之中加五味子、乌梅、白芍等收敛之品,使肺气得收、卫表得固;进入缓解期则侧重健脾补肺,同时强调清除痰瘀的宿根,常用玉屏风散合二陈汤、当归、赤芍、白芍等。

五、诊治糖尿病经验

颜新认为痰浊与瘀血为糖尿病病变过程中所产生的病理产物,痰浊日久,气机阻滞,血行不畅,瘀阻脉络,导致并加重血瘀;血瘀气滞,津液运行受阻,又

聚而成痰。痰浊与血瘀合而致病，在糖尿病的慢性病程中加速并加重了并发症的产生及发展。痰瘀交阻型糖尿病的患者多形体肥胖、头晕、乏力、倦怠嗜睡或烦躁失眠，或肢麻偏瘫、视物模糊、面色晦暗，或有胸闷胸痛、舌体胖大有瘀斑、苔腻、脉细涩。颜新临床常用黄连温胆汤加减以理气化痰、活血化瘀，若胸闷，口黏腻，加用苍术、白术、茯苓等以利湿化浊；并见视物昏花者，可加用枸杞子、决明子、青葙子等养肝明目之品；并见肢体麻木、疼痛者，加延胡索、鸡血藤、地龙以活血化瘀、舒筋活络；口渴甚者，加天花粉、葛根、瓜蒌以清热生津；病程日久出现乏力怕冷等症状者，加黄芪、党参、白术等以益气健脾；降血糖常用鬼箭羽、地锦草等。

六、诊治冠心病经验

冠心病常见胸闷胸痛、头重、恶心、心悸、痰多体胖、舌质紫暗、苔腻、脉滑数等，颜新临床常分型论治：气虚血瘀、痰浊阻滞型，治宜益气活血、化痰通络，方用补阳还五汤合瓜蒌薤白半夏汤加减；心阴亏虚、瘀痰同病型，治宜养阴通脉、活血化痰，方用天王补心丹加减；气阴两虚、痰瘀痹阻型，治宜养阴益气、活血化痰，方用生脉散合丹参饮加减；心阳亏虚、痰瘀同病型，治宜通阳宣痹、化痰祛瘀，方用瓜蒌薤白桂枝汤加减；寒凝血瘀、痰浊阻滞型，方用乌头赤石脂丸合瓜蒌薤白桂枝汤加减；痰热瘀血、阻滞心脉型，治宜清热化痰、活血通络，方用黄连温胆汤合丹参饮加减。若心肺同病，肺气不畅而致胸痹心痛，加旋覆花、郁金、檀香以宣化肺气；心脾同病、脾运迟滞、内蕴生湿者，加薏苡仁、陈皮、白豆蔻以健脾和胃；心肝同病、情志抑郁，需加香附、郁金、川楝子疏肝理气；心肾同病、肾阳不足，加熟地黄、山茱萸以温肾助阳。

第六章
医 话 心 得

第一节　颜亦鲁医话

一、结胸

　　王某五旬外年,初秋病寒热甫3日,前医始予透表剂,未得汗,热势反壮,唇焦口干,烦扰不宁,渴欲饮水,舌干无津。又虑为热邪伤阴,拟用鲜生地、石斛、芦根、石膏等,病家疑不敢进,延余诊治,视其舌苔薄黄干腻,脘部痞闷板滞,询知病前曾至亲戚家赴宴,饮啜甚多,入夜复感寒凉,致使病邪遏伏,遂以小陷胸汤加石菖蒲、薤白、枳实、杏仁、连翘等味投之,1剂后,胸痞稍宽,继服1剂,竟得畅汗,热退脘通,舌润不渴,继经调理即愈。此例系属时感夹食滞搏结中脘为患,并非热邪伤阴,阴液干涸可比。前医用发汗药泻热,汗反不出而热反壮,今不用发汗药而汗澈热退。王孟英所谓:"气通液布,结散邪行。"征此益信。

二、奔豚

　　奔豚病名早在《黄帝内经》中已有记载,《灵枢·邪气脏腑病形》:"肾脉……微急为沉厥,奔豚。"肾之阴邪之气,从少腹上冲于心,若豚之奔也。多从惊恐和阴寒内结两种原因所引起。曾治丹阳东门李寿英,女,花甲外年,少腹宿有聚瘕,发作时攻冲作痛,时缓时发,1952年中秋节后,受寒复作,病经3日,经针灸及吗啡注射,痛仍未定。诊其两脉沉细,重按方现,呕恶酸苦,气冲上下,攻逐剧痛,呼号不宁,口干心烦,面现戴阳,粒米不沾已3日,舌苔白腻满布,二便不通,少腹硬满,四肢厥冷,冷汗时出,此即奔豚症也。嘱先用食盐加葱姜炒热,布包温敷少腹,冷则更换。内服熟附子、吴茱萸、白芍、乌梅炭、川椒、茯苓、干姜、栀子、黄连等煎服,另用肉桂粉 0.9 g 吞下。药后患者自觉气趋下行,频频矢气,呕恶渐稀,攻冲作痛亦缓,嘱续服 1 剂,痛势大定,再以二陈加干姜、肉桂、木香、砂仁、白术等调治而愈。按此例系阴气内盛,寒甚格阳,故用热药正治,略加寒药乃反佐之意。

三、背寒

仲景云:"胁下有留饮,其人背寒。"然亦有脾肾阳虚而引起者,《陶华六书》曰:"背恶寒者,属少阴,附子汤及灸气海。"丹阳吕某,经常背部寒凉,屡服苓桂术甘汤、小半夏汤,时愈时作,苦难拔根,后乃用生附子 1 个,公丁香 49 粒,以麦麸火煨熟研末,每次 1.5 g,每日 2 次,以米汤过口,并常服附子理中丸合十全大补丸,竟得痊愈。又治张某,39 岁,患间日疟愈后,背部经常寒冷,面色㿠白,骨节酸楚,胃纳不香,神疲乏力,脉形迟缓,苔色淡白。始从痰湿蕴脾立法,用苍术、白术、桂枝、二陈、草果、煨姜,服 2 剂后,胃纳较振,背恶寒仍然,仍从脾肾阳虚,督脉阳气不充,用六君、二陈加鹿角霜、熟附子,仅 2 剂,背寒即愈。

四、尿闭

尿闭一证,往往属本虚标实,治宜标本同治。燕子巷彭某,六旬外年,寒热后睾丸胀坠作痛,小溲 2 日不通,询知口不作渴,少腹胀满,脉弦细,舌红苔少,乃用豆豉 15 g,黑栀子 9 g 为末,加葱、盐捣烂成饼,贴于脐下关元穴,另服滋肾通关丸 12 g,未 2 小时,小便通畅无阻矣。此例尿闭而口不渴,病在下焦血分,下焦者,肾与膀胱也,乃阴中之阴,阴受热闭,塞其下流,气化无权,故以滋肾通关丸壮水以制阳光,辅以外敷之栀子泻有余之火,朱丹溪谓此品能解热邪,开结气。滋肾通关丸中之肉桂为少阴引经药,益火化气,内外同治,得以见效。西洋参与琥珀同用,治小便不通,开上启下,如响斯应。抗战时期乡友张某咳喘寒热,先投柴胡、桂枝等得汗而愈,唯小便不通,服《金匮》肾气丸无效,后投此法,旋利而瘳。

五、失音

音嘶不亮,宜分久暂。初起者多为风邪内袭,肺气失宣,属"肺实则不鸣",病延已久,肺气已衰,如晚期肺结核之音嘶,中医称之为"肺花疮",属"金破则不鸣"。治法迥然不同,治前者习用麻黄、炙马兜铃、炙紫菀、杏仁、桔梗、蝉蜕、凤凰衣、玉蝴蝶、胖大海、桑白皮之属,口含铁笛丸,疗效颇佳。至于金破则不鸣之证治,又当以滋阴润肺为主,可加用西瓜子壳裂而不离瓣者,去其肉入煎。盖取其开阖之义,亦属可取。

六、呃逆

呃逆有阴阳二证,阴证乃胃寒所生,阳证乃胃热所致,当辨证施治。曾治范某,年40余,患呃逆半载不愈,每逢食后即呃逆频频,屡经治疗,投以橘皮竹茹汤、旋覆代赭石汤等,鲜有效果。发作时长达1小时,以下午多见,诊其脉浮缓,舌苔白腻,乃从中阳不振、寒痰遏阻、胃气不降立法,先用理中合二陈,后投丁香柿蒂汤,共7剂,呃逆即止。按此证乃阳气不足,升降无权,以致气机上逆而为呃,故用理中温其胃阳,以复其升降之权。前医迭进镇逆之剂,势虽暂止,终必复发,治病必求其本,先后缓急之间,未可忽视也。

七、崩漏

经崩量多如冲,来势猛急,经漏量少淋漓,来势缓慢,病情不同,治法亦异,但总与肝有密切关系。肝为妇人先天,又是藏血之经,肝虚肝实皆可引起崩漏,宗"实则泻其子,虚则补其母"之旨,对证遣药,每获良效。乡人张某,女,42岁,始而崩漏,继之便血,舌衄,两颧发赤,心烦口渴,神志恍惚,舌红,脉数大有力,经投犀角地黄汤加麦冬、阿胶,1剂而止,再以八珍汤预后,病即趋愈。此证似属虚证,但脉大有力为阳盛之象,故舍证从脉,用犀角、麦冬清心火,心为肝子,清心即所以治肝,佐以白芍、牡丹皮和阴血,散肝火,生地、阿胶凉血止血,予之效如桴鼓。又治王氏妇,产后月余,经漏不断,腹中刺痛,引及腰背,饮食不思,形瘦气怯,动则自汗,手足心热,舌质淡胖,脉细,显系血去过多,气分亦伤,复有瘀滞未化之象,乃用《千金》当归建中汤,以桂枝、白芍、饴糖、生姜、红枣和营补中,脾为肝母,补脾即所以补肝,当归和血祛瘀,加入生地、丹参、阿胶补血止血,3剂而愈。

另治同乡胡妇,年40岁,月经如崩,伴有神疲、胃呆、面色㿠白、少腹结瘕有形,经沪上某医院检查,诊断为卵巢囊肿,肿块宛如碗口大小,需手术治疗,患者有顾虑而未果,先服止崩之剂无效,后乃用别直参9g,桂圆肉20只,共煨浓汤,日饮1杯,服至1个月后,崩漏即止,腹痛亦消,继去医院复查,囊肿已不复存。用大补气血而去瘤肿,殆即扶正祛邪之法,亦即张洁古所谓堂上正人危坐,小人不敢久留之意。

妇人天癸竭而复来如崩,多属本虚标实,本虚为脾肾不足,标实为肝木有余。王妇,年60岁,素多郁怒,时发头痛,天癸已绝。今年春间,月经复下,色鲜量多,两乳肿痛,胁痛如燎,不思饮食,夜寐不宁,舌苔薄腻、脉弦数,此属肝脾郁火、血热妄行之象,乃投逍遥散加龙胆草、栀子,3剂而血止,后以归脾汤预后而恢复健康。本例系怒气伤肝,肝不藏血,忧思伤脾,脾不摄血,用逍遥治肝,归脾治脾,故效彰也。

八、脱发

头发每与血海之荣枯及肾亏有关,血气盛则肾气强,肾气强则骨髓充满,故发润而黑。余于1956年始以《医鉴方》的二仙丹试治了30例脱发患者,颇有效果,现已易名为"生发丸",对脱发初起,抓之即落者最佳,对斑秃则以内服"养真丸"与外洗"艾香汤"亦有验案。具体方药加下:① 生发丸,治脱发初起:侧柏叶120g,当归60g,焙干研末,水泛为丸,日服9g,淡盐汤送下(兼有白发者加何首乌60g)。加用侧柏叶洗头发,每日或间日1次更佳。② 斑秃治法:内服"养真丸"。熟地、侧柏叶、菟丝子各60g,当归、川芎、白芍各30g,羌活24g,蜜丸,每服9g,每日2次。另加艾香汤外洗:防风、荆芥、蔓荆子、祁艾、菊花各9g,薄荷、藿香、甘松各6g,装入纱袋,煎水洗头,早晚各洗1次,每剂可洗5日。按:头发又名"血余",血燥则发焦,故上方多系养血清血。侧柏叶清血止血,李时珍称之后凋而耐久,禀坚凝之质,乃多寿之木,可以服食。历代记述称能黑润鬓发,治眉发不生,应为君药。当归活血为佐药。斑秃又称"油风",方中多有疏散风邪之味,对急性者多验。

九、痿痹

痿者,手足痿软而无力,百节缓纵而不收也。古人论痿病多由肺热叶焦,以致金燥水亏所致。曾治某妇产后咳嗽 2 个月不愈,忽感膝腿无力,举步维艰,诊脉细数,舌质光红,咳带血丝,痰出厚黄,口干唇燥,手足心热,纳食不香,与大剂清肺降火之剂:南沙参、北沙参、天冬、黄芩、桑白皮、地骨皮、蛤蚧粉、白茅根、芦根、知母、竹茹等。越 2 日复诊,咳痰略减,两足仍软,再与清润之天冬、麦冬、西洋参、生地、百合、玉竹、甘草、牛膝、薏苡仁、川贝母、白茅根、芦根等出入,共服 20 余剂,两腿始能步履而愈。此外,临床上因元气败伤,精虚失濡,血虚不能营养而致痿者亦不少见,概从火论,则易犯虚虚实实之弊,不可不慎。农民季方明,体丰形伟,忽得瘫痪,四肢痿软,有时麻木,动则多汗,气怯懒言,前医作肺热、痰火论治均乏效。诊时询知病起于劳累,病者体胖,气本不足,劳力后复伤其气,气虚不能行血,血滞百骸失养,此四肢痿软及多汗之由来也。当补气行血,兼以通络。方用党参、黄芪、当归、白芍、桂枝、白术、丹参、续断、五加皮、陈皮、桑枝、红枣等,5 剂后复诊,手渐能握,足渐能步,仍照原方出入嘱服 10 剂。后以此方制成丸剂长服,1 个月后患者恢复正常。

十、胎产

凡胎产,总以大补气血为宜,不仅下死胎如此,对难产的治疗也不宜强攻。邻居金妇,妊娠初产时,破胞已久,胞浆沥尽,宫缩无力,胎滞不下。某医院诊断为脱力性难产,经用垂体后叶素等各种药物均无效果,主张剖腹手术,余诊其舌淡苔薄、脉沉细,断为用力过度,加上两日两夜痛苦,气更不足,羊水多则血更亏,气血不足、胎何能下? 宜大补气血而利导之。用借水行舟之法,选用大熟地 60 g,甘枸杞子 9 g,炙黄芪 30 g,党参 30 g,当归身 30 g,杜仲 9 g,茯神 9 g,川芎 15 g,龟甲 45 g,炙甘草 3 g,煎浓汁一大碗,晚服下。第二日清晨再服一大碗,下午 5 时胎儿顺产而下,大小平安。盖产以气血为主,气足则易于送胎出门,血足则易于滑胎落地,故于难产危急之时,悉投此方大补气血,能使胎儿顺利而下,临床屡试,皆有效应。

里人何妇,每胎孕五六月间即堕,已接连七胎不育,屡治不效,经西医作驱梅治疗,亦复如故,怀第八胎时,嘱其于 2 个月后即服八珍汤,重用生地、炙甘草、淡黄芩各 300 g,白术 150 g,复加鲜藕 5 kg 加蜜收膏,每日服之,卒能安然生产一孩,迄今健在。按此妇素体不足,妊娠复有血分积热,以致冲任不安,屡次堕胎,故用八珍汤养其气血,重用生地、黄芩、甘草、鲜藕凉血清热,乃遵胎前宜清热养血之旨。

《医宗金鉴》论死胎曰:"子死腹中须急下,舌青腹痛冷如冰。"又曰:"下胎缓剂佛手散、峻剂平胃加芒硝。"舌青论证子死腹中,临床多验,论治颇不尽然。曾治顾氏妇,孕已6月,因劳累过度,不慎闪挫而致腹痛,经检查胎死腹中,主张剖腹取胎,产妇坚决不同意,要求试用中药下胎,望其面赤舌青,脉细,主张大补气血,助其血而落之。方用大熟地30 g,炙黄芪24 g,甘枸杞子15 g,当归身12 g,杜仲9 g,茯神9 g,白芍6 g煎服,另用大剂四物汤,以大铜锅1只,置产妇房内沸煮,并将窗户关闭,使药物气味氤氲其间,产妇嗅及,极感舒适,酣然入寐。翌晨腹中剧痛阵作,死胎旋即落下,并已糜烂,后经调理脾肾即渐康后。按此妇体质素虚,劳力复伤其气,故无力运其死胎外出,如急下则增其危,只有用大补气血、增水行舟之法,而保产妇平安。

第二节　颜德馨医话

一、顺适,和安,节调

中国古代思想家都反对人与天相互敌对的观点,而讲求天人合一,用于养生法则,可归纳为"奉天应时"。天道与人道,自然与人能恒处相通利、互协调之中,生命与自然就"并行而不悖,偕行而不替矣"。

《灵枢·本神》说:"智者之养生也,必顺四时而适寒暑,和喜怒而安居处,节阴阳而调刚柔。如是则僻邪不至,长生久视。"中医认为生命是"天覆地载"的产物。告诉人们"圣人之为道者,上合于天,下合于地,中合于人事",把"合"提到了高于一切的位置。

首先,人与自然界是一个不可分割的整体,如果时序气候没有春温、夏热、秋凉、冬寒的变迁,万物就不能按生、长、化、收、藏的规律发展。人体的调节功能如果不能适应自然的变化,也就不可避免地要受病邪的侵袭。《黄帝内经》里曾记载着适应四时气候的具体养生措施,"春三月……夜卧早起,广步于庭,被发缓形,以使志生……夏三月……夜卧早起,无厌于日,使志无怒……秋三月……早卧早起,与鸡俱兴,使志安宁……冬三月……早卧晚起,必待日光……去寒就温,无泄皮肤,使气亟夺"。以此指导人们应随时适应外界环境,保持形体心态的健康。

其次,人的思想活动与疾病有着密切关系,凡事动感情应有适度,太过或不及均足以影响正常机体活动。《黄帝内经》上说:"暴怒伤阴,暴喜伤阳……生乃不固。"对于精神生活的保养,重视和安,"外不劳形于事,内无思想之患,以恬愉为务,以自得为功;形体不敝,精神不散,亦可以百数"。

再则,中医十分强调体内气血的平衡,平衡机制是复杂而特殊的生理反应协调的结果。经长期观察,健康老人中年逾 70 仍保持青春活力,发现他们不平衡状态总是暂时的,而平衡是长期的。而老病孱弱者,平衡却是暂时的,不平衡随时都会发生。前者调节佳,后者则差。说明气血的流畅、平衡与健康水平呈正比关系,气为阳,血为阴,气通血活,阴阳持平,乃健康长寿之本。

顺适气候,和安情绪,调节气血平衡,是中医养生学的主要内涵,自古至今,一直为医家所遵循。

二、进补必须识补

补法是中医众多治疗法则中之一法,具有很强的针对性和深邃的内涵。若盲目进补,不仅无益,反而有害。为之,进补必须识补。

1. 进补当以平衡为贵 《经》云:"形不足者,温之以气,精不足者,补之以味。"补法是利用药物的偏胜来纠正人体中阴阳气血不平衡的疗法,进补目的,是调理人体脏腑、阴阳、气血各方面的不足,使机体恢复平衡,即所谓"阴平阳秘,精神乃治"。平衡是中医养生和治病最基本的主体思想,若补其有余,实其所实,往往会适得其反。徐灵胎曾谓"病未去而用人参,则非独元气不足而病遂固,请药罔治,终无愈期",说的就是不当补而补的害处。故进补当以辨证论治为纲。人的体质各异,男女老少有别,而人参补气,西洋参滋阴,鹿茸壮阳,阿胶补血,各有不同,服补品当根据缺什么补什么的原则平其有余,补其不足。如精神倦怠、汗出气短等气虚者,宜服补中益气汤;面色萎黄、头晕心悸等血虚者,可服归脾汤;潮热盗汗、口燥咽干等阴虚者,当服六味地黄丸;四肢不温,阳痿早泄等阳虚者,可用右归丸。此外,尚有阴阳双补、气血兼顾、扶正祛邪等方法,用药皆具规范,少有偏差,皆贻后患。

膏滋药乃中医在冬令闭藏季节对慢性病的一种适时治疗方法,随着人民生活水平提高,冬令盲目求补者日众,小病大补,孩提也以服膏滋为尚,滥用吉林人参、绿毛石斛或冬虫夏草，只求价格昂贵，不讲究气血平衡，于事无补，多不足取。所以膏滋药必须针对患者的体质、病机等特点全面剖析，从而制定揽全局之胜的治疗方案，也当以平衡为贵。

2. **胃以喜为补** 脾主运化，胃主受纳，脾胃为气血生化之源，后天之本。脾胃具消化、吸收、输布营养的功能，是人体赖以不断化生气血、充盈元气的渊源，口服补品通过脾胃运化，才能发挥作用。清代名医叶天士有一句名言："胃以喜为补。"其有两种含义：所谓"喜"，就是吃了舒服，能消化吸收，方可言"补"；其次，胃"得谷者昌"，脾胃功能低下乃老化之渐，进补应重视运脾健胃之道，以"喜"为界，如一味蛮补，反而出现腹胀便溏等副作用。民间常有以驴皮胶加南货制膏进补，为此损伤胃气者屡见不鲜，因其既不符"胃以喜为补"，又妨气碍血，与健康无益，中医习惯在进补前应先服消导药开路，制定膏方时也应先考虑运脾健胃，确具至理。

3. **进补莫与气血为难** 《易经》曰："天行健，君子以自强不息。"人体也像天体运行那样，气血昼夜流行不息，则生命健而有力，不生疾患。中老年人由于新陈代谢功能逐渐减弱，排泄功能日益降低，废物停留体内，势必造成气血流行阻滞，影响身体健康。因此，从另一种意义上来说，促使机体气血流畅，消除代谢产物，使脏腑、气血恢复和维持正常的生理功能，保持动态平衡，也是一种进补的方法。

我在生命科学的研究中，发现人体衰老的主要原因不是"虚"，而是气血失畅失衡、瘀血作祟的结果，主张以动养生。中老年人除适当运动，以促气血流畅外，入冬之后服一些调气活血药，也能强身防病。即使是虚象十分明显的老年人也不宜滥施蛮补，补品性多黏腻，炖补峻补，每每会壅滞气血，反遭其害。临床习将补药与活血药合在一方之内，动静结合，补而不滞，既能消除补药的黏腻之弊，又可充分发挥补药的功效，有一举两得之妙。

4. **药补不如食补** 药补不如食补，是因为药物究属补偏却病之品，不宜乱吃、久服，而平时常吃的食物同样有着养身和治病的功效。《素问·生气通天论篇》谓："谨和五味，骨正筋柔，气血以流，腠理以密，如是则骨气以精，谨道如法，长有天命。"指出通过含有多种营养成分的食物适宜调摄，可以使皮肤光滑，筋骨壮盛，气血流通，健康长寿。历代医家在这方面积累了丰富的经验，如汉代张仲景的当归生姜羊肉汤可治贫血；明代李时珍《本草纲目》中的冬虫夏草炖鸡可治肺气肿、高血压病,民间流传的薏苡仁汤防治结核、肿瘤,扁豆红枣汤专补脾胃,桂圆肉汤补心脾,枸杞子汤可明目、美容,羊、牛、狗肉能御寒等。当然,食补也应辨证而施,阳热体质的人不宜多服生姜、大蒜、辣椒、羊肉和狗肉等温性食物;属阴寒体质的人,不宜多进水果、冷饮、鸭子、蛏子、蛤蜊等凉性食品,否则也达不到进补目的,反而易招疾病丛生。

三、察气候,明土宜,别体质

疰夏是一种季节性疾病,其发病以芒种、夏至、小暑为高峰期,如遇到黄梅则要延续到大暑、立秋后症势渐退,秋分金风渐爽,病旋霍然。疰夏又是一种具有明显地域性特点的疾患,多见于潮湿多雨的江南水乡。疰夏的发病机制还与人的体质息息相关,临床多见于老弱幼小者或气阴不足、脾胃虚弱之人。

江南卑湿之地,长夏之季,暴热之后连朝淫雨,霉湿浊气易于直趋中州,脾为湿土之脏,胃为水谷之海,湿土之气同类相召,湿热氤氲,阻滞气机,致使清阳不升,浊阴不降,水谷不化精微。患者不能正常饮食,缠绵可达数周。体内缺少营养补给,人体日渐消瘦,加之湿热交攻,全身不适,精神委顿,低热缠绵,口淡口甜,黏腻不变,大使溏薄,小便短赤。这些症状与肝炎早期表现非常相似,患者尤其不能闻到油腻食物,有的甚至不能见到油腻食物,一见便恶心。甚至有些疰夏患者经肝功能检查未见异常反而怀疑得了大病,忧虑更甚,症状加重。余曾遇到一位患者,前医从肝功能查到纤维内镜,再做 B 超,最后由于患者头痛呕吐不已,竟做 CT 检查,病家痛苦难言,医生忙碌不堪。据症诊为中医"疰夏"病,依法施治获得良效。

根据疰夏的发病特点及患者的临床表现,余认为疰夏之病机多属本虚标实,气阴不足而暑热湿盛。因此,治疗从清暑泻热、化湿宽中立法,对年老体弱者则益其气阴,每多灵验。现将常用效方简介如下。

1. 健胃散 苍术 9 g,姜川厚朴 6 g,广陈皮 6 g,石菖蒲 6 g,郁金 9 g,佛手柑 6 g,松萝茶 9 g。

共为粗末,每次取 6 g,水煎三五沸去渣服汁。每日 2 次。适用于纳呆、胸闷腹胀、头重身困等症。

2. 苏脾饮 藿香 9 g,佩兰 9 g,菁蒿 9 g,六一散 9 g(包煎),鲜荷叶一角,白豆蔻衣 4.5 g。

水煎 2 遍,分 2 次服。适用于身热不扬、头重脚软、肌肉烦疼、大便溏而不爽者。两三剂常能解除疰夏之证。

以上两方均适用于湿盛而体质无明显虚弱的患者,其中健胃散主要针对不发热者,发热者则宜用苏脾饮。

3. 清暑化湿汤　苍术 9 g,白术 9 g,升麻 6 g,葛根 9 g,泽泻 9 g,黄芪 15 g,党参 9 g,五味子 5 g,麦冬 9 g,青皮 4.5 g,陈皮 4.5 g,黄柏 6 g,神曲 9 g。

水煎 2 遍,分 2 次服。适用于体弱或年老,且病程日久、精神不支、嗜眠汗濡的患者。本方即李东垣清暑益气汤去当归、甘草,用于气阴不足、湿热内困的"疰夏"患者,多有佳效。对于常年复发的患者,于立夏前连服 7 剂,每能起到预防作用。

四、怎样清除体内垃圾

世间的一切事物都有新陈代谢,人体新陈代谢指机体主动地与环境进行物质交换,把外界摄入体内的营养物质转化为自身物质,不断储存起来,同时把储存的物质不断利用。从一个细胞的摄取养料和排泄废物,到一个组织以至一个器官的功能发挥,无不有吸取和排泄运动。顾此失彼,将有失衡之虞。当今,疾病谱中代谢病已占有一定比重,中医微观辨证对体内垃圾的清除这一课题,从理论到实践上都做了必要的投入,并显示出广阔前景。

1. 交通堵塞,危机　实验工作从现代医学微循环的观察开始,通过血瘀现象及活血化瘀的一系列研究,不仅明白了血瘀是一个与微循环障碍有关的病理过程,而且发现血瘀是一种泛在概念,它与中医病因病机上所说的痰、湿、积聚关系至密,这和瘀的原始本义瘀浊停滞是相似的,凡是阻碍气血运行的一切相关因素都应该是,当然瘀与"血积为病"无疑更为密切。如果把一具生命的躯体比作一个大都市的交通,纵横交错的血管就是它的道路网,若路障不能清除,必然会带来交通堵塞,路障愈多,事故亦多,发生"柏油路上的战争",那么危机就不可避免了。中医也曾作此援比,如《素问·四气调神大论篇》上有"交通不表,万物命故不施,不施则名木多死",此话怎讲?看王冰注解:"变化之道既亏,生化之源斯泯,故万物之命无禀而生……"《易·系辞》"天地氤氲,万物化醇,交通不表则为否也",《易》又曰"天地不交,否"。不要小觑交通堵塞,请快化解危机!我们曾对 102 例辨证上有明显痰、湿、积聚、血瘀体征的患者,做甲皱微循环观察,结果提示都有微循环障碍的共性,经活血化瘀结合辨证施治投药,临床症状改善,血流异常也得以改善。故而,从微循环水平上看中医所指痰、湿、积、聚、瘀、浊,都是体内垃圾,而活血化瘀治则有交通堵塞的"清道夫"美誉。

2. 重建传化效应 《素问·五脏别论篇》谓:"六腑者,传化物而不藏,故实而不能满也。"六腑是指:胃、小肠、大肠、膀胱、胆和三焦。胃主受纳水谷,腐熟为食糜,再经"泌糟粕,蒸津液,化其精微",各随其经隧之走向,营养五脏。胃之所以具有这些功能,全凭胃中冲和之气,若胃为浊蒙,气必不纯,化必不尽,于是精华与糟粕混处,五脏受其累。清阳走五脏,浊阴归六腑,糟粕走经,由胃、小肠、大肠排出体外,故胃以降为和。小肠居胃之下,受盛胃中水谷而分清浊,水液渗入膀胱,糟粕传送大肠,故有"受盛化物"之名,具"泌清别浊"之责。

大肠上承小肠流注之废物,直送肛门。若传导失职,浊物应泄不泄,留着每多为害,膀胱主化尿及排尿,人体水液代谢多靠气化作用才能排泄,有"州都之官"的称号,好像都廓外之水渚,开阖必须有度,癃而不利,遗而不约都能使溶于水中之体内垃圾不得尽行排出。胆主要是为肝的分泌和排泄服务,肝内分解出的有毒物质通过胆可输入肠道而后排出体外。三焦疏通水道,是体内津液运化的道路,它参合脏腑储精微,泄浊邪,似乎与淋巴循环相近。

我们发现传化是一种联动效应,环扣运作,它不断向全身各脏器组织输送养料,运走代谢废物,而且具备识别"亲己"和"异己"的能力,六腑传化的健全意味着对"异己"物质的排斥和清除。然则五脏之败,往往就在六腑之不用,所以对一个不善清除体内垃圾的患者来说,重建六腑的传化效应对延缓脏器衰老有着不可轻忽的意义,这一点必须提到很高的位置上来认识,补五脏而忘却清六腑,往往会贻害无穷。

3. 固本清源之计 人体内环境和生理功能的相对稳定是一个普遍现象,主要原因是健康人的微循环功能与整体循环功能之间总是保持在和谐状态。微循环学说认为,微循环的基本功能是向全身各组织器官运送氧气及营养物质,排泄代谢废物并调节组织内液和血液,它的功能状态既取决于整体循环系统的功能状态,又作用于全身循环。以江河来作比喻,微循环犹如源头,若代谢废物在此堆积,组织长期处于血液灌流不足的不利情况下,会造成局部组织的损伤,进而引起各器官一系列的功能障碍。

另一方面,微血管长期有废物的刺激,释放出大量的组织胺等物质,加之组织细胞缺氧,管壁内膜变性。微血管形态的变化,微血流流态的紊乱,管壁上受体数目的减少,体循环对微循环的调控削弱,甚至丧失,会加重脏器的损坏。

1993 年开始我们制作了"衡法"延缓衰老系列保健药品,对延缓衰老中的作用进行深化研究,以"瘀血致衰""痰瘀同源"为依据,把目标对准清除体内垃圾,收获颇丰。探索其机制可归纳出三条:① 调畅气血——改善微循环和血液流变性。② 推陈致新——改善物质代谢、促进脂褐素排泄。③ 激活正气——提高免疫功能,预防老年病的发生发展。综合这 3 条就是我们提出的固本清源治则。

临床上发现,中医对代谢病的"症"从宏观或直观观察,虚为主体,而在微观观察则截然相反,辨证如何深化,确实有待重新认识。自我感觉亏虚,由于缺乏辨证用药指导,加上传统保健药品片面强调滋补强壮的功效,而忽视了病态情况下的各种症状,致使造成危害,使原来已属低水平的机体平衡发生倾斜,令轻病变重,重病不起。正如清代医家徐灵胎在《慎疾刍言》中所说:"盖老年气血不甚流利,岂堪补住其邪,以与气血为难。"诚警世名言!请君记取,固本清源乃长生之道。

五、推迟衰老十要

生物学规律提示,人类寿命可达 100～150 岁,但目前极少有人能够达到这个年龄。衰老虽然是不可抗拒的自然规律,但经过努力,人们可以有效地延缓衰老。能有效地推迟衰老的办法有:

(1)调情志:情绪好恶对健康影响甚大,老年人应保持心情舒畅,精神愉快,不要过于激动,应培养多种兴趣,以陶冶性情。

(2)勤运动:坚持锻炼,人体能保持活泼生机,而使脏腑功能旺盛,气血充盈,同时集中精力钻研一些问题,对防止精神衰老是至为重要的。

(3)节饮食:老年人消化器官功能衰退,应少食多餐,主以清淡,切忌暴饮暴食及吃过冷、过咸、过硬的食品,且应少吃糖食。

(4)适起居:有规律的生活有助人类健康,睡眠不足或过度都是有害的,还应该顺天时而适寒温,要随着气候变化增减衣服。

(5)忌烟酒:嗜烟酒,易致呼吸、心血管、消化系统疾病发生,故应戒烟,少喝或不喝酒,尤其不宜喝烈性酒。

(6)防传染:老年人抗病能力下降,患病后易致并发症,疾病流行期间,尽量不去公共场所。

(7)明药治:老年人内脏功能改变,尽量少用药,适当用保健药,不乱服补药,有了疾病应请医师诊治,服补药也应在医师指导下进行。

(8)制劳欲:适当的劳动是必需的,但应注意劳逸适度,古人有"久视伤血,久卧伤气,久坐伤肉,久立伤骨,久行伤筋"及"入房过度,则伤肾"的论述,很有道理。

(9)爱清洁:应注意家庭及公共环境的卫生,尤其是饮食卫生,勤洗手,勤换衣,养成卫生习惯。

(10)志不衰:老年人退休后,情绪要乐,劲头要足,生理上要服老,精神上要不服老,心理上的老化,自我意识的衰退,都会促进衰老。

六、四时感冒务明时气疫气

感冒之名,见于北宋《仁斋直指方·诸风》中,然类似感冒之描述,在《素问·骨空论篇》中即有,如云:"风者百病之始也……风从外入,令人振寒,汗出头痛,身重恶寒。"迨至清代温热病学说之兴起,不少医家认识到本病与感受时行之气有关,如《类证治裁》指出"时行感冒"之名。然治疗总不外乎祛风解表之法。

风邪虽为六淫之首,但在不同季节,往往夹四时不正之气而入侵。春季之温、夏季之暑、秋季之燥、冬季之寒和梅雨之湿,固是自然界之变化,但在四时之中,又有气候失常之时,如春应温而反寒,夏应热而反凉,秋应凉而反热,冬应寒而反热,即所谓"非其时而有其气"均能入侵人体而致感。正如《诸病源候论》云:"失时气病者,此皆因岁时不和,温凉失节,人感乖戾之气而生,病者多相染易。"另又有感受"疫气"者,则高热、口渴,阵阵剧咳,甚则呼吸困难、紫绀、咯血、舌红、脉数,更不可以作"伤风"治,故曰四时感冒务明时气疫气。

治疗四时感冒,首辨寒热虚实,总不忘时气疫气,故喜用清热解毒,但常灵活变通。故若风寒遏表,症见高热无汗、形寒、头痛、鼻塞流涕等,则用宣肺开泄腠理,倡以寒温并用,如羌英汤(羌活、大青叶、蒲公英)发汗退热,亦可用于风热不著者,投之辄效。若风热袭肺,症见高热面赤、汗出气粗、咽痛等象,投银翘散、抗毒饮常效,银翘散可日服2～3剂,抗毒饮为数年诊治的经验方,由羌活、大青叶、黄芩、白芷、苦参、蛇床子组成,具有抗病毒作用,尤其适用于流行性感冒。发汗用药首推羌活、清水豆卷,加柴胡可促使发汗退热。若高热长盛不衰,上病下取,釜底抽薪亦为良策,外邪闭肺,热不得泄,出现高热、气粗、张口抬肩,用泻腑之法治之,常能使邪从下走而达到退热祛邪之目的。

然老人感冒,又当别论,盖老年肺虚,外感时邪,易伤肺阴,且常反复不愈。古方人参败毒散、参苏饮虽治虚人感冒,但药性偏于温燥,仍非所宜。陈士铎《辨证录》中有加味补中汤一方,用之多验,该方由黄芩、白术、麦冬、当归、党参、柴胡、天花粉、陈皮、茯苓、升麻组成,主治虚人感冒,持续不愈,或易于感冒,时作时辍,头痛鼻塞,畏寒倦息,午后低热,咳嗽胸满。若表邪重者可酌加荆芥、防风、苏叶。此皆经验之谈,可资参考。

七、周围血管病治疗五法

周围血管病包括闭塞性脉管炎、雷诺病、大动脉炎、红斑性肢痛症、下肢静脉曲张、下肢深静脉血栓形成等疾病,临床治疗颇为棘手。虽然它们的发病原因与病理变化有所不同,但都存在着血液循环障碍和微循环障碍,因此属于中医"血瘀"范畴,长期以来,本着"流水不污""脉宜常通"之原则,用"通"法治疗这类疾病,颇有良效,常用方法有五。

1. 活血化瘀　用于各种脉管炎、静脉炎、雷诺病等,症见局部肿胀、刺痛、皮肤红斑、结节、紫绀、舌黯脉涩等。盖气血乃构成人体的基本物质,气血流通无所不至,故"血脉流通,病不得生",特别是"脉者,血之府",血管病表现为血瘀最为常见,虽然其临床表现不一,但其瘀阻血脉,隧道不通之机制则一,用活血化瘀,异病同治,殊能奏效,常用红花、桃仁、赤芍、川芎、当归、丹参、郁金、水蛭、生蒲黄、川牛膝等。其中水蛭一味,咸入肝经血分,其性与瘀血相感召,破血不伤气血,疗效尤殊。

2. 温经散寒　适用于肢体寒冷发紫,疼痛剧烈、舌淡、脉细或难以触及等寒凝型慢性血管病。早在《伤寒论》中用通脉四逆汤治阴证厥逆,脉沉微细欲绝,取其伸发阳气,化凝通脉,足资效法。余常以阳和汤与麻黄附子细辛汤加减,药用麻黄、附子、桂枝、细辛、毛冬青、白芥子、当归、川芎等,本法温经散寒,回阳通脉,扩张血管,具有改善肢体血液循环作用,若与补气养血等法配合,灵活运用疗效更佳。

3. **清热解毒** 用于局部红肿疼痛,高热烦躁,舌红脉数等热毒型周围血管病,如急性血管炎以及病程日久,肢体出现溃烂继发感染者。在具体应用时应根据热毒轻重和体质不同分别使用清热解毒、清热凉血、养阴清热等方法,常用方剂如"仙方活命饮""五味消毒饮""犀角地黄汤""四妙勇安汤"等,特别是脓水流漓,为湿热偏盛,加用三妙散,适当配合乳香、没药等活血止痛药物以提高疗效。

4. **祛邪扶正** 用于身体虚弱、肌肉萎缩、肢体慢性溃疡久不愈合,或疾病恢复期、正气耗伤的周围血管病。凡见此证,因气血亏虚,血行不畅,或血脉空虚,无余以流,皆艰涩成瘀,因虚而瘀,因瘀而虚,互为因果,久病难复,故须祛邪补益并进,才能拨乱反正。如正气虚弱,热毒炽盛,当以补气与清热同用。若病情稳定阶段,多以补益气血与活血化瘀兼顾,以防止复发,临床常用黄芪桂枝五物汤、补阳还五汤、桃红四物汤等。

5. **软坚散结** 用于患肢结节,硬索状物,肿胀疼痛,或肢体麻木、发冷疼痛等痰瘀阻滞型的周围血管病,如结节性脉管炎、血管瘤等。常用药物如夏枯草、牡蛎、玄参、海藻、昆布等,与化痰药如瓜蒌、贝母、海浮石或活血药当归、莪术、红花同用。若病状顽固难愈,则用虫类搜剔,如水蛭、虻虫、全蝎、地龙以加强疗效。

八、狐惑病辨治心法

狐惑病首载于《金匮要略》,即蚀于喉为惑,蚀于阴为狐之谓,与白塞病相似。本病初起多由感受热毒邪气,或湿邪内侵,郁久化火,日久不解而兼夹血瘀;中晚期又因汗、吐、下太过或苦寒过剂,以致亡津伤阴,阴虚火炎,或中阳受损,脾虚聚湿。湿、热、火、毒、瘀诸邪上攻口眼,下注二阴,外犯肌肤,内侵脏腑,伤及肝、脾、肾众脏。早期一般多为实证,中晚期则为本虚标实,正虚邪恋。

狐惑病多因热毒为患,热邪弥漫,郁久成毒,热毒熏蒸,伤及诸脏,内扰心神则发热绵绵,默默欲眠,卧起不安,甚则神情恍惚;壅于脾胃则厌食恶心,漾漾欲呕;毒火循经,上攻肺系,下注外阴而发为口腔、咽喉、外阴溃疡等。此证属热毒之邪由表入里,由气入血,气血两燔,亟当泻火解毒,习用新加黄芩黄连汤。新加黄芩黄连汤以黄芩、黄连、金银花、升麻、甘草清热解毒为君;臣以生地、赤芍、木通以清心凉血;石膏、知母以清泻肺热;苦参、赤小豆清泄脾湿;佐使以治狐惑病的特效药金雀根、徐长卿。诸药合用,共奏清热解毒、凉血渗湿之功。

狐惑病患者若见巩膜瘀丝,肢体肿胀疼痛,肌肤甲错和色素沉着,局部溃烂脓肿等瘀血征象,检测血液流变学和甲皱微循环亦见异常者,则当从气血失衡、血瘀内阻例立法。《金匮要略》谓:"热之所过,血为之凝滞。"王清任亦谓:"血受热则煎熬成块。"治此每投以清热活血法,调其血气,令其条达,而致和平,方用红紫解毒汤。红紫解毒汤以水红花子活血祛瘀,紫草凉血解毒为君,以奏活血解毒之效;辅以水牛角、赤芍、牡丹皮,乃取犀角地黄汤之意,以增解毒之功;配以水蛭、鳖甲、丹参、制大黄、生槐花,以助活血之力;佐使黄柏、薏苡仁、牛膝兼祛湿热之毒,全方融活血、解毒、清热、祛湿于一炉,用于狐惑病湿、热、瘀、毒互结不化者,最为合拍。

狐惑病因湿热内蕴,不能宣泄,上攻于目,则目赤如鸠眼,下注二阴,则溃烂肿痛,内淫肌肤,则斑疹迭发。湿被热蒸,热为湿遏,既不能辛温以助热,又不可苦寒以助湿,唯有辛开苦降法以治之,辛开以祛湿,苦降以泻热,临床习用甘草泻心汤加减,加减甘草泻心汤取大剂量甘草泻火解毒为君;配以半夏、干姜之辛开,黄连、黄芩之苦降,以泻热化湿为臣;佐使当归、赤小豆以活血利湿,重楼、赤芍、牡丹皮以解毒凉血。诸药相配,共奏清热利湿、凉血解毒之功。合以赤小豆当归散,淡涌通阳以利小便。若目赤肿痛剧烈者,加羚羊角、石燕,石燕性凉,能除湿热,利小便,退目翳,用于狐惑病目赤者多有效。

另在辨证论治基础上,可配合以外治法。外治之方多以活血解毒为原则,与内服药同用,以求相得益彰之效。① 口腔溃疡:野蔷薇根 30 g,煎水漱口,配以珠黄散、西瓜霜外搽。② 前阴溃疡:苦参 30 g,蛇床子 15 g,煎水熏洗。③ 后阴溃疡:取雄黄、艾叶适量,点燃后,烟熏局部。

九、肾炎血尿浅识

隐匿性肾炎的血尿病情绵长,反复发作,是治疗中的一个难题。余认为,本病临床以阴虚内热型最为常见。造成阴虚内热的原因有素体阴虚;邪热伤阴(包括风热、湿热、热毒等);情志过极,郁而化热伤阴;误服或过服温补之品。以上原因导致阴虚生内热,迫血妄行故尿血。临床常见尿血鲜红,或显著的镜下血尿,五心烦热、口干咽燥、腰酸腰痛、舌红少苔、脉细数,辨证要点是尿血鲜红,常用二至丸合小蓟饮子加减。若风热外感,鼻塞咽痛加菊花、金银花、荆芥、连翘以辛凉解表;湿热留恋,小便时有灼热感加石韦、黄柏以清热利湿;热毒壅盛,有咽喉、扁桃体、皮肤感染加金银花、紫花地丁、蒲公英、大青叶以清热解毒;风入肾络、血尿和腰痛为主且较久加忍冬藤、鸡血藤、牛膝、全蝎以祛风通络止血;阴虚夹瘀,久治不愈且有瘀血征象加丹参、川芎、当归、红花、赤芍以活血化瘀止血。所用白茅根、小蓟以鲜为佳,用量宜大(30~60 g),女贞子、墨旱莲滋阴补肾为必用之品;祛风通络以全蝎为最佳。活血化瘀还可选用益母草、泽兰叶、马鞭草、三七粉冲服,其适应证为长期慢性镜下血尿,久病入络、久病多瘀者;确有瘀血征象者,如唇舌紫黯、舌有瘀斑或瘀点、肌肤甲错等症状;尿中有凝血块者;病史中有过早使用止血固涩之品而尿改变长久不愈者。根据余经验,上述四项具有一项者皆可使用活血化瘀止血药,其中藏红花1~3 g焗服治疗肾小球病变明显优于川红花。

隐匿性肾炎血尿虽以阴虚内热为常见,但久病也可致气阴两虚,造成气阴两虚的原因有:邪热耗气伤阴;血尿日久导致脾气虚弱,运化失司,阴血乏源,以致脾肾气阴两虚。临床常见血尿时轻时重,平时以少量镜下血尿为主,稍有劳累即见肉眼血尿,气短乏力,手足心热,口干咽燥,纳差食少,舌质红苔薄白,脉沉细或细数。辨证以血尿时轻时重,遇劳加重,既有气虚表现,又有阴虚症状为要点,常用大补元煎加减。若气虚为主,乏力、面萎、纳少加党参、白术、茯苓以健脾益气摄血;若阴虚为主,有慢性咽炎、口干喜饮,舌红苔少加沙参、玄参、麦冬、五味子以滋阴生津。太子参其味甘性平,具有益气之功,兼有生津之效,而无刚燥伤阴之弊,与党参相配能加重益气之力,与沙参相伍能增强滋阴之功,如此则气阴两补。本型基本上不用黄芪,以避其温燥,免致血尿加重,若用人参亦勿用红参之温,不利于血尿病情,而用生晒参或西洋参每日 3~6 g,另煎 100 ml,分 2 次口服,在血尿止后,仍用气阴双补以善后,长期服用可防复发。

肾炎日久,正气日虚,复因劳倦过度,七情内伤,饮食失节,酒色房欲等更戕正气,遂使脾气虚弱,运化失司,气血乏源,虚不摄血,故尿血难愈。肾主藏精,肾气虚则精血不循常道,下泄而为血尿,脾肾相互为因。临床常见血尿颜色淡红,以镜下血尿为主,神疲乏力,气短懒言,面萎欠华,饮食不振,腰膝酸软,舌淡有齿痕,脉沉缓软弱。辨证要点是尿色淡红,常用无比山药饮加减。若肺卫气虚,反复感冒、恶风加防风、黄芪;合白术为玉屏风散以益气固表;气血两虚,脉虚舌淡贫血者加熟地、阿胶烊服以补益气血;阳虚失血,伴恶寒、肢冷、脉沉迟加艾叶、血余炭以温经止血;气虚挟瘀加红花、当归以活血止血。余认为,对于此型,正虚为本,治疗尤应重视培补脾肾,故临床喜用党参、黄芪、熟地、杜仲,尤其是黄芪一味,既能益气摄血,又能增强免疫功能,预防外感诱发和病情加重,故为必用之品,临床应用得当,常有桴鼓之应。

十、治汗证难疾抉微

汗证多端,治法不一,其治总不外或清或补,或调和营卫,或消导,或化饮祛湿,或固脱,或温阳收纳,或从五脏治,或从六腑治,仅守"阳虚自汗,阴虚盗汗",便会偏颇。临诊总需先别阴阳,阳者多为热汗,阴者多为冷汗,治病宜守"必伏其所主,而先其所因"。

临诊有一种自汗,多见于妇人,尤为绝经后,颇易被医家所忽视,此不同于血蓄头汗,其状往往日夜不休,烘热阵作,随之汗出,甚则湿衣,多方无效,每每认为乃更年期常见证候,更年期过后不治自已,以致迁移时日,患者颇为苦恼。辨识其机,余认为此乃瘀热结于心肝二经并外发所致,可取王清任血府逐瘀汤疏肝化瘀,以调畅气血。

曾治一女,退休工人,二三年来,每感心中作热继之出汗,甚则阵热汗出如蒸,多语亦面热出汗,夜间只要一转侧便身热汗出,治无效验。初诊时除主症外,夜间少眠,间或胸胁隐痛,舌紫苔腻,脉小数。心肝二经瘀热交搏,营卫乖违,法当疏肝清心,化瘀泻热。处方:

柴胡9g,栀子9g,川黄连2.4g,生地12g,当归9g,桃仁9g,红花9g,赤芍9g,枳壳6g,桔梗6g,牛膝6g,川芎9g,青皮6g,莪术9g,海藻9g,甘草3g。

14剂。

复诊凤年自汗顿止,再以原方续服14剂巩固,多年宿疾即告痊愈。此案因瘀热交结横阻于心胸,愈阻愈实,愈实愈阻,补则实其所实,清则瘀难宣化,故需借寒能劫热,苦能泄实,咸能软坚,而海藻三者具备,选用为臣。以黄连为使,清心泻热亦具巧思,以心火亦宜兼清,清其火调其气,即所以行其血而通其经,以致中和之甘草为使。组方中无一味止汗之品,却有疏泄之机,不止汗而汗自止。汤中甘草与海藻,属十八反之一,但临床未见不良反应,《医宗金鉴》海藻玉壶汤已有先例。此案一方而定,夜寐宁,精神振,殆气通血活,五脏生化之制哉。此案别出机杼,故为之志。

第三节　颜乾麟医话

一、郑钦安并不是扶阳派鼻祖

近日中医药界盛行扶阳一说,滥用重用附子有毒之品,全不顾《黄帝内经》"大毒治病,十去其六"之说,为了寻找理论依据,硬把清代名医郑钦安氏作为扶阳派鼻祖,就其扶阳的观点作为他们乱用附子的理论依据,实在是大大冤枉了郑氏。

笔者认为郑钦安不是扶阳派的代表,而是阴阳辨证的倡导者。试从郑氏代表作《医理真传》《医法圆通》讲起,在《医理真传》叙中自述:"余沉潜于斯二十余载,始知人身阴阳合一之道,仲景立方垂法之美……余不揣鄙陋,以管窥之见,谨将乾坤化育,人身性命之极,与夫气机盈缩,内因外因,阳虚阴虚,病情实据,用方用法,活泼圆通之妙,译言数十条,以明仲景立法垂方之苦心。"在《医法圆通》叙中又谓"余亦粗知医,每闲暇必细检阅,随地随时,穷究天地,生人生物,盈虚消长,这个道理,思之日久,偶悟得天地一阴阳耳……万物总是在阴阳中,仲景分配六经,亦不过将一气分布上下、左右四旁之意,探客邪之伏匿耳。舍阴阳外,岂另有法哉!"一般而言,医家在著书立说过程中,往往会在"自序"或"叙"中表达自己的学术观点,郑氏也不例外。

细谈郑氏两本著作,足可证明其为阴阳辨证倡导者,如《医法圆通》中谓:"万古一阴阳耳。阴盛者,扶阳为急,阳盛者,扶阴为先。此二语实治病金针,救生宝筏,惜乎人之不得其要耳。"试以经来淋漓不断一病而言,郑氏谓:"按经来淋漓不断一证,有元气太虚,统摄失职者;有因冲任伏热,迫血妄行者……法宜养阴清热,如黄连泻心汤、生地芩连汤之类。"谁能说郑氏不用寒凉药物治病呢？

二、读书为培养中医人才的必经之路

前几年，在中医界频频发出"中医后继无人""中医后继乏才"的信号，但最近突然万籁俱寂，似乎这个问题已经得到解决？的确，这几年国家为了培养中医接班人，花了不少钱，用了不少劲，讲也讲了，做也做了，钱也花了，但结果如何，有识之士心中都明白。

培养中医人才的瓶颈到底在哪里？笔者认为年轻中医工作者的书功不够是其中原因之一。由中国中医药出版社出版的"中医经典文库"的封面上印有中医泰斗真言"读经典，做临床，把自己培养成铁杆中医"。其实，古人对此早有认识，如清代医家梁玉瑜在《医学答问》中谓："学问之道，半在读书，半由阅历。"我们且不论如何做临床、增阅历，仅就读书的重要性是很有必要讨论一下的。所谓中医人才，就是头脑里要有完整的中医思维，而读经典则是形成中医思维的最佳方式，因为任何一种思维都以记忆为基础，而读书背诵就是一种记忆储存，有了丰富的记忆储存，才能逐渐形成自身的思维活动。旅日专家程炳钧在《关于世界中医药教育与教材建设的一些思考》一文中提出："中医药博大精深，也不是大学用教科书能完全包揽与涵盖的。因此，建议要在大学用教材学习之后，即中医药学入门之后，应强调对中医药经典著作以及各家学说原著的研讨与学习。"作为中医接班人，仅仅学习中医教材及四本经典是远远不够的，经典著作应该包括历代名医的论著，如李东垣、许书微、周慎斋、叶天士等著作，可以开阔眼界，启迪思维，从而提高自己的学术经验水平。

家父颜德馨曾回忆先祖父亦鲁公每逢门诊看病前总要认认真真看上几段中医古籍，并戏言"临阵读兵书，多多益善"。因此，读书吧！读书才是成才的必经之路！

三、《省言箴》

近年来中医养生思想受到热捧，各类电视台与各类报刊大讲特讲各种养生方法。然而对金元四大家之一的李东垣的《省言箴》却很少提及，不能讲不遗憾！好在此文不长，今录之，供爱好养生者参考。

《省言箴》载自李东垣的《脾胃论》一书，全文如下："气乃神之祖，精乃气之子,气者精神之根蒂也。大矣哉!积气以成精,积精以全神,必清必静,御之以道,可以为天人矣,有道者能之,予何人哉,切宜省言而已。"

多言易伤气,省言可养气,是李东垣在自身经历中总结出来的,他在《脾胃论》中称:"予病脾胃久衰,视听半失,此阴盛乘阳,加之气短,精神不足,此由弦脉令虚,多言之过,皆阳气衰弱,不得舒伸,伏匿于阴中耳。"李氏由于平素久言太过,以致脾胃虚弱,身体多病,故而他的养生观点为"大抵宜温暖,避风寒,省言,少劳役为上"。

李东垣的《省言箴》对后世医家颇有影响,如清代名医李中梓的学生尤乘编写的《寿世青编》有"多记损心,多言耗气,心气内损,形神外散,初虽不觉,久则为弊"之说;清代养生家曹庭栋的《老老恒言》也谓:"凡行步时,不得与人语。欲语须住足,否则令人失气。"

李东垣的省言养生观点不仅用于养生范畴,而且进一步扩大应用于诊断和治疗疾病等方面。如在诊断上,李氏认为少言或语言无力是气虚的重要指标之一,他在《内外伤辨惑论》中谓:"热既伤气,四肢无力以动,故口鼻中皆短气少气,上喘懒语,人有所问,十不欲对其一,纵勉强答之,其气亦怯,其气亦低,是其气短少不足之验也。"在治疗上,李东垣主张"如气涩者,只以甘药补气,安卧不语,以养其气",并指出:"当先助元气……黄芪人参汤主之。"黄芪人参汤由黄芪、人参、升麻、陈皮、麦冬、苍术、白术、黄柏、炒六曲、当归、五味子、炙甘草等组成,具有大补元气、升清降浊功效,临床用于气短气少者,确有疗效。

四、咽喉发紧为心肌缺血的信号

冠心病心绞痛有各种各样的表现,而咽喉部发紧则是其中较为特殊且较常见的症状。凡有冠心病病史的患者,如果反复出现咽喉发紧,那就必须引起警惕,因为咽喉发紧为心肌缺血的信号。

咽喉发紧表现为咽喉部压迫、收紧,或伴干痛,或感灼热,或觉堵塞。每于劳累而发,休息后可以缓解。咽喉发紧的症状既不同于外感热病的咽喉红肿疼痛,也异于梅核气的咽中如有炙脔,吐之不出,咽之不下。在临床上是容易鉴别的。

近来描述咽喉发紧与心肌缺血相关的文献见于《中华中医药杂志》2013年

8期,山西已故名中医原明忠治疗1例咽部发紧、胸部憋闷的频发期前收缩患者,经用益气复脉汤而愈。其实,在中医古典医籍中早有关于咽部症状与心病相关的描写,如《灵枢·经脉》谓:"心手少阴之脉,起于心中,出属心系,下膈络小肠。其支者,从心系上挟咽,系目系……是动则病嗌干心痛。"这里讲的嗌干颇类似于咽喉发紧症。

笔者认为咽喉部不仅是饮食呼吸之要道,而且是气血循行之境地。一旦心气虚弱,心脉瘀阻,气血不能上承咽喉,势必导致咽喉发紧,临床多见于冠心病心绞痛、期前收缩、心功能不全等心血管疾病,其病机以气虚血瘀居多,可选用保元汤和血府逐瘀汤治疗,取保元汤大补元气,血府逐瘀汤活血通脉,方中桔梗为舟楫之品,可引诸药上行于病灶而奏功。

先贤丁甘仁在《喉痧症治概要》一书中谓"谚云救病如救火,走马看咽喉,用药贵迅速,万不可误失时机",丁氏虽然指的是喉痧之类急症,然而对心血管引起的咽喉发紧症而言,也有指导意义。

五、脾胃为诸病之源

先祖父亦鲁公幼年体弱多病,15岁拜孟河名家贺季衡为师,对李东垣"脾胃不足为百病之始"之说尤为心折。深知脾胃健,则气血充,百病不生;脾胃衰,则气血亏,百病丛生,故创立"脾胃为后天之本,亦为诸病之源"学说。早年先祖父在江苏省中医院与马泽人、邹云翔、张泽生同事,时称江苏四老。四老中先祖父体质虽不及他们,唯胃纳独胜一筹,故而亦能享受天年。

脾主运化,胃主受纳,共奏腐熟水谷、生化气血之功。《素问·藏气法时论篇》谓:"五谷为养,五果为助,五畜为益,五菜为充,气味合而服之,以补精益气。"各类食物对人体有着不同的营养,不可偏废,关键在于"食饮有节",所谓有节,一宜均衡,二宜适度。《素问·异法方宜论篇》有"鱼盐之地,海滨旁水,其民食鱼而嗜咸,皆安其处,美其食,鱼者使人热中,盐者胜血,故其民皆黑色疏理,其病皆为痈疡"的记载,说明古人早就认识偏食嗜食皆能致病。

至于老人的饮食卫生,笔者尝识《老老恒言》"食物有三化,一火化,烂煮也;一口化,细嚼也;一腹化,入胃自化也。老年唯借火化"之说。老年人口化,腹化功能均有所下降,故而全赖于火化,为此,《寿亲养老新书》谓:"老人之食,大抵宜温热熟软,忌其黏硬生冷。"

清代医家梁玉瑜《医学答问》中谓:"善保生者,宜防病于未发之时,看舌苔常有厚腻,则戒酒节食,顶为审经消导,去其宿湿,毋令停积于中焦,否则郁久内热,湿久变生,深可为虑。"欲长生者,经常观察自身的舌苔变化,是很有必要的。

六、古方治今病刍议

某日,参加一次电视养生节目,主持人突然问起,中医学源远流长,然而用几千年前古人发明的方剂治疗现代人的疾病,是否妥当? 笔者一时语塞,不知如何回答,这个问题也一直萦回在心中,无法解决。

近日读医籍,方知古人对此早已给予答复。如清代李中梓在《本草通玄》中谓:"古方治今病,譬犹拆旧料改新房,不再经匠氏之手,其用可乎?"在其后成书的《顾松园医镜》中又做了详细诠释:"古今元气之不同也,当天地初开,气化浓密,则受气常强;及其久也,气化渐薄,则受气常弱。故东汉之世,仲景处方。辄以两计,宋元而后,东垣、丹溪,不过钱计而已。今去朱李之世又五百年,元气转薄,乃必然之理。所以抵当、承气,日就减剂;归脾、六味,日就增添……故临证之顷,宜加战兢,若执成方,或矜家秘,唯知尽剂,不顾本元,唯知古法,不审时宜,皆读书之过。"

中医学历来讲究圆机活法,重视权变,反对胶柱鼓瑟,墨守成规。故而医家在应用古方时,一则需根据患者的正邪相争的病机,善于知常达变;二则依据历代名家治病的思路,用动态、发展变化的观点选用古方;三则在治疗慢性病时不用或少用重剂猛药,当以安全用药为第一指导思想。

笔者赏识清代陆以湉《冷庐医话》中关于应用古方的观点,今录之,供同道参考:"鄱阳名医周顺,谓古方不可妄用,如《圣惠》《千金》《外台秘要》,所论病原脉症及针灸法,皆不可废,然处方分剂,与今大异,不深究其旨者,谨勿妄用……夫古方单方,用之得当,为效甚速,但当审病症之所宜,且勿用峻厉之药,庶几有利而无弊耳。"

七、漫谈养阴良方保阴煎

近代诸多方剂学论及补阴方剂,每以六味地黄丸为首。但查阅文献,此方出自宋代钱乙《小儿药证直诀》一书,取名地黄丸,主治"肾怯失音,囟开不合,神不足目中白睛多,面色㿠白等"。再查此书论解颅一证,也谓:"年大而囟不合,肾气不成也。"均未谈及此方有补阴之功,加上其三补三泻的组方特点,也绝不是补阴方的组方原则,故而笔者认为不应将六味地黄丸作为典型补阴方介绍之。

偶读《顾松园医镜》一书,其论阴亏虚劳,可谓一绝。例如"涕唾精津汗血液,七般灵物总属阴""阴之易涸而难成""所以补阴之药,亦自少至老不可或缺"均有至理。并自制主治真阴虚衰诸证的保阴煎。此方由生地、熟地、天冬、麦冬、牛膝、茯苓、山药、玉竹、鳖甲、龟甲、龙眼肉等药组成,适用于阴虚发热、鼻燥唇红、口苦舌干、耳鸣目眩、腰膝酸软、大便燥结等病症。

笔者揣测保阴煎的组成,认为此方符合补阴方剂的四大组方原则。① 精水双补为君:肾阴包括精水两部分,所谓阴虚,实乃精水两亏。保阴煎取生地、熟地补水,龟甲、鳖甲血肉有情之品补精,可谓精水兼顾。② 金水并滋为臣:根据金水相生原理,补肾必兼治肺,金旺则水充。保阴煎取天冬、麦冬、玉竹补肺,有滋其水源之意。③ 健运中宫为佐:补精滋水之品,性多黏腻,难以消化,故保阴煎佐以山药、茯苓、龙眼肉温运脾胃,可防呆胃之弊。④ 潜降虚阳为使:阴分一亏,其虚阳势必上亢,保阴煎取怀牛膝引虚阳下行,最为适当。

由于保阴煎组方严谨,用之临床,疗效显著。故后世医家极为推崇。如清代名医何炫在《何氏虚劳心传》中将其列为治疗虚劳第一方,并谓:"此方君以甘寒滋阴添精之品,所谓损其肾者,益其精也;臣以二冬保金而滋其生化之源;恐太沉阴濡润,而又佐以甘平补脾之剂,顾其中气。"可谓真知灼见。

八、膏方返真

20 世纪 90 年代,上海市中医学会与中药行业协会为了规范膏方制作,专门组织一次膏方讲座,家父颜德馨在会上作了专题讲课,笔者曾将其整理成文,发表在当时的《上海中医药报》上。现在读之,倍觉珍贵,颇有温故知新之感。当今,在膏方生意越做越兴旺的年代里,重温这份讲稿,可以起到膏方返真之作用。

前贤膏方极其重视脉案的书写,膏方的脉案,习用毛笔书写,它既是中华文化的艺术佳品,又能体现中医辨证论治的内涵。先祖父亦鲁公制膏方至为严谨,膏方方笺为手摺状,封面为卿贤马相伯书"长寿"两字,庄雅兼备,医论精华,清灵不俗,可为师表。

膏方的作用,大致有调整体质和防治疾病这两方面的功效。

冬令进补,采用膏方具有良好的调整体质的功效,而体质每因年龄、性别等不同而异,故选方用药不尽相同。如老年人脏气衰退,气血运行迟缓,膏方中必佐活血行气之品;妇女以肝为先天,易于肝郁气滞,宜辅以疏肝解郁之药;小儿为纯阳之体,不宜过早服用补品,14 岁之前以健脾运化为主,14 岁以后也仅宜六味地黄丸之类。近贤秦伯未开小儿膏方,总以白术、山药为先。先祖父亦鲁公不轻易为孩童开膏方,偶尔为之,也不过以南沙参、白术和六味地黄丸为主,均具法度。

膏方也是防治疾病的一种剂型。利用药物的偏性,来纠正人体阴阳气血的失调,以求"阴平阳秘,精神乃治",是中医学防病治病的最基本的主体思想,也是制订膏方的主要原则。临床所及,中老年人由于脏气渐衰,运血无力,日久势必造成气血失畅,瘀血痰浊内生,而呈现虚实夹杂的病理状态,对此若一味投补,补其有余,实其所实,往往会适得其反。所以膏方用药,既要考虑"形不足者,温之以气,精不足者,补之以味"。也应根据患者的病情,针对瘀血、痰浊等病理产物,适当加以理气活血之品,疏其血气,令其条达,而致阴阳平衡。这种动静结合、攻补兼施的制方原则,既可起到固本清源的疗效,又能防止膏方中的诸胶滋腻太过,引起腹胀胃呆的弊病,可谓一举两得。

九、人参浅识

人参为五加科多年生草本植物人参的根,因其根状如人形而得名,文字记载始于《神农本草经》,有"百草之王"的赞誉。其性微温,味甘微苦,性禀中和,入脾、肺二经,善补脾、肺之气,临床主要用于脾肺气虚或气血两虚证,尤其在大病、久病之后,元气大伤时,用之尤宜,对元气虚极欲脱、脉微欲绝之候,人参更为必需之品,所以古人称其为"治虚劳内伤第一要药"。

人参因其加工不同,分为两大类,白参类有野山参、移山参、生晒参;红参类有高丽参、别直参、石柱参等。白参类性平,红参类性温,宜量体质之阴阳偏性而使用,方可奏效。近来不少医家与患者,提及红参的功效,每有谈虎色变的状态,其实,对于一些慢性虚损疾病,只要审机正确,配伍妥当,红参的补气温阳的作用,功不可没。

谈到人参的补益作用,不能不提始于明代的新安医学,新安医学的创始人汪机在学术上倡导"参芪双补说",认为人参、黄芪善补营气,具有补气补血、补阴补阳的双重作用,这种固本培元的学术思想对后世赵献可、张景岳、缪希雍、李中梓等江浙医家产生了较大影响。

西洋参主要产于美国、加拿大及法国,其功效与人参有异。如张山雷在《本章正义》中谓:"西洋参,苦寒泻火之品,唯肺胃有火、口燥咽干者,颇有捷效,虽似有生津止渴之功,其实仍以泻热见长。"家父颜德馨在《还西洋参以本来面目》一文中指出:"西洋参本是滋阴降火的珍贵药品,国内培植已成功,但经一些广告的渲染,西洋参成了强身健体的神药,谓服后精力充沛,思维活跃,补气强身等,甚至还说西洋参能促使贸易成功,真是匪夷所思。"

人参虽然是一味极佳的补虚药品,但其副作用也不可忽视,如李中梓在《医案必读》中论人参谓:"世之录其长者,遗忘其短,摘其瑕者,并弃其瑜。"并明确指出:"所谓肺热还伤肺者,肺脉洪实,火气方逆,血热妄行,气尚未虚,不可骤用。"只有瑕瑜互见,才能真正认识人参,应用好人参,才能使这味珍贵的佳品充分发挥其扶正达邪的作用。

在应用人参时,当忌服萝卜之类的破气药,如中药中的莱菔子。前者补气,后者破气,有抵消药效之弊。相传清代名医陈莲舫为清帝诊病时取人参与莱菔子同用之轶事,查阅《宋元明清名医类案》一书中陈莲舫为皇上诊病的医案,即无此记载。笔者认为如果确有此事,也属权宜之法,临床绝不宜提倡。

十、论中医思维的重要性

2014 年 11 月 23 日,在首届中医科学大会上,国家中医药管理局局长王国强风趣地说:"作为一个中医局局长,我一直有一个梦想,希望中医理论和现代科学技术结合,能够研制出一台中医思维的设备,属于中国人的设备,这就是我的中医梦想。"

什么是中医思维?中医思维即以中国优秀的传统文化为思想基础去认识世界,在中医理论指导下认识和诊治疾病。中医思维产生和形成,源于几千年来先哲对生命的深刻体验与感悟,中医思维所体现的整体、和谐、人性化回归自然、回归本原,更符合人类生命的本质规律。

2014 年 4 月 28 日的《新民晚报》,刊登了一篇《文学中医》的文章,文中讲到一位老中医在谈自己的治学经历中,提及他以前跟一位名老中医学徒,出徒后一度非常顺利,不知治好了多少疑难杂症,可是后来上级号召"中西医结合",让他又学习了许多年的西医,结果从那时开始,他的中医技能一落千丈,几乎给人治不好病了。这个例子说明,中医与西医是两种不同的体系与不同的思维方法,如果混淆不清,导致思维不清,以致彻底糊涂,那自然是治不好病了。

因此,能否应用中医思维来认识与诊治疾病,是衡量每一位中医临床工作者业务水平的标尺。一位高明医者与一般医生之间的差异,最主要的一个方面,就是中医思维能力的差异。唐代名医孙思邈在《千金翼方》中谓:"医者,意也,善于用意即为良医。"讲的就是这个道理。

为什么中医老是乏才、乏人,其实这与中医思维的培养也有密切关系。和以前的师带徒学习方式不同,中医院校的学生在入校之前,大多数接受了若干年的基础教育,基本形成了稳定的以西方文化为基础的思维方式,由于所受的中国传统文化教育有限,因此对中医理论与学术语言难以理解,为了获得较好成绩,只能进行囫囵吞枣式的记忆,虽然许多学生在学习中医课程时成绩优异,但进入临床,却不能很好地应用中医理论来认识和治疗疾病,更未能养成中医思维方式。

现在,中医界从领导到学校,都逐渐认识到中医思维的重要性了,这是一件幸事。

第四节　颜新医话

一、《伤寒论》读书心得

《伤寒杂病论》开创了六经辨证和脏腑辨证方法,两者之间交融则佳,分裂则弊。至于舌脉与病证的关系,当为后世之补充与发展。"伤寒医下之,续得下利清谷不止,身疼痛者,急当救里;后身疼痛,清便自调者,急当救表。救里宜四逆汤,救表宜桂枝汤。""自利不渴者,属太阴,以其脏有寒故也,当温之,宜服四逆辈。"太阴病用少阴方,有治未病风采。后世许叔微"补脾不如补肾"以及王好古治脾以干姜治肾用附子,均为演绎与补充。《伤寒论》179条所言脾约证自伤寒而来,系胃中邪热有余之证,经朱丹溪、缪希雍、周慎斋的倡扬,脾阴学说得以完善,临床治疗范畴也广阔起来,而远远不止于便结证了。《伤寒论》71条五苓散,除太阳蓄水,并治癫、眩、逆、泻、痞,辨证要点为苔滑水润、脉沉弦。后世的春泽煎、桂苓甘露饮、茵陈五苓散、胃苓汤等均是在五苓散的方义基础上发展而来的。

二、浅议金元医家"水善火恶"论

金元四家均曰"水善火恶"倾向,刘河间火热论重视降心火、益肾水,张从正私淑刘氏擅汗、吐、下三法,李东垣发内伤热中阴火说,朱丹溪论阳有余阴不足,但降火之法亦精彩纷呈,不是苦寒直折所可以囊括的。张从正认为凡能疏散外邪的方法,都是汗法。除了辛散解表的内服药物外,其他如"灸、蒸、渫、洗、熨、烙、针刺、砭射、导引、按摩,凡解表者,皆汗法也"。刘河间主火论,认为疾病的主要原因是热邪拂郁,玄府气液不得宣通。防风通圣散是散风壅,开结滞,使气血宣通之代表方,表里双解。现今亦多用治内伤杂病。刘河间取葱白、豆豉、滑石、甘草等,开辛凉解表先河,突破"发表不远热"之藩篱,实为清代温病学说崛起之基础。朱丹溪对阴虚阳盛的治疗,不同于习俗所用的育阴潜阳,而是升补阴血达到阴升阳降、阴阳比和状态,如治阴血虚而相火旺者用四物加知母、黄柏。学习古人之说本该历史唯物,理解了其学说才能概念准确。

三、东垣、丹溪升降论新识

李东垣《脾胃论》中三分之一内容引自《黄帝内经》,但补中益气汤、清暑益气汤、朱砂安神丸等方仍精彩绝伦。琢磨李东垣的清暑益气汤、升阳益胃汤、益胃升阳汤、升阳散火汤,觉得很有意思,于细微处见精神。李东垣论脾胃内伤之病因为饮食失节、劳役过度、七情所伤。朱丹溪言升降失常的原因是六淫外侵、七情内伤、饮食失节、房劳致虚。举饮食失节为例,字面相同,实际一虚一实,时代不同,病因各异,今时亦然。李东垣善制方用药,有誉"如韩信将兵,多多益善",剂量上进退有度、游刃有余,当归补血汤中黄芪5倍于当归,而补中益气全方重量仅9.9g。叹为观止。李东垣与王好古亦师亦友。王氏继承仲景、东垣之说阐发伤寒内感阴证,学而优则仕又精通医理,辨证丝丝入扣。病在脾,重斡旋,用黄芪汤、调中丸、干姜之属,阴寒甚、阳气欲绝、病入肾方启用附子,值得研究。

四、读叶天士医案有感

叶天士毕生忙于诊务,无暇著书立说,即于温热病最为禅心,亦无手稿留于后世,《温热论治》乃是门人记录,后人整理,《临证指南医案》亦系门人荟萃编辑而成。所幸这些著作虽非尽是叶氏原意,但大体上保留了叶氏思想精髓。如席案一例,阴涸阳浮,喘促自利、溲数烦汗与神烦呓语妄见并存,投地黄饮子期冀火归水中,治疗中风王道之法,后又投三才、麦冬,主线自始至终,目的阴平阳秘。二诊舌绛而入犀、菖、地育阴开窍。三诊舌白右脉软转三才,间入牛黄清心、金箔重镇。四诊穷必及肾脱象更甚,再加桃花。叶天士在"理阳气当投建中,顾阴液须投复脉"之上并发脾升胃降,在辛咸通络之外又阐辛润与辛温通络,如此等等,能把继承与发展的关系处理得如此行云流水,不愧为卓然大家。

五、治咳嗽数例有感

人到中年,经风则咳,屡罹肺炎,苔薄黄,脉细弦。某区中医医院引进人才出方,开首便是大剂清热解毒药,也许君臣佐使之理于君奢侈,但岂知肺气不足之病? 安知"病痰饮者,当以温药和之"之理? 投玉屏风合《千金》苇茎、细辛、五味子。职业木工,呛咳口糜,痰白腰痛,苔薄白,脉弦细。上实下虚之象,苏子降气汤主之。顽固性呛咳,各项检查无异,舌小红,脉数带滑。迭经止嗽、苓桂术甘、小青龙、射干麻黄、麻杏石膏和补肾法未解,径投葶苈子 30 g,前2 日愈甚,第三日开始减轻,1 周后基本痊愈。

第七章
经 典 医 案

第一节 颜亦鲁医案

案1 风温案

穆某,男,46岁。

初诊 风温旬外,壮热不为汗解,呛咳多痰,胸膺痞闷,间或作恶,口渴引饮,两足不和。脉滑数,苔腻黄。风温痰热交结肺胃,肺气不得舒展,胃气失于通降,颇虑化燥。当为清热化痰,蒿芩清胆汤加减。处方:

香青蒿6g,酒黄芩6g,姜川黄连1.5g,炒栀子6g,杏仁9g,薏苡仁9g,半夏曲6g,前胡6g,川郁金6g,浙贝母9g,赤茯苓12g,炒竹茹4.5g。

2剂。

二诊 从风温将化燥例立法,壮热已从汗减,两足亦和。呛咳痰黏难出,胸膺未舒,口渴喜饮。脉小数,舌苔黄腻。温邪渐由表解,余热痰浊未清,气机未舒。转当清肺化痰,佐以清热。处方:

原方去姜川黄连,炒薏苡仁。加旋覆花6g(包煎),瓜蒌皮12g,枇杷叶9g(去毛炙)。

2剂。

三诊 两进肃肺、化痰清热,药后身热虽减,呛咳未已。昨因口腹不慎,腑气虽通,少腹胀满拒按,心烦,少寐,吃语。脉沉滑而数,舌根灰腻。肺部邪热未清,痰滞壅结肠胃,熏蒸于上。法当宣肺通腑,清热化痰。处方:

全瓜蒌15g,炙桑白皮6g,前胡3g,炒栀子6g,杏仁9g,青皮4.5g,益元散 12 g(包煎),连翘 12 g,茯苓 9 g,茯神 9 g,炒竹茹 4.5 g,炒枳壳 6 g,竹沥半夏 4.5 g。

2 剂。

四诊 药后烦扰已定,夜能安寐。热退不清,呛咳痰黏,腑行不畅,仍腹胀拒按。脉滑数,苔腻而干。邪滞未尽。王孟英云:"肺气肃降有权,移其邪由腑出,正是病之出路。"用原法酌增导利。处方:

原方去茯神、益元散。枳壳改为枳实 6 g,加槟榔 9 g、鲜梨皮 9 g。

3 剂。

药后呛咳渐稀,腑气通畅,少腹胀满亦消,旋经调治而愈。

【按】 风温旬外,肺胃之热已盛,用蒿芩清胆汤清透风温于痰热之中,促其分消。叶天士《外感温热篇》说:"气病有不传血分,而邪留三焦,亦如伤寒少阳病也,彼则和解表里之半,此则分消上下之势。"初诊既用青蒿、黄芩、杏仁、贝母,又用薏苡仁、赤茯苓、栀子即是此意。通腑气之法,虽可用硝、黄下夺,然大便不闭、肺邪未清者,宣肺以通腑,更为稳妥。故三诊虽见少腹胀满拒按,只需瓜蒌、桑白皮、前胡、杏仁,少佐槟榔、枳实即可。至于心烦呓语,固以逆传膻中居多,然邪热挟滞蕴结肠胃,酝酿化燥,扰犯心神,亦不少见。本例属于后者,观其舌不绛而苔黄腻可知,此时只需通腑通滞,则病可退,无须牛黄、至宝之属。

案 2 春温案

宋某,男,29 岁。

初诊 头摇肢颤起见,继即寒热头痛,呕吐,汗痦外发,齿缝流血,神志不清,呓语不寐。脉弦数鼓指,舌绛苔浮。本有肝风宿患,近感新邪引动伏温,兼抱椿庭之痛,温邪挟心肝之火扰犯营分。新陈夹集,化燥动风可虑。姑为清营达邪,平肝镇心,清营汤加减。处方:

乌犀尖 2.4 g(磨冲),鲜生地 30 g,炒金银花 12 g,连翘 12 g,薄荷 3 g(后下),香青蒿 6 g,广郁金 6 g,钩藤 9 g(后下),川黄连 1.5 g,天竺黄 6 g,茯神 12 g,黑栀子 6 g,炒竹茹 4.5 g。

2 剂。

另珍珠粉 0.6 g,上琥珀 0.6 g 和匀,开水先下。

二诊 进清营达邪,平肝镇心,药后头痛大减,齿血亦止。唯身热未退,神志时明时昧,少寐心烦,口渴呓语。舌尖红干,苔薄,脉来弦数。心肝之火渐平,伏热尚未透达,营液有受伤之象。守原意佐以生津。处方:

原方去乌犀尖、川黄连,加铁皮石斛 12 g,麦冬 6 g。

2 剂。

三诊 今日神志清醒,入夜已能安寐,偶或呓语,颈胸部白㾦较多。身热退而不清,有时心烦,渴不多饮。舌干红,苔薄黄。津液日渐耗伤。法当养阴清热,兼以达邪。处方:

鲜石斛 12 g 与陈豆豉 9 g(同打),大麦冬 9 g,乌玄参 9 g,连翘 12 g,云茯苓 12 g,茯神 12 g,竹叶 30 片,青蒿梗 6 g,肥知母 6 g,黑栀子 6 g,鲜芦根 30 g(煎汤代水)。

2 剂。

药后黎明身出凉汗,热退脉静。

【按】 旧病新病夹杂为患,乃临床常见。张仲景说:"夫病痼疾,加以卒病,当先治其卒病。"指出新旧同病,原则上当先治新病。然而在新病旧病互相影响的情况下,则当新陈兼顾,标本同治。本例患者原有肝风宿患,病前适逢其父去世,心火内烧,肝风暗动;加以挟感春温,以致内外合邪。叶天士云:"火内寄肝胆,病来迅速。"故起病头摇肢颤,继即出现寒热头痛、衄血、神昏、呓语等严重证象。治疗上既要平肝镇心,又当清温达邪。故初诊除犀角、生地、钩藤、天竺黄、珍珠粉、琥珀之外,又用金银花、连翘、青蒿、薄荷、栀子、黄连。药后头痛大减、齿衄亦止,然心肝之火较易镇平,而春温伏邪一时常难透达;有一分热,即有一分伏邪;邪热必伤津液。三诊神志已清,夜能安寐,但热退不清,白㾦较多,即是此故。处方用鲜石斛与陈豆豉合打,麦冬、玄参、知母与栀子,青蒿、连翘并用,寓养阴于泄邪之中,清热不忘养阴也。

案3 暑湿案

邵某,女,36 岁。

初诊 病延 1 个月。身热时高时低,有汗不解,胸膺痞闷,呛咳有痰,口干咽哽,白带甚多。脉小数而滑,舌红苔黄。风暑未透,为痰浊所搏,与内蕴之湿热下注奇经。先当宣邪清暑,兼化痰湿。处方:

香白薇 9 g,青蒿梗 6 g,黄芩 4.5 g,黑栀子 6 g,法半夏 6 g,新会陈皮 4.5 g,江枳壳 6 g,光杏仁 9 g,浙贝母 9 g,广郁金 6 g,旋覆花 6 g(包煎),云茯苓 9 g,炒竹茹 6 g。

2 剂。

二诊 昨夜高热,今仍不退,不时有汗,胸闷咽哽,口渴咳痰,带多。脉小数,舌红边白而糙。风暑为痰湿所搏,留滞气分,肺气不宣,津液暗伤。用前法兼顾其阴。处方:

原方去白薇、枳壳、旋覆花,半夏改用 3 g,加正滑石 12 g、青荷叶 15 g、鲜石斛 9 g。

2 剂。

三诊 暑温热清复热,得汗不解,胸膺痞闷,咳嗽稀,咽哽痰鸣,渴不多饮。脉小数,舌苔黄。阴分渐伤,气分邪热未清,肺胃痰浊内阻。仍当顾阴清邪。处方:

鲜石斛 12 g,薄荷 2 g(合打),酒黄芩 6 g,正滑石 12 g,青蒿 6 g,川黄连 1.5 g,杏仁 9 g,茯苓 9 g,橘皮 4.5 g,郁金 6 g,瓜蒌皮 12 g,竹茹 4.5 g,藿香梗 6 g,青荷叶 15 g。

3 剂。

四诊 拟改方。身热已降,咳稀痰少,胸闷较舒,舌苔砂黄渐润,白带仍多。

原方加椿根皮 9 g、薏苡仁 15 g。

3 剂。

【按】 暑本火邪,发病急而传变速。本例病延 1 个月之久,不仅身热时高时低,有汗不解,且出现湿热下注症状,其原因在于挟有风痰湿浊,故病情缠绵,治必兼顾。用白薇、青蒿、栀子、黄芩以祛风暑,杏仁、贝母、陈皮、半夏以化痰止咳,云茯苓、滑石清利湿热。但风暑究属阳邪,易于伤津,二诊舌苔边白而糙,即其征兆,故加石斛以顾其阴。而痰湿又系阴邪,难以骤去,必须坚持宣化渗利,从本例一诊至四诊用药,可以看出此点。总之,遇此等证候,要胸有成竹,守住主方,不率而更章,终能收到预期效果。

案4 湿温案

聂某,男,46 岁。

初诊 湿温身热 5 日。有汗不解,头目眩昏,胸膺痞闷,口泛甜味,便结,溲赤,胸腹部红疹隐现。脉浮数,舌苔薄腻。向日好饮,酒湿本重,湿蕴热蒸,表里不透。法当宣化。处方:

大豆卷 15 g,青蒿 6 g,金银花 12 g,连翘 12 g,川厚朴 2.4 g,藿香梗 6 g,佩兰梗 6 g,枳实 6 g,栀子 6 g,杏仁 12 g,薏苡仁 12 g,粉葛根 6 g,生姜 2 片。

2 剂。

二诊 药后大腑迭通溏薄,胸闷略舒。红疹未透,又见白㾦隐约,入夜偶或吃语,口甜,尿赤,胸闷头昏,脉苔同前。湿热痰滞交结气分,有内犯心神之象。仍当轻宣芳化。处方:

原方去川厚朴、薏苡仁、豆卷、青蒿、生姜,加荆芥 3 g、郁金 6 g、九节石菖蒲 4.5 g、六曲 12 g、赤茯苓 12 g。

2 剂。

三诊 汗出颇多,疹㾦未透,遍体酸痛,壮热烦扰,吃语喃喃,呛咳,痰难出,便溏。脉转弦数,舌苔腻黄。暑湿痰滞郁阻三焦,渐已化燥。拟宣表清热,兼以涤痰。处方:

粉葛根 9 g,川黄连 1.8 g,栀子 6 g,郁金 6 g,益元散 12 g,鲜藿香 6 g,佩兰 6 g,连心翘 12 g,金银花 12 g,茯苓 9 g,茯神 9 g,炒竹茹 4.5 g,酒黄芩 9 g,牛蒡子 9 g,桔梗 2.4 g,石菖蒲 4.5 g。

3 剂。

另:玉枢丹 1 g,开水先下。

四诊 红疹白㾦透布,表热已减,便溏亦实。仍吃语,心烦少寐,两手有时妄动,咳嗽有痰。脉弦数,舌转红,边仍腻。湿邪虽达,里热尚重,痰浊未化,津液渐伤。转当清热生津,以化痰浊。处方:

鲜石斛 9 g,薄荷 3 g(合打),连心翘 12 g,益元散 12 g(包煎),大麦冬 9 g,橘红 3 g,陈胆星 3 g,远志肉 4.5 g,天竺黄 9 g,竹茹 4.5 g,石菖蒲 3 g,芦根 30 g,茯苓 9 g,茯神 9 g(辰砂拌炒)。

2 剂。

五诊 热势大减,疹㾦渐回。两手妄动,心烦吃语未定,呛咳多痰,渐思谷食。脉转濡数,舌红苔薄。里热渐清,肺家痰浊未化。处方:

原方去薄荷、石菖蒲、天竺黄、胆南星,加枳壳 6 g、贝母 6 g、法半夏 4.5 g。

2剂。

六诊 昨食蚕豆过多,又加恼怒,以致胸胁板闷,气逆不平。今日热势甚高,苔转腻黄。午间气逆更甚,忽然神志昏糊,两脉沉伏。肝郁不达,痰气食滞壅阻,以致闭逆。亟为降气宣窍,兼化痰滞。宗五磨饮法。处方:

沉香1.2g,郁金1.5g,海南子1.5g,青皮1.5g,枳实1.5g。

上药磨汁。用石菖蒲、旋覆花(包煎)、双钩藤各9g,煎汤冲服(先下)。

牛黄清心丸1粒,亦用煎剂化服。

七诊 药后脉起,神清,夜间已不气逆,胸胁亦不板闷,舌苔薄黄腻。呛咳有痰,时或谵语、身热,大便秘结。痰滞化而未清,气阴已伤,余邪逗留。当清热肃肺,以化痰滞。处方:

白薇6g,栀子9g,郁金6g,枳实6g,茯苓6g,杏仁9g,川贝母6g,浙贝母9g,连翘6g,橘红3g,竹茹6g,竹沥半夏6g,旋覆花6g(包煎),石菖蒲2.4g。

2剂。

八诊 热度已退,咳痰亦稀。唯神疲力乏,动则有汗。今午后又忽神志昏糊,大汗淋漓,肢冷脉伏。舌质干红,苔中心色灰。正虚邪恋,阴伤阳越,痰蒙清窍。急当敛阴通阳,涤痰宣窍。宗桂枝龙骨牡蛎汤法加味。处方:

川桂枝3g,大白芍9g(拌炒),煅龙骨18g(先煎),大麦冬9g,煅牡蛎18g(先煎),五味子3g,西洋参6g,川贝母4.5g,茯苓9g,茯神9g,麻黄根3g,炙甘草3g,石菖蒲4.5g。

1剂。

药后约1小时,肢和脉起,大汗亦收。唯神疲肢倦欲眠,小便欠利。改用六君子汤加减,调理半月,渐趋康复。

【按】 湿邪由里达表,常发疹痦。红疹虽出于肺,但已介乎气营之间,白痦则系湿邪逗留气分,失于开泄,蕴郁而成。疹痦隐约不显,总宜宣化透达,故本例初诊、二诊于清热化湿方中用豆卷、葛根、荆芥、牛蒡子之属。由于暑湿下移肠腑,外见疹痦,下见便泄,因而三诊主方用葛根芩连汤。同时上焦又有痰浊逗留,症见咳痰、心烦、谵语,必须兼以涤痰化浊,故用石菖蒲、郁金、玉枢丹。湿温最为缠绵,当伏邪痰热不清,则渐伤津化燥。四诊时,谵语、心烦、两手有时妄动,乃温邪化燥、渐欲动风之象。故一面用石斛与薄荷合打,生津达邪,一面又用胆南星、天竺黄、石菖蒲、远志涤痰清神。药合病机,则收效亦速。六诊突生变故,由于不慎饮食,加以恼怒伤肝,肝气挟痰滞交结,气升痰壅,上蒙心窍而致内闭。非急予降气开窍不可,故处方五磨饮合牛黄清心丸并用,一举而挽回危局。临床治病,有一定之法,无一定之证。所谓:"病千变,医亦千变。"

湿温后期,正虚邪恋,虽多伤阴,然脉虚多汗者,亦可见亡阳。正如叶天士在论湿邪时所说:"湿热一去,阳亦衰微。"本例八诊时热退,神疲,动则有汗;忽然神昏,大汗出,肢冷,脉伏,舌红苔灰。显系真阳已耗,阳失依附而外越,既须复其阴,尤当温其阳,故用桂枝龙骨牡蛎汤合生脉散加减。古人说:"复其阴则阳气自留。"于此而益信。

案5 秋温案

周某,女,41岁。

初诊 秋温6日,起于过度劳累之后。刻下壮热无汗,口干、胸闷、呕恶黏痰,便结未行,夜间少寐,时有呓语。脉滑数,舌苔厚腻。伏邪未得外达,挟痰滞交蕴肠胃,郁蒸于上,渐犯心包。法当宣解温邪,涤痰化滞。处方:

香豆豉12 g,姜栀子6 g,辰茯神12 g,川郁金6 g,青皮4.5 g,陈皮4.5 g,青蒿6 g,连翘9 g,鲜姜衣1.5 g,藿香梗4.5 g,炒枳壳6 g,竹沥半夏6 g,石菖蒲3 g。

2剂。

另:玉枢丹1 g,开水先下。

二诊 药后呕恶虽减,仍未得汗,身热日轻夜重,少寐呓语,腑通不爽,口渴,胸闷。舌苔根端黄腻,脉来濡细小滑。伏邪为痰滞所困,必从气分而化为顺。仍当宣邪疏表,化滞涤痰。处方:

原方去玉枢丹,竹沥半夏改法半夏,加辰拌灯心3束、炒建曲12 g。

2剂。

三诊 药后便通溏薄,未得汗,身热夜甚,口渴,痰黏难出,竟夜不寐,呓语喃喃。舌根腻黄,脉濡滑小数。秋温伏暑挟痰滞交结,热盛于里,复受惊骇,殊防肝风内动。当以清热化痰,镇惊宁神。处方:

炒白薇9 g,广郁金6 g,天竺黄4.5 g,黑栀子6 g,橘皮3 g,橘络3 g,连翘12 g,煅龙齿15 g(先煎),双钩藤12 g(后下),茯神12 g,法半夏6 g,辰灯心3束,石菖蒲4.5 g。

2剂。

四诊　从受惊挟邪例立法,夜间略能安寐,谵语略稀,便已不溏。唯仍无汗,身热不退,口干,溲短而赤。舌苔根黄,脉转滑数。里热渐散,痰滞已有化机,伏邪犹未透达,转以宣透为法。处方:

原方去白薇、龙齿、天竺黄、橘皮,加香豆豉 12 g、香青蒿 6 g、杏仁 9 g、通草 4.5 g。

2剂。

五诊　得汗未畅,白痦隐约,呛咳痰难出。下午忽然气喘不平,肢冷不和,脉沉伏,神昏谵语,心烦不寐。远道而来,劳倦脱力,邪热遏伏,痰浊阻窍。亟为宣窍涤痰,兼清邪热。处方:

香白薇 9 g,广郁金 6 g,煅龙齿 15 g(先煎),川贝母 4.5 g,辰茯神 12 g,炒枳壳 6 g,连翘 12 g,竹沥半夏 6 g,橘络 3 g,杏仁泥 9 g,石菖蒲 4.5 g。

2剂。

另:玉枢丹 2 g,开水先下。

六诊　进宣窍涤痰之剂,脉伏已起,按之沉滑,肢冷初温,气逆较平。处方:
原方再进。

2剂。

七诊　药后气逆、脉沉、昏谵诸危象均见轻减,已能入寐,得凉汗,白痦发出较多,身热亦退。仍口干,呛咳有痰。舌红、苔浮黄。伏邪渐从气分而化,阴分暗伤,肺部痰热未清。当清化痰热,佐以生津之品。处方:

原方去龙齿、茯神、玉枢丹。加天花粉 12 g,竹叶 30 片。

3剂。

服 3 剂后,诸症次第退去,进入恢复期。

【按】　本例伏暑痰滞郁蒸,渐犯心包,病势较重,伏暑必须透达,故初诊即以栀豉汤为主方,佐以藿香、青蒿、姜衣。然痰滞亦当涤除,因此配以石菖蒲、郁金、竹沥半夏、玉枢丹。伏暑不外达,身热难退,故四诊时复用豆豉、青蒿宣透。药后得汗,白痦隐约,为伏邪外达之象,身热亦退。温热病中,复受惊骇,症见心烦、不寐、呓语喃喃者,应防其动风,当从受惊挟邪立法。盖惊为七情,内应乎肝。故三诊治法为之一变,除石菖蒲、郁金、茯神外,又增天竺黄、龙齿、钩藤、辰灯心。惊定之后,再议治温,此治病一定之法。

案6　冬温案

景某,女,41岁。

初诊　冬温4日,始而寒热,少汗,头痛,继则神糊呓语,夜间昏厥2次。经事适来即止,少腹作胀,便结不通。脉沉弦而数,舌苔满腻。温热痰滞遏阻少阳阳明,既不外解,又不下行,热入血室。议用大柴胡汤加味,宣邪导滞,和血开窍。处方:

柴胡3g,生大黄9g(后下),枳实6g,炙甘草2.4g,广郁金6g,大白芍6g,酒黄芩4.5g,桃仁6g,法半夏6g,焦山楂12g,石菖蒲4.5g,姜1片。

2剂。

二诊　药后呕吐黏痰甚多,月事复来,大腑未行,恶寒去而壮热不退,神志清而复昏,肢末间或不和。脉沉不起,舌苔灰腻满布。少阳之邪渐解,阳明温热痰滞互搏不化,内扰心神。当再宣邪化滞,以清神明。处方:

原方去柴胡、炙甘草、白芍、山楂,法半夏改竹沥半夏6g,加薄荷4.5g、白薇9g、连翘12g、远志肉4.5g。

2剂。

另:牛黄清心丸1粒,药汁化服。

三诊　今晨得微汗,壮热略减。腑气虽通不多,少腹仍胀,肢末欠温,遍体酸痛,经行量少,神志或明或昧,脉象时沉时滑,舌尖干红,根端苔腻而灰。表分邪热未清,里蕴痰滞尚重,心包仍受邪扰,津液暗伤。拟生津达邪,化痰导滞。处方:

鲜石斛12g,薄荷3g,连翘12g,辰茯神12g,天竺黄12g,郁金6g,竹沥半夏4.5g,栀子9g,杏仁9g,全瓜蒌15g,凉膈散12g(包煎)。

2剂。

四诊　昨今药后,皆得微汗,身痛已除。仍壮热渴欲凉饮,面颧或见赤色,舌强,言语不利,神志仍有时模糊,肢仍不和。脉小滑,舌根灰腻。温邪为痰滞所搏,酝酿化热。阻厄机窍,殊有风动痉厥之变。守原方再进。处方:

原方去郁金、瓜蒌,加射干4.5g、远志肉6g。

2剂。

五诊　今日神志已清,渴饮亦除,口干较润,语言流利。唯热退复热,表分

为甚,经事虽净,小腹仍微胀,矢气频频,便结不行。脉苔同前。气分邪滞未尽,肠腑通降失常。再拟大柴胡汤表里双解。处方:

柴胡3g,生大黄12g(后下),枳实6g,山楂9g,杏仁9g,酒黄芩4.5g,全瓜蒌15g,竹沥半夏6g,大白芍6g,云茯苓9g,炒竹茹4.5g。

2剂。

六诊 进大柴胡汤加减,大腑迭通颇爽,腹胀已消,四肢转温,表热亦从汗减,胸嘈思食。灰苔尽退,转为浮白。唯喉间痰黏难出,脉仍小滑。气分伏邪渐得外解,余热痰浊逗留上焦。转当化痰清热,以肃余氛。处方:

白薇9g,瓜蒌皮12g,橘白3g,浙贝母9g,郁金6g,青蒿6g,半夏4.5g,牡丹皮6g,杏仁9g,茯苓9g,炒竹茹4.5g。

3剂。

【按】 温病热入血室,用柴胡汤使邪热从少阳透出,是为正治。但亦需辨其虚实,虚证扶正以达邪,若见里实,则应攻下。本例冬温热入血室,曾两度用大柴胡汤表里双解,治法同中有异,充分体现辨证施治精神。初诊冬温4日,经水适来即止,神糊呓语,并昏厥两次,便结、少腹作胀,舌苔满腻,温邪陷入血室,与血相结,又挟痰滞内阻,故用大柴胡汤为主方,并佐桃仁、山楂以和血祛瘀,石菖蒲、郁金以芳香开窍。二诊经水复来,乃转为清心化痰。至五诊时,神志虽清,但热退复热,表热尤甚;经事虽净,但少腹仍胀,便结不通,矢气频频,此表里未和。故又用大柴胡法,除重用生大黄外,加入瓜蒌、杏仁、云茯苓着重通其腑气。由于大腑迭通,诸症乃次第消失。

冬温一症,除外感时邪外,多兼挟伏暑为患,故有"晚发"之称。伏邪挟痰滞内结,往往出现肢冷,脉沉不起,如本案初诊、二诊、三诊中所见,若误认虚寒,必致偾事。但冬温伏邪深沉难化,必须汗畅、腑通、苔化,方为透达。

案7 哮喘案

石某,男,53岁。

初诊 哮喘30余年,近来萌发,喉鸣声如拽锯,不得平卧,痰出白沫,恶寒,口淡,饮食尚可。脉濡滑,舌苔薄白。外寒与内饮搏结,肺失宣降。拟小青龙汤加味先治其标。处方:

蜜炙麻黄1.5g,桂枝2.1g,淡干姜2.4g,北细辛1.5g,姜半夏9g,五味子 2.4 g,陈皮 4.5 g,炙甘草 2.4 g,白芍 6 g,川贝母 6 g,炙款冬花 6 g,炙紫苏子 9 g,杏仁 9 g。

6 剂。

二诊 咳喘大减,已能平卧,恶寒亦罢,二便自调。唯痰出不爽,下半夜睡眠不实,胃纳欠香,渴不欲饮。脉细滑带数,舌苔薄,质红。肺阴不足,痰饮有化热之势。处方:

原方去桂枝、白芍、细辛、陈皮、炙甘草,加南沙参 9 g、北沙参 9 g、旋覆花 4.5 g、射干 4.5 g、枇杷叶 9 g。

3 剂。

三诊 晚间咳喘影响睡眠,痰色转为黄稠,稍带腥味,头昏,微有汗,背俞恶寒,溲黄,大便干,胃纳尚佳。脉滑带数,舌红、苔白中黄。寒痰渐已化热,肺气不降。当宣肺降气,清热化痰。处方:

炙麻黄 3 g,生石膏 18 g,桂枝 1.2 g,金苏子 9 g,射干 4.5 g,法半夏 9 g,干姜 1.2 g,五味子 1.2 g,炙款冬花 9 g,薄橘红 4.5 g,杏仁 9 g,白前 4.5 g,甘草 2.1 g。

10 剂。

四诊 迭进小青龙加石膏汤,喘咳已平,口渴亦折,痰见少,背俞恶寒亦减,纳食、睡眠俱佳,下半夜仍有小发作。脉小滑微数,舌红无苔。痰热渐化,肺肾气阴暗亏,当水金同调,固本清源。处方:

人参须 4.5 g,南沙参 9 g,北沙参 9 g,川贝母 6 g,五味子 1.2 g,麦冬 6 g,法半夏 6 g,薄橘红 4.5 g,款冬花 9 g,干姜 1.2 g,胡桃仁 9 g。

5 剂。

另:紫河车粉 12 g、白参粉 12 g、川贝母粉 6 g,和匀,每次 3 g,每日 2 次。

五诊 经治以来,背俞恶寒已弭,喘咳已平,痰亦少,饮食、二便亦趋正常。腰痛,溲勤。脉细数,舌红。守原意增益补肾。处方:

原方加大熟地 12 g(沉香 1 g 煎汁拌炒)、坎炁 2 条,川贝母改为 4.5 g,麦冬改为天冬 9 g。

10 剂。

六诊 哮喘未发,胃纳已振,精神亦复。拟丸代煎,寓防于治。处方:

潞党参 45 g,南沙参 60 g,炙麻黄 15 g,云茯苓 45 g,炙款冬花 30 g,炙紫菀 30 g,川贝母 30 g,薏苡仁 90 g,炙甘草 15 g,紫苏子 60 g,白术 30 g,川厚朴 18 g,陈皮 18 g,法半夏 45 g,杏仁 30 g,炒谷芽 90 g。

上味共为细末,用枇杷叶 90 g、旋覆花 45 g 煎汤泛丸,如绿豆大,每晨晚各服 1 次,每次 6 g。

【按】 哮喘为本虚标实之证,治标当分寒热,治本不外补肺、补脾与补肾。本例系外感风寒触动内伏之痰饮而发病。故初诊选用小青龙汤为主方。小青龙汤以解表化饮著称,而其中实以细辛、半夏、干姜、五味子为核心,治寒饮喘咳所不可少。然临床当随证变化,如本例初诊表证明显,故麻黄、桂枝同用,二诊外寒已解,虚象渐露,乃去桂枝,加南沙参、北沙参。三诊出现外寒内饮、郁而化热的复杂病情,因而选小青龙加石膏汤,解表化痰,兼清郁热。四诊寒饮渐去,肺肾虚象明显,于是改以固本清源为主。其中紫河车、人参、川贝母为粉剂另服,熟地用沉香煎汁拌炒,均有卓识。

案 8　咯血案

汪某,男,63 岁。

患者自 1941 年出现大出血,未经治疗,以后每年发作 2～3 次,并伴有低热、咳嗽、吐黄绿色厚痰等症。1950 年经上海、无锡等地医院摄片:右肺支气管扩张,肺叶萎缩,心脏向右部移位,左肺有少数吸收病灶。诊断为肺结核支气管扩张。1952 年春曾患胆石症而施行手术。1957 年 2 月再度低热,胸透发现右肺有空洞而住院。在进行链霉素气管注射时,引起支气管功能衰弱,病情危急,除积极抢救外,并请中医会诊。

初诊　神志时有昏迷,倚枕而卧,气喘不能言语,喉间痰声辘辘,鼻翼煽动,呼吸困难,面部、手掌冷汗淋漓。脉浮滑,右手寸关洪大,舌苔干燥少津,根端黄腻。病久肺肾两虚,肺失肃降之令,肾乏摄纳之权,顽痰胶结,气不化痰,本虚标实,内闭外脱堪虞。急当标本兼顾,以冀转机。处方:

东北人参 6 g,南沙参 15 g,北沙参 15 g,川贝母 9 g,冬虫夏草 9 g,川贝母 3 g,陈皮 3 g,海蛤粉 9 g,旋覆花 4.5 g(包煎),炙远志 6 g,苦杏仁 9 g,法半夏 6 g,辰拌茯神 9 g。

3 剂。

另:蛤蚧尾 1.5 g,猴枣散 0.7 g,研末温水过口。

二诊 药后吐出黏痰甚多,气哮较平,自汗减少,翌晨大便畅通,神志渐清。原方颇合病机,仍守前法。处方:

原方加紫苏子6g,蛤蚧尾改为1g,猴枣散改为0.5g。

5剂。

三诊 经治后,气喘未发,神气渐振,仍咳嗽有痰。脉象细滑,黄腻苔虽退未净。肺肾本虚,余氛未清,稍一感染,辄易复发,不可轻视。处方:

东北人参6g,北沙参12g,炙紫苏子9g,光杏仁9g,川贝母9g,法半夏6g,海蛤粉9g,新会陈皮4.5g,炙远志6g,茯苓9g,茯神9g,旋覆花6g(包煎),功劳叶9g。

7剂。

四诊 病情稳定,今日已能起床活动。脉细滑,舌质淡,苔薄。用丸方巩固。处方:

吉林参90g,北沙参90g,炒白术60g,大麦冬90g,大熟地90g,炙鳖甲90g,蒸百部90g,白及片90g,白芥子45g,紫苏子45g,陈皮45g,橘络30g,法半夏60g,杏仁60g,功劳叶120g,川贝母60g,冬虫夏草90g。

上药共研细末,用枇杷叶90g、肥玉竹90g、旋覆花45g共煎浓汤泛丸,每晨晚各服9g。

【按】 本例初诊气喘难以平卧,喉间痰鸣,呼吸困难,同时神志时有昏迷,面肢冷汗淋漓,乃肾虚肺实,已具内闭外脱之象,病情危笃,用药颇为棘手。因有形之痰浊蕴结肺部,壅阻气道,下焦元气虚衰,不能助肺纳气,阳气有耗散之虑。若投补剂则助痰壅,降肺气则更伤正。故用人参、沙参、冬虫夏草以补肺肾,用川贝母、杏仁、旋覆花、陈皮、半夏等豁痰降气,并取猴枣散开痰闭,合蛤蚧纳气平喘,标本同治,虚实兼顾。二诊痰出喘减,汗收神清,化险为夷。方中加紫苏子以增强降气化痰力量,痰浊化而气喘可平。三诊后虽仍咳嗽有痰,但气喘已平,因投以益气养阴、补肺滋肾,并以丸剂收功。综观此例治法,一开闭,二清源,三固本,辨证用药,有条不紊。

案9 胸痹案

岳某,女,38岁。

初诊 胸痞气短,心悸时作,手足发麻,晨起面浮,晚间足肿,头昏少寐,胃

纳不充,经事愆期,腰痛带多,脉细濡小滑,舌苔薄黄。气血不足,冲带失调,必赖中州斡旋有权,才得灌溉荣养也。处方:

白参粉 3 g,参三七粉 1.5 g(和匀另吞),白芍 9 g,丹参 9 g,当归 6 g,远志 4.5 g,酸枣仁 12 g,红枣 4 只,鸡血藤 9 g,炒白术 6 g,炙甘草 3 g,木香 2.4 g。

二诊 胸痞气短已减,食欲较振,白带减少,月经未行,头目昏眩,睡眠不酣,全身关节时时酸痛。脉细濡,舌苔薄,再宗原法出入。处方:

白参粉 3 g(吞),党参 9 g,丹参 9 g,远志 4.5 g,酸枣仁 12 g,鸡血藤 12 g,柏子仁 12 g,当归 9 g,木香 0.8 g,红枣 4 只,谷芽 9 g,白术 6 g,白芍 6 g。

【按】 气血者,乃人身之根本。气取诸阳,血取诸阴,气行于脉外,血行脉内,以行滋养保卫之功能。气血不足则百病丛生,气虚易生痰,血凝而成瘀。此例属气血不足,痰瘀内阻所致,故宜健脾以补气,养心以生血,兼投化痰消瘀之品,为血虚挟瘀者之一范本。

案 10 胃脘痛案

朱某,女,57 岁。

初诊 胃病有年,近来举发,胃脘痛如刀割,呕吐酸水夹痰,不思饮食,睡眠欠酣,肝区作痛。脉濡弦,舌苔薄白中起纹。肝木克土,脾胃升降失常。先以疏肝和胃,降逆利气。处方:

姜川黄连 1.5 g,淡干姜 2 g,白豆蔻 2.4 g,制半夏 9 g,青皮 4.5 g,陈皮 4.5 g,沉香片 1.5 g,淡吴茱萸 1.2 g,公丁香 8 粒,佛手 2.4 g,白芍 9 g,延胡索 9 g,白檀香 2.4 g,炒谷芽 30 g。

5 剂。

二诊 呕吐已止,胃痛亦平,仍艰饮食,精神疲乏,两目无神畏光。脉细软,苔薄白。脾胃中气不足,当调肝和胃,佐以崇土。处方:

潞党参 12 g,白术 9 g,制半夏 6 g,陈皮 4.5 g,炙甘草 2.4 g,白豆蔻 1.5 g,香谷芽 15 g,玫瑰花 5 朵,砂仁 2.4 g,云茯苓 9 g,云茯神 9 g。

3 剂。

三诊 呕吐、脘痛止后,胃纳渐开,大便润通,但精神未复,心悬目花,畏光。脉细濡,舌根薄白。再进扶正养胃。处方:

潞党参 12 g,白术 9 g,陈皮 4.5 g,制半夏 6 g,枸杞子 9 g,合欢花 12 g,谷芽 12 g,玫瑰花 5 朵,炙甘草 2.4 g,云茯苓 9 g,砂仁 2.4 g。

4 剂。

【按】 胃脘痛牵引右胁,并有泛酸,脉弦,乃肝木侮土之证,即《经》谓"木郁之发,民病胃脘当心而痛"。故初用辛开苦降、理气止痛法,重在疏肝;疼痛缓解后,复用六君子汤出入,意在崇土,略佐疏肝之品,以肃余氛。

案 11 癃闭案

唐某,男,70 岁。

初诊 近半月来,胸闷痰多,下肢清冷不和,小溲淋沥不净。今日猝然小水点滴不通,少腹急胀,神识有时蒙昧。脉象沉细,舌苔腐腻,边有紫气。形体肥胖,痰湿本重,年高脾肾真阳暗亏,痰浊困于中焦,上蒙清窍,湿热瘀阻下焦,膀胱气化失司,正虚邪实。法当温运脾肾,化气利水。处方:

熟附片 5 g,上肉桂 3 g,炒白术 9 g,姜半夏 9 g,陈皮 5 g,猪苓 9 g,茯苓 9 g,福泽泻 9 g,车前子 12 g(包煎),黄郁金 9 g,石菖蒲 9 g,琥珀 3 g(研粉冲服),蟋蟀 2 只(研冲)。

另:豆豉 12 g,黑栀子 9 g,研末,用青葱一握,食盐一匙,共捣成饼,外敷于脐下关元穴。

二诊 昨用桂附温肾,五苓利水,内服外敷,小水虽通,仍淋沥不爽,少腹急胀减退。今晨吐出黏痰如饴约半碗许。胸闷较畅,神识亦清。下肢清冷未和,大腑未行,脉沉已起,右手濡滑,舌苔腐腻带灰。脾肾功能渐复,中焦痰浊初化,下焦湿瘀有下行之机,肠腑夹有积滞。守原法加入祛瘀通腑之品。处方:

熟附片 5 g,川桂枝 3 g,炒白术 9 g,福泽泻 9 g,猪苓 9 g,茯苓 9 g,车前子 12 g(包煎),陈皮 5 g,桃仁泥 12 g,熟大黄 9 g,滋肾丸 12 g(包煎),贡沉香 3 g(人乳磨冲)。

三诊 药后大腑润通,小溲畅行,小腹急胀已退,舌苔腐腻亦化,下肢清冷渐和,脉象濡细小滑。脾肾真阳来复,膀胱气化有权,湿热瘀滞得以下行,症势已入坦途,再为脾肾同调,以善其后。处方:

熟附片 3 g,炒党参 12 g,炒白术 9 g,甘草梢 3 g,川桂枝 3 g,福泽泻 9 g,云茯苓 9 g,陈皮 5 g,滋肾丸 12 g(包煎),贡沉香 3 g(人乳磨冲)。

【按】 癃闭一证,有因湿热下注者,有因气滞血瘀者,有因久病气虚者等,就病机而言,是膀胱气化不及所致,《经》所谓"膀胱者,州都之官,津液藏焉,气化则能出矣"。本例始而小溲淋沥,继之点滴不通,又属高年,是乃肾气已衰,阳不足则阴无以化,湿自内主,积湿生痰,困于中焦,则胸闷痰多;上蒙清窍,则神识蒙昧;脾主四肢,脾肾阳虚,故下肢清冷不和。附桂温运脾肾,五苓化气利水,佐以琥珀活血;二陈理气燥湿,郁金、石菖蒲开窍豁痰,以期肾阳来复,则膀胱气化有权;脾得健运,则痰浊可化,药后小水能通,神识清了,是药已中病。但苔腻未化,便秘未行,故加大黄、桃仁之祛瘀通腑,使湿热瘀滞有下行之机。三诊时,二便畅通,诸症即退,可见辨病用药,恰到好处。至于药物配伍方面,如滋肾丸中知母、黄柏配附子、桂枝之温阳而不伤阴,人乳磨沉香之入命门而不伤气,皆具有深意存焉。

案 12　眩晕案

傅某,男,36 岁。

初诊 水亏木旺,心肾不交,痰浊恋肺。迭经遗精,甚则一夜 2 次,头目眩晕,目不能张,眼睑微肿,咳喘,痰黏难出,入夜失眠,恶心,胃纳不充。脉弦细小滑,舌红起纹,苔灰黄。先拟滋水抑木。处方:

羚羊粉 0.6 g(冲服),冬桑叶 6 g,杭菊花 6 g,明天麻 3 g,牡蛎 18 g(先煎),首乌藤 12 g,黑穞豆 12 g,川贝母粉 2.5 g(冲服),五味子 3 g,法半夏 9 g,双钩藤 12 g(后下),郁金 6 g(矾水炒),高枕无忧丹 4.5 g(吞),白蒺藜 12 g,怀山药 12 g。

4 剂。

二诊 头目眩晕较减,遗精未发,睡眠亦酣,咳喘已平,仍觉头胀项强,目不能睑视,胃纳未香。脉细小滑,舌转淡白,灰黄苔已退。肝阳初潜,心肾已得交通,中焦未和。仍当平肝和胃,化痰降浊。处方:

原方去羚羊粉、桑叶、菊花、钩藤、川贝母,加陈橘络 3 g、冬瓜子 15 g、谷芽 12 g、麦芽 12 g。

15 剂。

三诊 药后能睡 5 h,饮食渐增,咳喘未发,头胀项强略减,两目稍能睑视,大便 2 日 1 次。唯停药后睡眠复差,头部筋掣。脉滑,舌根白腻。心肝肾失

调,痰浊未清。延防怔忡。处方:

上川黄连 1.2 g,炒酸枣仁 15 g,竹沥半夏 9 g,龙齿 12 g,龙骨 12 g,首乌藤 12 g,橘皮 3 g,橘络 3 g,川百合 9 g,大龟甲 18 g,潼蒺藜 9 g,白蒺藜 9 g,辰茯苓 9 g,石菖蒲 1.5 g,炙远志 6 g,朱砂安神丸 3 g(吞)。

3 剂。

【按】 本例为心肝肾失调,又挟痰浊为患。肾亏肝旺,则头目眩晕,目不能张;心肾不交,阳浮阴泄则遗精失眠,痰浊恋肺则咳喘,痰难出,阻胃则恶心纳呆。平肝木,化痰浊,交通心肾,不可偏废。故初诊用羚羊粉、天麻、钩藤、桑叶、菊花以治肝,半夏、川贝母、矾水炒郁金以治痰,牡蛎、五味子、首乌藤、枕中丹以治心肾。二诊所见,药合病机。然心肾虚损,恢复非易,故三诊重在滋肾养心以图其本。

案13 中风案

束某,男,59 岁。

初诊 9 岁时因患重病,变为聋哑。冬至前猝然跌扑,不省人事,牙关紧闭,两手固握,痰鸣鼻鼾,目合,遗溺,口角流涎,手足抽搐,汗出如珠,便结面赤,两脉弦大无伦。肝风暴升,挟宿痰内闭机窍,症势险要。

立即用乌梅肉擦其牙关,以姜汤送服三蛇胆陈皮末 1 瓶,继用中风牛黄丸、至宝丹各 1 粒,石菖蒲 3 g、钩藤 10 g,煎汤送下。再进汤剂。处方:

羚羊尖 1.5 g(磨冲),明天麻 4.5 g,双钩藤 12 g(后下),生石决明 60 g(先煎),杭菊花 9 g,远志 9 g,天竺黄 6 g,陈胆星 6 g,生牡蛎 30 g(先煎),杭白芍 6 g,竹沥半夏 6 g,石菖蒲 6 g。

1 剂。

二诊 药后大腑畅通 2 次,神志初清,牙关已开,牙牙学语,有黏痰吐出,大汗已收,抽搐亦稀,面赤大减,脉弦大亦平,舌本仍蹇涩,舌苔腻黄。机窍初启,痰热逗留,肝风犹未平也。仍当平肝息风,化痰通络。处方:

原方去胆星、天竺黄、牡蛎、白芍,加冬桑叶 9 g,僵蚕 9 g,陈皮 4.5 g,白蒺藜 12 g,云茯苓 9 g,云茯神 9 g,磁石 18 g(先煎),生石决明改为 15 g,杭菊花改为 12 g。

2 剂。

三诊 前药颇能安受,险象已弭,神识明了,二便通利,渐思谷食。舌苔腻黄已腐,脉转细滑数。风阳初潜,肾阴暗耗,痰热未楚。转为润阴养胃,兼化痰热。处方:

川石斛 12 g,麦冬 9 g,珍珠母 18 g(先煎),决明子 12 g,海蛤粉 12 g,橘络 4.5 g,川贝母 6 g,生何首乌 12 g,杭菊炭 6 g,稽豆衣 12 g,冬瓜子 12 g,竹沥半夏 6 g。

2 剂。

注:药后饮食日增,渐能行动,原方中加别直参须 4.5 g、丝瓜络 9 g,调理善后。

【按】 本例中风跌扑后牙关紧闭,两手固握,痰鸣鼻鼾,属中风之闭证,然其目合、遗溺、汗出,又系脱证之象。观其脉不细微而弦大无伦,面不苍白而红赤如妆,因而断为肝阳暴升,气血上逆,风痰闭塞机窍。遗溺、汗出,乃本元不足,风痰内闭,心肾失其主宰使然。盖中风原属本虚标实之候,虚实既分,补泻斯判。故初诊即大力涤痰开窍、平肝息风,丸散汤剂并进,终使沉舟得挽。二诊鉴于阳热症象大减,神明闭塞渐开,仍需平肝化痰,乃去苦寒而用甘润和中之品善后,审证之细,用药之变,由此可见。

案 14 痹证案

丁某,男,36 岁。

初诊 遍身关节酸楚麻痹,上下窜痛,腰膝为甚,步履不调,两足清冷,头昏神疲,形体消瘦,脉来濡缓,舌苔薄腻。麻属气虚,痛属血虚,肝主筋,肾主骨,病经 10 年,肝肾气血俱亏,风寒湿久着经络,当培养气血,温经通络。处方:

潞党参 12 g,炙黄芪 12 g,桂枝 4.5 g,白芍 9 g,当归 9 g,制川乌 3 g,制草乌 3 g,独活 8 g,防风 4.5 g,防己 4.5 g,桑寄生 15 g,牛膝 9 g,川续断 12 g。

二诊 关节酸楚窜痛已减,两足清冷较和,唯腰膝仍酸痛,步履维艰,脉濡缓,苔薄腻。守原法加补肝益肾。处方:

潞党参 12 g,炙黄芪 12 g,制川乌 4.5 g,制草乌 4.5 g,续断 12 g,杜仲 12 g,牛膝 9 g,巴戟天 9 g,大熟地 15 g,独活 6 g,桑寄生 15 g。

7 剂。

三诊 腰膝酸痛减轻,两足清冷亦和,步履自调,脉濡缓,舌苔薄腻,再为温经和络。处方:

潞党参15 g,当归9 g,白芍9 g,桂枝4.5 g,鹿角片6 g,厚杜仲12 g,川续断12 g,川牛膝9 g,独活6 g,桑寄生15 g。

大活络丹每日服1粒。

经以上方共治疗2个月,临床症状全部消失。

【按】 患者痹痛10年,神萎形瘦,气血两亏,肝肾两虚,所以腰膝酸痛,步履不调。处方用参、芪、归、芍补气生血,桂枝、川乌、草乌、独活、防风搜逐寒湿,杜仲、续断、牛膝、桑寄生补肝肾,强筋骨,祛邪养正,2个月而愈。大凡新病忌温补,久病忌苦寒。久病辨证立方后必须持之以恒,庶能全功。

案 15 子痫案

贺某,女,30岁。

初诊 怀孕8个月余,经常头晕眼花,今晨猝然昏倒,不省人事,四肢不时抽搐,戴眼反折,痰鸣声如拽锯,两足浮肿,舌红苔黄,两脉弦数。乃肝阳化风,挟痰浊上升,神明为其蒙蔽所致,病属子痫,势甚险要,拟息风化痰,开启神明为先。处方:

羚羊角尖1.5 g(磨汁),明天麻3 g,陈胆星4.5 g,天竺黄6 g,双钩藤12 g,竹沥半夏6 g,净橘络3 g,乌梅肉4.5 g,石菖蒲6 g,炙远志4.5 g,煅龙齿15 g(先煎)。

二诊 药后抽搐已定,神识清醒,今晨产一胎,唯恶露不行,腹胀拒按,自汗淋漓,四肢清冷,头昏足肿,两脉细缓,舌红苔浮。肝风初平,气血骤亏,下焦血瘀气滞。症势仍在险途,转为益气培元,化瘀生新。处方:

别直参3 g(另煎汁冲入),西当归6 g,炙黄芪12 g,大白芍6 g(桂枝尖2.4 g拌炒),大川芎3 g,煅龙骨15 g,煅牡蛎15 g,桃仁6 g,丹参9 g,云茯苓9 g,炙甘草3 g,焦山楂9 g(赤砂糖拌炒)。

产后回生丹1粒(开水先下)。

三诊 产后二朝,药后恶露已行,少腹胀痛随止,肢冷亦和,自汗亦收,渐能纳谷,两足浮肿渐退。唯头目昏眩,神气委顿。脉象细缓,舌红苔灰。血气未复,瘀浊未净,再拟八珍汤加味。处方:

潞党参 12 g,炙黄芪 12 g,炒白术 6 g,云茯苓 9 g,大熟地 12 g(西砂仁 4.5 g拌炒),西当归 9 g,大川芎 2.4 g,大白芍 6 g,紫丹参 12 g,炙甘草 3 g,红枣5个,煨姜 2 片。

【按】 清程钟龄《医学心悟》妇人子痫条中云:"其证最暴且急……必须速愈为善,若频发无休,非唯胎妊骤下,将见气血随胎涣散,母命亦难保全。"说明本病如不及时救治,往往导致孕妇死亡,本案患者怀麟后,经常头晕眼花,诊得二脉弦数,舌红苔黄,详察细审,可知血虚肝旺,化火动风,挟痰浊上扰,为本病之根由,症势险要,急拟平肝息风,化痰开窍。方中乌梅取其酸能入肝,伍甘草,酸甘化阴柔肝缓急;橘络取其宣通络道,以治痰热积滞。服方后抽搐止,神识清,唯胎下恶露不尽,见有腹胀拒按,肢冷虚汗,头昏足肿,脉转细缓。证为虚实夹杂,拟以活血化瘀、补益气血而收效,嗣后续进调补之法以收全功,综观本案治疗过程中,据证论治,紧紧抓住急则治标、缓则治本的原则,使之转危为安。

第二节　颜德馨医案

案1　冠心病心房颤动案

阙某,男,74 岁。

怔忡心悸,头晕,手指震颤,病历 2 年多,本有高血压病、冠心病病史,唯2 年来症情明显加重,头晕欲仆,怔忡频发,两手指颤抖难以自持,下肢浮肿,血压 172.5/105 mmHg(23/14 kPa)。心电图示:ST 段下移,心房颤动,经中西医多方治疗,罔效。

初诊　患者肢体肥胖,痰湿本重,郁久化热,气阴两亏,阴不足则虚少妄动,气不充则血停为瘀,肝风所以难平,怔忡因之屡发,亟予育阴潜阳,化痰通络。处方:

生地 15 g,麦冬 9 g,五味子 6 g,北沙参 9 g,太子参 9 g,丹参 15 g,百合9 g,淮小麦 30 g,炙甘草 4.5 g,大枣 6 只,海藻 9 g,生蒲黄 9 g(包煎),龟甲15 g(先煎),珍珠粉 0.3 g,琥珀粉 1 g(二味和匀吞服)。

14 剂。

二诊 怔忡头晕见减,心房颤动未再复发,唯劳乏之后,肝阳上越,故头晕指颤仍见,加之秋燥在卫,咳嗽咽哽,痰咯不爽。舌红苔薄,脉弦小数。痰瘀交阻,久潜脉络,以平肝潜阳,痰瘀同化,方合机杼。处方:

生石决 30 g(先煎),珍珠母 30 g(先煎),郁金 9 g(矾水炒),橘络 4.5 g,僵蚕 9 g,生蒲黄 9 g(包煎),天麻 4.5 g,海藻 9 g,苏木 9 g,益母草 30 g,天竺黄 4.5 g,降香 2.4 g。

14 剂。

三诊 经治后,头晕怔忡已平,肢体震颤几未再作,高年之躯,气阴难复,面色潮红。舌紫苔薄白,脉弦数。水亏木旺之质,经脉失于濡养。拟滋水抑木,养心和血。处方:

生石决 30 g(先煎),煅牡蛎 30 g,丹参 15 g,川芎 9 g,生地 15 g,全蝎 1.5 g,双钩藤 15 g(后下),天麻 4.5 g,杭菊炭 9 g,赤芍 9 g,牛膝 9 g,白蒺藜 9 g,麦冬 9 g,泽泻 9 g,白术 9 g。

30 剂。

四诊 诸症渐平,口干喜饮,便结不畅。舌红苔薄,脉弦数。阴亏津乏之象也,滋水所以行舟,抑木乃能平风。处方:

玄参 9 g,麦冬 9 g,细生地 15 g,桃仁 9 g,火麻仁 9 g,益母草 30 g,山羊角 30 g(先煎),钩藤 15 g(后下),泽兰 9 g,牛膝 9 g,生何首乌 15 g。

60 剂。

经治 5 个月,诸恙平复,随访,已能再上舞台演戏,喜之不已。

【按】 水不足以制火,阴不足以恋阳,掉眩振颤,心不交肾。坎水离火两相契印则肝木达茂,脾土宣运,肺金通调矣。怔忡失宁,寝食不和,肝阳化风窜走经络则诸病丛生。脉行小数知少阴欠于藏蛰,治当举其纲领,撷其要害,毋逞病杂,若以杂应杂,必生偏胜之弊。

案 2 顽固性心律失常案

高某,男,47 岁。

因劳累及工作紧张出现胸闷不适,自 1991 年 4 月至 1994 年 3 月反复出现室性期前收缩,呈二联律或三联律,动态心电图提示 24 h 室性期前收缩 40 070 次,最多 2 624 次/h,大部分呈二联律、三联律。心脏超声提示升主动脉

177

扩张,西药反复加大剂量,依然无效,慕名而来求治。

初诊 头晕肢倦,胸闷心悸惕惕然,如人将捕之,手足欠温,纳食尚可,大便通调,少痒。脉沉细,时有结脉或代脉,舌红苔薄腻。阳失斡旋,心气不足乃其本,气血瘀滞为其标。拟温阳益气,化瘀通络。处方:

淡附片4.5 g,丹参15 g,麦冬9 g,黄芪30 g,炙甘草4.5 g,生蒲黄15 g(包煎),川芎9 g,桂枝4.5 g,煅龙骨30 g,煅牡蛎30 g,五味子6 g,麦冬9 g,石菖蒲9 g,薤白头9 g,桂枝4.5 g,炙甘草6 g。

30剂。

二诊 经温阳化浊法,证势已定,面色亦展,胸前时有堵塞感,口干苦而不思饮,少痒。脉沉迟,舌淡紫,苔白。再以前法加味健运,盖脾统四脏,土旺则诸脏可安也。处方:

上方附片加至9 g,再加苍术9 g、白术9 g、茯神9 g、远志9 g、淮小麦30 g。

30剂。

2个月后,症情大减,神清气爽,多次复查心电图均正常。3年痼疾得以痊愈。

【按】《诊家枢要》云:"阴胜阳亏之候,为寒,为不足。"抓住"为寒,为不足",以温通心阳、益气活血为基本法则,用参附、生脉、桂枝、龙骨、牡蛎等复方图治,见舌红仍用附子,因炙甘草、麦冬、龙骨、牡蛎均能监制附子刚燥之性。得效后,章法不变,且加强温阳之力,最后以健运中州,护养心神收功。用药加减灵活,故能收效满意。

案3 颅内血肿案

梁某,男,61岁。

始而情绪不宁,继之神志不清,伴烦躁不安、口吐白沫、小便失禁,即去某医院就诊。至中午,出现了明显的精神症状。头颅CT检查报告谓"左枕顶部脑内血肿(3 cm)"。10日后复查CT报告"左枕顶部脑内小血肿(4 cm)"。而后头目不爽,思维迟钝。

初诊 中风之后,头目不爽,思维迟钝。舌苔厚腻,脉小弦。气血失衡已久,瘀浊交阻于清阳之巅。治拟化瘀祛浊,升清宣窍。处方:

生蒲黄9 g(包煎),苏木4.5 g,川芎9 g,水蛭3 g,红花9 g,桃仁9 g,赤芍

9 g,莪术 9 g,威灵仙 9 g,王不留行 9 g,通天草 9 g,石菖蒲 9 g,葛根 9 g。

14 剂。

二诊 服药以来,自觉头脑清醒,思维活跃,唯兼窿涩不畅。脉仍弦而腻苔欠化。化瘀祛浊、升清宣窍之法初见其效,兼顾可也。处方:

上方加升麻 9 g、石韦 15 g、炮穿山甲 6 g。

14 剂。

上方进退,服至月余。在原就诊医院再做 CT,报告颅内血肿已吸收,而患者自觉思维清晰,动作灵活。

【按】 颅内血肿为中老年常见病多发病,常继发于高血压病、动脉硬化症。轻则引起头晕头痛,神情异常,或突然昏仆、后遗瘫痪,甚则危及生命,为中老年主要死因之一。故对该病的有效治疗,一直是医家们孜孜以求的努力目标。这类患者平素常头痛头晕,多为气火亢盛于上,肝肾亏虚于下,气血失衡,本虚标实,根基不固而大厦有时时倾倒之虑。此时宜滋、宜温、宜潜、宜息、宜疏、宜通,尤不能忘却瘀浊之兼挟。以衡法调治,或可防倾倒于未然。若失治、误治,而致发病,痛眩加剧,或突然昏仆,或颈项强滞,或恶心呕吐,或意识障碍,或后遗偏瘫,甚则发病即见沉沉昏迷,乃至一去不返。种种病症,均在脑部。颅内出血不同其他,一旦发病,治均棘手。预后多与出血部位之要次、血量之多少相关。以其为生灵之中枢,司命之总督,清则灵而杂则钝,最喜清阳皎洁,最忌浊阴布滞。此时当祛其浊而还其清,调其血气,以瘀浊得去,气血调畅,清灵得复为事。当然,对出血量多、部位要害、来势凶险之重症,不能千篇一律,孟浪从事。当辨或闭或脱,以留人治病为急。新患溢血病症,攻逐峻烈之品慎用,宜选择化瘀而又能止血之品,如蒲黄、三七之类。其中蒲黄生用甚妙,常用 10 g、15 g 乃至 30 g 亦可。又因病位在巅,至高至上,虽相宜方药难以到达,故宜选用得力之导引。如葛根能升清而引上,即"治气"中之"升气"一法,通天草能宣窍涤浊且能引药达巅,能治气亦能治血,意境即宽,便能驾驭裕如,得心应手。

案 4 脑卒中案

傅某,男,60 岁。

1 年前突然昏厥,苏醒后右侧手足废用,经 CT 检查确诊脑血栓形成,经中西医综合治疗,病情渐趋稳定,但右侧肢体活动欠利,麻木酸楚,失语,兼有嗜卧、神萎、入夜艰寐、头晕目眩。

初诊 右侧上肢活动欠利,书写不能,右下肢步履失稳,语言塞涩。脉小弦,舌红苔白腻。素来肝火偏旺,气滞血瘀,脑络不通,脏气之精华不能上承清窍。治拟平肝化痰,活血化瘀。处方:

白蒺藜 9 g,石菖蒲 9 g,天麻 9 g,制南星 9 g,蝉蜕 4.5 g,白芷 6 g,全蝎 1.5 g,川芎 9 g,钩藤 15 g,僵蚕 9 g,生蒲黄 9 g(包煎)。

14 剂。

二诊 手足麻木酸楚已减,活动亦见利落,唯口语不清。舌红苔薄白,脉小弦。其病在口而根在脑,前法进退。处方:

通天草 9 g,生蒲黄 9 g(包煎),水蛭 3 g,川黄连 3 g,赤芍 9 g,红花 9 g,牡丹皮 9 g,海藻 9 g,石菖蒲 9 g,茯苓 9 g,莲子心 4.5 g,丹参 15 g,川芎 9 g,远志 9 g。

14 剂。

三诊 肢体活动日见自如,精神纳便睡眠亦佳,发音依然故旧,口涎较多,痰阻廉泉,瘀着脑络,痰瘀交困。原方参入程国彭神仙解语丹意。处方:

上方去莲子心、丹参、赤芍、红花、牡丹皮,加白附子 9 g、僵蚕 9 g、全蝎 1.5 g。

14 剂。

服药 1 个月有余,霍有转机,口语已能分辨得清,但语音不响,上方加转舌丹 1 粒,薄荷汤下,更进 21 剂,音色清朗,精神顿爽。

【按】 中风失语为后遗症中比较常见症状之一。临床所以经治不效者,良在不明"脑髓纯则灵,杂则钝"一语耳,杂者清空之区为痰瘀所踞,因历时已久,痰瘀交凝,结集难解,非得豁痰开窍与活血化瘀悍厉之品不能启其闭塞,神仙解语丹固然有效,无活血化瘀药为之向导往往难以发挥效验。家传转舌丹,颇获制方佳趣,录之以备临床考用:连翘 50 g,远志肉 50 g,薄荷 50 g,柿霜 50 g,石菖蒲 18 g,栀子 15 g,防风 15 g,桔梗 15 g,黄芩 15 g,玄明粉 15 g,甘草 15 g,大黄 15 g,犀角 9 g,川芎 9 g,为细末,炼蜜丸弹子大,朱砂为衣,每取 1 粒,薄荷汤下。用之多验。

案 5 肺源性心脏病合并急性心力衰竭案

180

田某,男,71岁。

有慢性支气管炎、肺气肿病史数十年,每逢气候变化而发。有冠心病史近10年。入院前1周不慎受凉而咳嗽气喘加剧,咯痰白黏,拟"慢性支气管炎继发感染、肺气肿、肺源性心脏病、冠心病"收入病房。入院后经用抗炎、解痉平喘及宣肺化痰之中药,症情好转不显。入院第三日,突然出现胸闷,气促,心悸,不得平卧,尿量减少,心率120次/min,两肺满布哮鸣音及干湿啰音。胸片:两肺慢性支气管病变继发感染,主动脉型心脏。加用强心剂并请会诊。

初诊 面色苍灰,神萎,昏睡,咳喘气急,胸闷,难以平卧,痰黏不畅,唇甲青紫,四肢厥冷,下肢呈凹陷性浮肿。舌质淡紫而胖,苔薄腻,脉芤,按之无力。心肺同病,咳喘日久,水饮内蓄,阻于心阳,阳气耗损,血脉失畅,致痰、湿、瘀交结不化。亟当温阳利水。处方:麻黄附子细辛汤合苓桂术甘汤加减。

炙麻黄9g,附子6g,细辛4.5g,茯苓15g,桂枝4.5g,生白术30g,生半夏9g(先煎),党参15g,化橘红6g,益母草30g,车前草12g,泽泻15g。

7剂。

二诊 药来咳喘大减,渐能平卧,胸闷心悸亦减,下肢浮肿消退,四肢见温,阳气初复,痰湿渐化,益气化瘀善后可也。处方:

党参30g,白术9g,黄芪30g,茯苓12g,生蒲黄9g(包煎),益母草30g,泽泻15g,半夏9g,陈皮6g,生薏苡仁30g,降香2.4g。

7剂。

诸症见平而后出院。

【按】 阳为一生之主宰,得之则明,失之则不彰。本例用附子振奋阳气,使正邪相峙的局面顿然改观,取效一旦的典型病例。咳喘日久,阳气虚惫,气化失司,水泛心肺痰瘀交阻,心肺是其本,肃降失司,血脉不畅乃其标。本例初诊,阳气欲脱,水饮内泛,病势危急,治用附子、党参温阳益气,麻黄、细辛、生半夏解表宣肺化痰,佐以苓桂术甘汤健脾利水,温化痰饮。因辨证正确,收效颇佳,待阳气来复后,再予益气化瘀之剂善后。本例气虚血瘀的病理状态贯穿肺源性心脏病整个病程,病久气血推行不利,血络之中必有瘀凝,故致迁延不去。设痰瘀同治纠整心力衰竭,收效颇著,洵经验之谈也。

案6 糜烂性胃炎案

周某,女,63 岁。

胃炎病史多年,脘痛时发。近来胃脘灼痛,食后为甚。经胃镜检查,见胃窦小弯侧糜烂,黏膜肿胀,充血。诊为"慢性萎缩性胃炎伴糜烂"。病理示:重度慢性活动性萎缩性胃炎伴不典型增生。

初诊 胃病有年,经常发作。近 10 日来胃脘灼痛,痛有定处,按之不舒,食后为甚。舌紫苔黄腻,脉弦细。证属气郁血瘀,化热伤阴。治拟理气化瘀,清热养阴。处方:

丹参 12 g,檀香 2.4 g,砂仁 2.4 g,百合 9 g,乌药 6 g,生麦芽 30 g,川楝子 9 g,延胡索 9 g,蒲公英 10 g,姜栀子 6 g。

6 剂。

二诊 服药 3 日,灼痛显减,再服 3 日,脘痛即瘥,纳食渐馨,稍有口干,舌稍红。苔薄腻,脉弦细。前法已效,再进善后。处方:

原方继进 6 剂。

【按】 慢性萎缩性胃炎,反复发作,经年不愈,以久病多瘀,痛有定处为瘀,舌紫为瘀,显系血瘀之证,故以丹参饮化瘀和胃为主方;瘀久化热而伤阴,则以蒲公英、栀子泻热,百合养阴;而参金铃子散,理滞止痛。三方合用,热、郁、瘀、虚兼顾,一方而效。若以胃镜下所见辨之,凡黏膜肿胀,充血抑或糜烂,多属瘀热交结,首选丹参饮。

案 7 慢性结肠炎案

朱某,男,33 岁。

慢性泄泻有年,经医院检查确诊为慢性结肠炎。迭进中西药物治疗及灌肠,效不显,以致消瘦神萎,几乎不能坚持工作,特来求诊。

初诊 脾肾两虚,脏腑开阖失司,泄泻溏而不实,无黏液完谷,少腹幽幽作痛,夜分少寐,形寒消瘦,神萎乏力,食入运迟。舌紫苔薄,脉沉细。治当温运,取附子理中汤加味。处方:

附子 10 g,党参 15 g,焦白术 15 g,干姜 2.4 g,炙甘草 4.5 g,茯苓 9 g,炒升麻 10 g,胡芦巴 9 g,石榴皮 30 g,赤石脂 30 g(包煎),煨葛根 9 g,山药 15 g,扁豆 9 g,四神丸 9 g(每日 3 次,每次 3 g,药汁服送)。

14 剂。

二诊　药后泄止,少腹隐痛,夜寐欠宁,神疲乏力。舌紫苔薄腻,脉细缓。再拟前法化裁。处方:

党参 15 g,附子 10 g,炙甘草 4.5 g,干姜 2.4 g,茯苓 9 g,炒升麻 10 g,黄芪 30 g,白术 15 g,山药 15 g,扁豆 10 g,白芍 10 g,吴茱萸 2.4 g,巴戟天 9 g,小茴香 2.4 g。

14 剂。

三诊　腹泻年久,脾肾两虚,经附子理中法,益火之源以消阴翳,大便日行 1 次,成形但少腹隐痛,舌苔薄腻,脉弦数。再健运中州以维生化。处方:

苍术 10 g,白术 10 g,煨木香 4.5 g,砂仁 2.4 g(后下),炙鸡内金 9 g,生麦芽 30 g,檀香 1.5 g,白芍 9 g,吴茱萸 1.5 g,青皮 4.5 g,陈皮 4.5 g,防风 6 g,白术 9 g,茯苓 9 g,附子理中丸 9 g(包煎)。

14 剂。

【按】　腹泻日久以致形寒消瘦,神萎乏力,可明仲景所言"此利在下焦",已由脾及肾,投附子理中为正法。本案用药特点取升麻、葛根升已陷之清阳,或取防风以风能胜湿,注意解久困之脾气。加入赤石脂一味,一固久泄之滑脱,一以"用土培土"。加入吴茱萸,取温运脾土,勿使肝木乘侮。

案8　肝硬化腹水合并糖尿病

黄某,男,51 岁。

因反复大量呕血、便血 1 个月余,时而神志不清、谵语而入院。检查肝功能:总蛋白 59.5 g/L,白蛋白 27.5 g/L,球蛋白 32.0 g/L,白蛋白/球蛋白 0.86:1,麝香草酚浊度 6,麝香草酚絮状(++),脑磷脂絮状(+++)。食管钡餐检查:食管下端及胃底静脉曲张。诊断为门脉性肝硬化合并上消化道出血。入院后经输血、补液、止血等抢救后,呕血便血渐止,但旋即出现高热、浮肿、腹水,并迅速加剧。

初诊　向日好饮,酒湿本重,久之郁而化热,血络受损,上吐痰血,下便污浊,以致气阴两伤,经络之气血不行,气壅血瘀,腹大如瓮,脐凸,唇黑,神采不振,气促不平。脉沉细不调,舌光少苔。病于中而绵延上下,病已奄奄,姑拟通阳温中,驱锢蔽之阴浊,泻肺利气,以畅水源。处方:

潞党参 15 g,炙鳖甲 24 g,甘遂 6 g,禹余粮丸 12 g(包煎),黄芪 15 g,带皮茯苓 15 g，葶苈子 6 g，胡芦巴 15 g，白术 9 g，红枣 10 个，沉香粉 1.5 g（吞），琥珀粉 1.5 g（吞）。

二诊 药后颇合病机，二便畅利，腹筒随宽，精神胃纳见佳，但脉仍细而无力，舌光少苔。凝浊初化，脾阳未振，朱丹溪之小温中丸治脾虚不能运化之腹胀，最为合拍，据以立法。处方：

潞党参 15 g，炙鳖甲 24 g，陈皮 6 g，小温中丸 12 g（包煎），生黄芪 15 g，带皮茯苓 15 g，枳壳 6 g，生白术 12 g，胡芦巴 15 g，陈葫芦瓢 30 g，琥珀粉 1 g（吞），沉香粉 0.6 g（吞），肉桂粉 0.3 g（吞）。

药后小便更多，连服 10 余剂后腹水完全消失，生活行动如常人。4 个月后患者突然烦躁，口渴，多尿及轻度昏迷，化验尿糖（＋＋＋），诊断为肝硬化合并糖尿病。

三诊 久病伤阴，心肝胃之热移肺，渴饮自救，肺失治节之权，饮水多而膀胱气化无力，腹水消而复起，足背浮肿，复以胃火炽盛，耗伤精血，肌肉无以充养，肌肤枯索。脉细弦，舌红苔薄。拟养阴清热，利水消肿。处方：

生黄芪 15 g，潞党参 9 g，葫芦瓢 30 g，芦根 30 g，冬瓜皮 12 g，肥玉竹 12 g，大生地 15 g，茯苓 15 g，白术 9 g，天花粉 12 g，泽泻 9 g，陈皮 6 g。

上方加减 1 个月后病状好转，多次查尿糖阴性，血糖正常范围，肝功能未见变化。

【按】 本例本虚标实，虚不受补，实不受攻，极度危殆。第一方寓攻于补，黄芪、白术扶正益气，以胡芦巴温肾祛寒，参以泻肺利水，方义源出东垣天真丹化裁，温下而逐水湿，孟河名医马培之最善用此法，其主题思想亦根据《经》旨"气化则能出焉"而立法。气化有两个含义，一指正气亏损，肾阳不振，命门火衰，不足以蒸动水分；一指气滞湿阻，气分不利而致水不流行，古人早有治水者先治气，气行则水自行，气足则水自化的经验。案中以沉香、肉桂与琥珀同用，寓行水于化气之中，颇有效果。禹余粮丸之参用，亦突出这一意图。叶天士论水肿云："凡病本于阴阳，通表利小便，乃宣经气，利腑气，是阳病治法；暖水脏，温脾肾，补后方以驱水，是阴病治法，治肺以清开上，治脾必佐温通，若阴阳表里乖违，脏真日离，阴阳不运，亦必作胀，治以通阳，乃可奏绩，如禹余粮丸，最为合适。"禹余粮丸有附、桂、姜之温中，以蛇含石、禹余粮、针砂之转利水气，非一味逐水可比。本例延绵日久，阴阳表里乖违，故服上方 10 余剂后即得通阳之效,小溲日见增多。第二方因虑前方药性偏热,中病即止,改用小温中丸,从健脾佐运着手获效。

案9　慢性肾炎案一

程某,男,26岁。

肾炎病史5年,经常神疲乏力,腰膂酸楚,全身浮肿,劳累加剧,经中西药物治疗,终鲜效果,曾住北京某院拟诊为慢性肾炎。近因操劳过度而致复发,尿检:尿蛋白(＋＋),红细胞(＋＋＋),颗粒管型少许,24 h尿蛋白定量6 g,病情加重入院。

初诊　颜面及下肢浮肿,步履艰难,腰府酸痛,精神软弱,头晕耳鸣,口干欲饮,小溲量少,巩膜瘀丝磊磊,口唇发绀。脉细涩,舌红边紫。脾肾两虚,瘀热交搏,水气不利。拟化瘀清热,滋阴补肾主之。处方:

生地12 g,怀山药12 g,山茱萸9 g,泽泻9 g,牡丹皮9 g,肥知母9 g,生蒲黄12 g(包煎),茯苓9 g,益母草15 g,龙葵30 g,蜀羊泉30 g,川黄柏9 g,蛇莓30 g。

7剂。

僵蚕粉4.5 g,每日2次,开水送服。

二诊　投益肾化瘀之剂,病情渐趋好转,唯纳谷不香。脉细小数,舌苔白腻。湿瘀交困,三焦决渎无权,守原方加味。处方:

同上方加苍术9 g、白术9 g、生薏苡仁15 g、熟薏苡仁15 g。

服40余剂后,尿液镜检:蛋白少许,24 h蛋白定量1.5 g,肾功能正常,出院后继以上方制丸常服,以资巩固。

【按】　本案乃据"久病必有瘀"之观念而立章法,病久则气血不畅,气滞血瘀。古人谓血水同源,有"血不利则为水"之说。肾脏的"血瘀",不仅为导致水肿的原因之一,还可概括病变肾病的肾小球毛细血管阻塞,肾组织缺血、缺氧及纤维组织增生等病理改变。以活血化瘀药,疏通血脉,祛除瘀滞,提高肾血流量,改善肾组织的营养,软化或吸收增生性病变。从而有利于消除蛋白和水肿,这也是恢复肾脏病理改变的基本原则。本例病程较长,脾肾亏虚,湿郁化热,有血瘀指征。提示了肾炎与全身循环障碍有关,故立益肾化瘀之法,加龙葵、蛇莓、蜀羊泉清热散瘀,利湿消肿;益母草、蒲黄行血散瘀;配合僵蚕粉提高蛋白,抗过敏,从而取得了满意疗效。

案10　慢性肾炎案二

郭某,男,12 岁。

间歇性浮肿,反复发作 6 次,全身浮肿加剧而入院,经西医内科多方面治疗,均无效果,转中医科时已至弥留阶段。

初诊　全身浮肿如水囊,小便短少,腹围 73.5 cm,伴发热,体温 38.6℃,血压 80/60 mmHg。尿检:比重 1.007,常规蛋白(＋＋＋)、脓细胞(＋)、上皮细胞(＋＋)、颗粒管型、红细胞少许。血总蛋白 33.5 g/L,白蛋白 11.9 g/L,球蛋白 21.6 g/L,白蛋白/球蛋白 0.555:1,X 线心肺透视有胸膜炎,两侧横膈升高。脉沉细,舌质淡、舌苔白。以益肾汤(经验方)治之,健脾补肾,兼利水湿。处方:

太子参 9 g,党参 9 g,黄芪 12 g,补骨脂 9 g,巴戟天 9 g,炙鸡内金 6 g,葫芦瓢 30 g,白术 12 g,茯苓 9 g,生地 12 g。

石蒜、蓖麻子等量捣烂外敷双侧涌泉穴。外扎纱布,每日一换。

药后症状日见好转,尿量最多可达 4 400 ml/日,54 剂后浮肿全退,精神转佳。继以防己黄芪汤善后,同时服济生肾气丸 6 g,每日 1 次。尿检:比重 1.022,常规阴性。白蛋白 49 g/L,球蛋白 25 g/L,白蛋白/球蛋白 1.95:1,痊愈出院。随访 20 年未复发,已参加工作,健康良好,婚后已育一子。

【按】　患者全身间歇性浮肿,肺、脾、肾相干为患。益肾汤中太子参、党参、黄芪、白术健脾益气;补骨脂温补肾阳;葫芦利水,以达补而不滞、利而不伐之功。石蒜、蓖麻子通利小便,捣烂外敷涌泉穴消肿泄毒,有相得益彰之功。防己黄芪汤、济生肾气丸有稳定症状,巩固疗效的作用。

案11　慢性白血病案

卢某,男,36 岁。

患者平时身体甚健,突然上腹部阵发性绞痛,腹泻 3 次,仍坚持工作,下班后至夜间发现黑便 3 次,并有呕血 1 次,因而收住入院。检查:发育营养中等,呈贫血面容,脾脏肿大过脐,右腹股沟有大片紫癜,发病期间消化道出血连续 3 次,量达 700～800 ml,发热,神萎,纳差。血常规:白细胞 30×10⁹/L,母细胞 15%,前髓细胞 13%,髓细胞 10%,后髓细胞 6%,有髓红血细胞 1%。经骨髓穿刺,所见符合慢性髓性白血病。

初诊 胃病史已6年,今年起开始左少腹部有痞块,固定不移,胸次痞闷,间有齿衄、疲劳、夜寐多梦等症状。脉弦而数,舌紫苔薄。瘀滞髓海,生化无权,拟为瘀血型白血病。出血总由于火,育阴清热为先。处方:

犀角1.5 g,地黄30 g,赤芍10 g,参三七1.5 g(吞),牡丹皮10 g。

3剂。

药后白细胞下降至$12×10^9$/L,出血停止。

二诊 初剂中病,病情有退却之机。脉细数,舌红苔薄。阴分已虚,瘀热未化也。处方:

龟甲15 g(先煎),鳖甲15 g(先煎),莪术12 g,红花9 g,三棱12 g,黄芪15 g,太子参12 g,仙茅9 g,牡蛎18 g(先煎),白术9 g,丹参15 g,赤芍12 g,砂仁拌熟地15 g,人参鳖甲煎丸9 g(吞)。

1个月后症状、血象缓解而出院。出院后以雄黄粉,每次1分,每日2次,每周服牛黄清心丸2瓶。白细胞维持在正常范围,恢复工作。

【按】 白血病的本质为本虚标实,故治疗以扶正达邪为主,可有利于诱导缓解或维持缓解。本病例为瘀血型,属中医学"癥瘕""积聚"范畴。《经》云:"坚者削之,留者攻之,结者散之,客者除之,上之下之,摩之浴之,薄之劫之,开之发之。"总其法,攻、消、散、补而已。根据这个原则,立法以攻为主,取"龟甲化瘀饮"加味,扶正软坚,剿抚兼施,结合加服抗白血病之药物,取得了症状与血象的缓解。雄黄为抑制白细胞的有效药物,颜德馨早在20世纪60年代即用于临床。对白血病之热性症状者辄用犀角粉,能降低白细胞,如本例入院时白细胞$30×10^9$/L,服犀角地黄汤3剂后即降至$12×10^9$/L,犀角兼退热止血之能,临床用治多验。

案12 血小板减少症案

王某,男,34岁。

患者于1978年行胆囊切除术后,发现周围血中血小板减少,旋经某医院骨髓穿刺,证实为原发性血小板减少症。经各种疗法治疗,效果不显,血小板最低时仅$4.0×10^9$/L,始用激素治疗,一度高达$80×10^9$/L,后将激素减量,血小板随之下降,再恢复原来用量亦不为功,血小板持续维持在$(20～30)×10^9$/L,而请中医会诊。

初诊 胆囊术后发现原发性血小板减少，经激素治疗 3 个月，一度好转，后即徘徊不前，体形强壮，无明显自感症状。脉细弱无力，舌淡苔薄腻。当拟活血化瘀，以促生化。处方：

虎杖 30 g，丹参 15 g，升麻 3 g，桃仁 9 g，红花 9 g，生地 12 g，当归 9 g，赤芍 12 g，川芎 3 g，红枣 7 只。

二诊 前方连服 3 周，复查血小板为 $68 \times 10^9/L$，为近 4 个月所未有，纳眠均可，精神见振。脉平缓，重取尚有小弦之象，舌红苔薄。按脉而论，生化初有来复之机，前方调整气血，有利骨髓功能之健复，守方不变。

继续服用上方，每日 1 剂。1 个月后经随访，血小板已逐步上升，接近正常而出院。

【按】 根据资料报道，发现一些活血化瘀药物对血小板有抗二磷酸腺苷（ADP）凝集的作用。某单位以丹参一味治疗后，血小板经 ADP 诱导电泳减缓的效应减弱，因此，活血化瘀药物对血小板的黏附、聚集功能的作用是值得研究的。本例先经西药治疗无效，已拟进行脾脏切除，因患者有顾虑而未果，经用桃红四物汤加味而获效，此方同治周围血象左移与粒细胞缺乏症亦有效果，方中虎杖与升麻的同用，可能有加强抗凝和纤溶或促进代谢与免疫的功能，皆可深讨。衡法之所以能异病同治，颇具调整与平衡的特点。

案 13 粒细胞缺乏症案

蔡某，女，44 岁。

患者因左眼病毒性角膜白斑而收入院，住院后采用左眼穿透性角膜移植术治疗，手术过程良好，术后使用硫唑嘌呤抗免疫，每次 0.1 g，每日 3 次，以后改为每日 4 次，共 15 日，计总量 3.4 g，检查血象白细胞总数下降至 $2.3 \times 10^9/L$，即行停药，但白细胞总数仍继续下降至 $0.15 \times 10^9/L$。骨髓穿刺：有核细胞总数低于正常范围（400 个），粒细胞系统严重受抑制，原始型粒细胞、早幼粒细胞未见，成熟红细胞大小、形态无特殊，淋巴细胞、浆细胞和网状细胞相对增高，整个片中可见巨核细胞 42 只，其中 16 只为颗粒巨细胞，26 只为颗核，成堆和散在血小板减小。结论为：骨髓中粒细胞系统和红细胞系统严重受抑制，巨核细胞系统成熟障碍。考虑为药物引起的继发性再生障碍性贫血，诊断为粒细胞缺乏症。请中医会诊。

初诊 患者精神萎软,头昏,舌尖破碎,口腔灼热疼痛,不思饮食,面部、指、趾皆有色素沉着。舌红苔薄,脉细数。术后本元不足,瘀滞窍络,加之药物抑制骨髓,生化无权。治以养阴祛瘀,症在危途。处方:

西洋参9g(煎饮代茶),虎杖30g,鸡血藤30g,珠儿参9g,生地15g,玄参15g,麦冬9g,丹参9g,桃仁9g,赤芍9g,升麻3g,甘草9g,当归6g。

2剂。

二诊 脉呈和缓,佳象也,舌尖溃痛减轻,舌淡苔白,白细胞总数已由$0.15×10^9$/L逐渐升至$0.9×10^9$/L,精神状态好转。上方中病,继进观察。处方:

同上方。

4剂。

三诊 精神良好,感染症状已退,脉细缓,苔薄腻,白细胞总数已上升至$1.3×10^9$/L,不再节外生枝则吉。处方:

同上方加玉竹9g、黄精12g。

5剂。

药后每日检查血象,白细胞已稳步上升:由$3.7×10^9$/L升至$5.4×10^9$/L,最后升至$7.1×10^9$/L。中性粒细胞68%,淋巴细胞30%,血红蛋白9.6g/L,红细胞稳定在$3.1×10^{12}$/L,血小板$140×10^9$/L。复查骨髓象亦恢复正常。

【按】 本病由药物引起骨髓抑制而使粒细胞缺乏,总数仅$0.15×10^9$/L,症在危途。中医认为术后气虚瘀滞,脉络受损,精髓不足,生化无权。根据辨证与辨病相结合的原则,宜填精生髓,升阳清热,活血化瘀。方以西洋参、虎杖、鸡血藤提升白细胞,珠儿参、生地、玄参、麦冬养阴扶正,当归、丹参、桃仁、赤芍活血化瘀,调节细胞。三诊加玉竹、黄精生髓益精。此法治疗同病多人,皆验。升麻对提升白细胞、血小板或血红蛋白,具有良好的促进作用,成为颜德馨治疗此类疾病的独特经验。

案14 下肢海绵状血管瘤案

杜某,男,49岁。

患海绵状血管瘤4年,左下肢腘窝部漫肿色紫,痛麻交作,行动不便,屡治

189

不效,转来门诊。

初诊 左下肢胀痛麻木,不良于行,面部色素沉着,下肢皮肤发紫,瘀块磊磊。脉细,舌紫苔薄。病属筋瘤,血脉瘀滞所致,化瘀通络为先。处方:

水蛭粉 1.5 g(吞),京赤芍 9 g,生牡蛎 30 g,牡丹皮 9 g,威灵仙 15 g,炙䗪虫 6 g,当归 9 g,川牛膝 9 g,桃仁 9 g,红花 9 g,蚕沙 9 g。

7 剂。

二诊 药后麻木松减,唯疼痛不已。脉细弦小数,舌紫红,苔薄。瘀滞脉络,着而失宣,非攻不克。处方:

蓬莪术 9 g,泽兰叶 9 g,鹿角粉 3 g(吞),水蛭粉 1.5 g(吞),京赤芍 9 g,威灵仙 15 g,蚕沙 9 g,牡蛎 30 g,粉牡丹皮 9 g,牛膝 9 g,当归 9 g,红花 9 g,桃仁 9 g,炙䗪虫 6 g。

7 剂。

三诊 化瘀通络,肿胀缩小,疼痛减轻,方药合度,毋庸更章。

同上方。

7 剂。

经治 3 个月,下肢瘤肿疼痛十去五六,局部青筋已淡,劳累后稍有不适,前方间日 1 剂,以资巩固。

【按】《医宗金鉴》称:"或软或绵,或硬如馒,皮色如常,不紧不宽,始终只似覆肝……"《外科正宗》论血瘤:"微微紫红,软硬间杂,皮色隐隐,缠绵红丝……"这些记述与本病大体相似。殆属血瘀留积脉络所致,收效较慢。本例以活血化瘀,参以温通而取效。同病异治,与异病同治,乃中医之精髓,能恪守一方到底,非见识老到不办,若朝三暮四,实中医之门外汉也。

案 15 脉管炎案

蔡某,男,27 岁。

始而咽痛发热,2 日后两下肢发生红色结节,自觉疼痛,行走不便,口渴欲饮,以往无类似病史。检查:急性病容,咽部充血,未见脓点及脓性分泌物,扁桃体不大,心肺(一),肝脾不大。两下肢内侧自内踝上至股下三分之一处见索条状淡红色绿豆或黄豆大小结节,沿血管走向排列,两小腿伸侧及足背亦有淡红或暗红色黄豆或蚕豆大小结节,有的呈索状排列,足背动脉搏动良好。触痛明显,红细胞沉降率 39 mm/h;白细胞 7.4×10⁹/L,中性粒细胞 74%;T 试验 (1∶10 000)(++),E-玫瑰花结形成试验 54%;淋巴细胞转化率 37%,免疫球蛋白正常;肝功能正常。皮肤科拟诊结节性脉管炎。

初诊 风燥上犯,始而咽痛,继之湿热下注,血瘀阻络,两下肢结节磊磊,灼热疼痛,不良于行。脉数,舌质红,苔黄腻。先拟清热利湿,凉血活血。处方:

金银花 9 g,蒲公英 15 g,马勃 3 g(包煎),生薏苡仁 30 g,生地 9 g,射干 6 g,木通 9 g,玄参 9 g,牛膝 9 g,苏木 9 g,路路通 9 g,伸筋草 9 g。

7 剂。

二诊 咽痛已止,结节色泽变暗,触痛减轻。舌质红,苔黄腻,脉沉弦。再用活血通络,凉血清热。处方:

当归 9 g,丹参 9 g,鸡血藤 9 g,三棱 9 g,莪术 9 g,金银花 9 g,怀牛膝 9 g,茯苓 12 g,生地 6 g,牡丹皮 9 g。

14 剂。

三诊 结节消失,遗有色素沉着。脉沉缓,舌质淡。仍从活血通络论治。处方:

丹参 9 g,桃仁 9 g,红花 9 g,党参 9 g,当归 9 g,鸡血藤 9 g,苏木 9 g,生甘草 6 g,赤芍 9 g。

【按】 脉管炎好发小腿、足背,亦可累及背部、臂部等处。损害如黄豆大小皮下结节,表面暗红色,有的可沿血管走向排列成索条状,自觉症状疼痛,但全身症状轻微。此病慢性经过,反复发作,亦有经 2~5 周自行消退,遗有色素沉着,一般不形成溃疡。组织病理变化主要位于皮下组织小血管到中等大静脉,管壁增厚,管腔变窄甚至闭塞,血管周围散在淋巴细胞浸润,脂肪层呈现轻度脂膜炎变化,病因以感染与变态反应有关。本例具有咽痛、发热、舌红、脉数等热的证候,故以清热凉血、活血化瘀,收到满意之效果。

第三节 颜乾麟医案

案1 冠状动脉狭窄案

梁某,女,67 岁。

主诉：胸闷伴心悸反复发作 5 年余,加重 3 月。

患者曾因"重症心肌炎"于 2006 年 5 月 21 日至 2006 年 6 月 5 日在上海某医院住院治疗。入院时心电图示：窦性心动过速,室性期前收缩,短阵室性心动过速,ST 段抬高;心肌酶及心肌损伤标志物心肌肌钙蛋白(cTn-I)均升高;心脏彩超示：左心室心尖部圆隆,左心室前壁、侧壁及心尖部节段性运动减弱,左心室射血分数 55%。为排除心肌梗死,即行冠状动脉造影检查。发现左冠状动脉主干(LM)、左前降支(LAD)、左旋支(LCX)均未见异常,右冠状动脉(RCA)中段弥漫病变,狭窄 50%。出院后患者长期服用曲美他嗪片治疗,并间断服用中药调理。2010 年 11 月起胸闷逐渐加重。患者于 2011 年 3 月 21 日在医生建议下行冠状动脉 CT 检查,发现 LAD 中远段表面有薄层心肌覆盖,约 46 mm 长度,收缩相管腔狭窄 60%;LCX 未见明显异常;RCA 近段、中段见软斑块,管腔狭窄约 78%;左心室心尖区域肌壁变薄,可见反相运动。根据冠状动脉 CT 检查结果,医生建议冠状动脉介入治疗。患者不接受,医生遂给予美托洛尔(每次 12.5 mg,每日 2 次)和辛伐他汀(每次 20 mg,每晚 1 次)口服,3 个月后改为每次 20 mg,每隔 1 晚 1 次。患者来门诊,要求中医中药治疗。西医诊断：冠状动脉狭窄。中医诊断：胸痹。证属气阴不足,血脉瘀滞。治拟益气养阴,活血通脉。

初诊(2011 年 3 月 31 日) 胸闷伴心悸反复发作 5 年余,近日加剧。入夜尤甚,头晕头痛。口干,神疲乏力,动则气促。胃纳一般,大便略稀。舌红苔薄黄略干,脉弦。辨为气阴不足,血脉瘀滞之证。治拟益气养阴,活血通脉。方用清暑益气汤合冠心 Ⅱ 号方加减。处方：

生黄芪 15 g,党参 10 g,天冬 10 g,麦冬 10 g,五味子 6 g,炮姜 3 g,苍术 10 g,白术 10 g,炙乌梅 6 g,石菖蒲 15,生蒲黄 18 g(包煎),丹参 15 g,川芎 15 g,枳壳 6 g,桂枝 6 g,降香 6 g,黄柏 5 g,炙甘草 5 g。

守方出入,至 2011 年 5 月 12 日五诊时,患者口干好转,胸闷也平。效不更方,原法继进。

二诊(2011 年 9 月 29 日) 患者血压不稳定,心率偏快,胸闷心悸又作,神疲乏力,入夜早醒,胃纳一般,大便易稀,每日 3 行。血压 125/75 mmHg。尿酸偏高。B 超发现下肢动脉斑块,颈动脉阻力增大。舌红苔薄,根部薄黄,脉弦。辨为气滞血瘀,血流不畅之证。治拟理气活血,化瘀通脉。方用血府逐瘀汤加减。处方：

当归10 g,白芍10 g,红花10 g,桃仁6 g,川芎15 g,柴胡10 g,枳壳6 g,桔梗6 g,川牛膝6 g,桂枝3 g,黄连3 g,茯苓30 g,苍术10 g,白术10 g,升麻6 g,荷叶10 g,炙甘草5 g。

后因入冬患者胸闷等症状加剧,遂合用温阳化痰之法,加入法半夏、苍术、白术、小茴香等药。

三诊(2012年1月19日) 患者出现活动后神疲伴心悸,下肢乏力,汗出,大便易稀,入夜浅睡等痰热夹瘀之证,遂改为祛痰活血法,方用黄连温胆汤加减。处方：

炙黄芪15 g,桂枝3 g,赤芍10 g,白芍10 g,黄芩6 g,厚朴10 g,黄连3 g,枳实10 g,法半夏10 g,陈皮6 g,当归10 g,川芎10 g,红花6 g,桃仁10 g,制南星6 g,防风6 g,炙甘草3 g。

四诊(2012年3月1日) 患者胸部牵掣作痛,放射于背部,心悸,呼吸暂停,咳嗽痰白,大便先干后溏,质黏,行之不畅。舌红苔薄白,脉弦。辨为痰瘀交阻之证,合入瓜蒌薤白半夏汤增强化痰通瘀之力。服后胸痛好转。

五诊(2012年6月7日) 患者胸闷胸痛未发,但仍有气阴不足之象,口干心烦,心跳沉重,时而出现奔豚,左肩部牵掣,连及左上肢。胃纳大便如常,入夜平安。脉左关弦,舌红苔薄黄且干。投以清暑益气汤与血府逐瘀汤交替使用。

六诊(2012年9月27日) 患者奔豚症状消失,心悸也平,其他症状也明显改善。并于2012年10月8日复查冠状动脉CT,表现：LM及RCA起源及走行未见异常。LAD中段血管壁增厚,管腔狭窄约50%,以远段血管紧贴心肌壁走行;LCX显示清晰,管腔通畅,未见明确粥样硬化征象;RCA中段血管壁增厚,管腔稍狭窄约50%。与2011年3月21日冠状动脉CT对比,冠脉狭窄明显改善。

【按】 冠状动脉造影是诊断冠心病的金标准。近年来冠状动脉CT的技术不断进步,已成为无创性诊断冠状动脉狭窄的首选,其结果的准确性和冠状动脉造影不相上下。患者2006年5月21日冠状动脉造影检查发现RCA中段弥漫病变,狭窄50%;2011年3月21日冠状动脉CT检查发现RCA近段、中段见软斑块,管腔狭窄约78%。说明在近5年的时间里,患者冠状动脉粥样硬化病变有明显进展,而且形成的软斑块是不稳定斑块,随时有破裂引发心肌梗死等严重事件的可能。此后,患者接受中西药物治疗。虽然服用了辛伐他汀,但剂量很小。开始是 20 mg 每晚 1 次,后来减到 20 mg 每隔 1 晚 1 次,等于每日只有 10 mg。2012 年 10 月 8 日患者复查冠状动脉 CT,发现 RCA 中段血管壁增厚,管腔稍狭窄约 50%。说明经过 1 年半的治疗,斑块已经明显缩小,并且趋于稳定。我们至今尚未见到如此小剂量的辛伐他汀有缩小斑块的报道。由此说明中药在治疗此例"冠状动脉狭窄"患者过程中发挥了主要作用。分析本案有以下三个特色:① 强调"气滞血瘀"为"冠状动脉狭窄"的基本病机。用血府逐瘀汤治之,犹如血管的清洁剂,临床每加桂枝、黄连交通心肾;茯苓、苍术、白术、升麻、荷叶化痰升清,综合全方达到"疏其气血,令其调达"之功效。② 根据患者"气阴不足"的体质特点用药。患者年近古稀,又曾患"重症心肌炎",心气亏虚在先。来诊时,心悸乏力,口干,其证总以气虚为主,阴亏为辅。治疗应以益气养阴为法,选用李东垣的清暑益气汤,综观全方具有益气养阴、活血祛湿之功效。③ 根据季节的变化,随证加减,体现"天人相应的辨证观"。如 2011 年 9 月 29 日,天气转入深秋及冬季,患者出现胸痛、心悸。阳虚血瘀病机突出,故而改为温阳活血法,用血府逐瘀汤加桂枝、小茴香等进行治疗。2012 年 1 月 19 日,天气入春季,患者时有外感,出现胸闷痰多,痰热夹瘀病机突出,故改为祛痰活血法,用黄连温胆汤出入治之。6 月份天气入夏,遂又转入清暑益气汤。

案 2 风湿性心脏瓣膜病案

罗某,女,58 岁。

主诉:心悸反复发作半年余。

初诊(2013 年 7 月 2 日) 患者存在风湿性心脏瓣膜病(二尖瓣狭窄伴关闭不全)史 10 余年。近半年来,时有心悸、头晕;喉间有痰,时而不舒;精神尚可,稍劳则汗出,胃纳一般,大便略稀,每日一解;脉细而小数,舌红苔薄黄且干。心脏超声检查:风湿性心脏瓣膜病,轻微二尖瓣狭窄伴中重度反流,轻中度主动脉瓣反流;心脏射血分数 68%;二尖瓣环脉冲多普勒速度图示单峰。西医诊断:风湿性心脏瓣膜病,二尖瓣狭窄伴关闭不全。中医诊断:心悸。证属心阳不足,痰瘀交阻。治拟温振心阳,活血化瘀。徐氏大建中汤加减。处方:

生黄芪 30 g,党参 15 g,熟附子 5 g,桂枝 5 g,法半夏 10 g,丹参 15 g,川芎 15 g,生地黄 12 g,黄连 5 g,酸枣仁 15 g,枳实 10 g,桔梗 6 g,荆芥 6 g,防风 6 g,茯苓 30 g,苍术 10 g,白术 10 g,炙甘草 5 g。

14 剂。水煎,每日 1 剂,早晚分服。

二诊(2013 年 7 月 16 日) 自述心悸未发,头晕减轻;精神尚可,汗出正常;胃纳一般,大便每日三解,略稀;脉偶见结脉,舌红苔薄黄略干。心阳复振,痰瘀渐化,阴虚之象略有显现,加白芍、五味子养阴补肾纳气。处方:

生黄芪 30 g,党参 10 g,熟附子 5 g,桂枝 5 g,川芎 15 g,丹参 10 g,白芍 10 g,苍术 10 g,白术 10 g,蔓荆子 10 g,酸枣仁 30 g,黄连 5 g,茯苓 30 g,五味子 6 g,枳壳 6 g,桔梗 6 g,炙甘草 5 g。

14 剂。水煎,每日 1 剂,早晚分服。

三诊(2013 年 7 月 30 日) 心悸未发,近日时有郁冒,胃纳一般,大便略稀,每日数解,腹痛而泄,痰黄量少。脉细而结,舌红苔薄黄且干。原方加入祛风之药,头为诸阳之会,唯风可到也。处方:

生黄芪 30 g,党参 10 g,黄连 5 g,桂枝 5 g,熟附子 5 g,酸枣仁 15 g,广木香 6 g,白蒺藜 15 g,法半夏 10 g,枳壳 6 g,桔梗 6 g,川芎 15 g,黄芩 6 g,茯苓 30 g,苍术 10 g,白术 10 g,炙甘草 5 g。

14 剂。水煎,每日 1 剂,早晚分服。

【按】 风湿性心脏瓣膜病为临床最常见的心血管疾病之一,本案患者为二尖瓣狭窄伴关闭不全,其心脏充盈受限,每分心排出量减少,故表现为心悸、头晕、汗出、乏力等一系列心阳不足的症状。且患者又存在体循环血液回流障碍,故体内存在血瘀状态,容易形成血栓,进而加重症状。治疗时应以温振心阳、活血化瘀为原则,选方以徐氏大建中汤为基础,取人参、黄芪、附子、桂枝益气温阳;以丹参、川芎代当归、白芍,既增强活血化瘀之力,又避免监制太过;加入酸枣仁等安神药可使心神得安而心悸趋宁;枳实、桔梗调畅胸中气机,苍术、白术、茯苓健脾化痰。二诊时心阳复振,痰瘀渐化,阴虚之象略有显现,故加入白芍、五味子养阴补肾纳气。三诊心悸未发,偶有郁冒,乃风邪作祟,加入祛风之药可愈。

案 3 心律失常案

王某,男,77岁。

主诉:心悸伴胸闷头晕1年余。

初诊(2014年4月3日) 期前收缩病史1年,近1个月出现"慢心房颤动",最长停搏2.7 s,入夜心率约32次/min。自觉胸闷伴头晕,动则气促,胃纳、大便如常,夜寐多梦早醒,畏热而不畏冷;脉左寸弱,左关部弦而小迟,舌红苔薄黄、中有剥苔。24 h动态心电图(2014年3月27日):异位心律(心房颤动),最慢心室率32次/min,最快心室率133次/min,存在118阵≥2.0 s的长R-R间期,最长为2.7 s,室性异位搏动85个,均为2阵成对室性异位搏动。心超(2014年4月1日):① 左心房内径增大。② 室间隔增厚。③ 轻度二尖瓣、主动脉瓣反流。④ 轻度肺动脉高压伴轻度三尖瓣反流。西医诊断:心律失常(慢心房颤动)。中医诊断:心悸。证属气阴不足,气滞血瘀。治拟益气养阴,活血行气。徐氏大建中汤加味。处方:

炙黄芪30 g,党参10 g,熟附子3 g,桂枝5 g,黄连5 g,麦冬10 g,五味子6 g,酸枣仁15 g,当归10 g,白芍10 g,川芎10 g,红花10 g,丹参15 g,枳壳10 g,苍术10 g,白术10 g,炙甘草5 g。

14剂。水煎,每日1剂,早晚分服。

二诊(2014年4月17日) 心悸减轻,胸闷减少,头晕偶发,气促缓解,睡眠改善,畏热,动辄汗出,入暮腹胀,矢气多,胃纳一般,大便畅,脉结,舌红苔少且润。心病宜温,仍以大建中汤出入。加赤芍去红花以防太温,加厚朴以宽胸。处方:

炙黄芪30 g,党参10 g,熟附子3 g,桂枝5 g,黄连5 g,酸枣仁15 g,麦冬10 g,五味子6 g,苍术10 g,白术10 g,枳壳10 g,桔梗6 g,丹参15 g,赤芍10 g,白芍10 g,川芎15 g,厚朴10 g,炙甘草5 g。

14剂。水煎,每日1剂,早晚分服。

24 h动态心电图(2014年4月15日):异位心律-心房颤动伴慢速心室率,伴室内差异传导,最慢心室率32次/min,最快心室率12 832次/min,有157个大于2.0 s的长R-R间期。

【按】 本案患者动则气促、畏热而不畏冷,脉左寸弱、左关部弦而小迟,舌红苔薄黄,中有剥苔,属气阴不足之体质。然其所得之病为"慢心房颤动",最长停搏2.7 s,入夜心率仅32次/min,其病机为心阳不足。病情与体质似有矛盾之处,根据"心病宜温"的治疗原则,认为本病主要还应以徐氏大建中汤为主,合入丹参、酸枣仁、黄连、麦冬、五味子等,既可监制附子、桂枝之燥性,又可滋阴活血照顾到患者偏阴虚的体质,可谓一举两得。心悸主要是由于气、血、神三者失衡所致。若气血阴阳虚损日久,则心神失养,宜加入酸枣仁、五味子等养心安神之品,黄连、麦冬与桂枝相配仿交泰丸之意,交通心肾,改善睡眠,丹参活血治疗多梦,对于心悸的减轻也有帮助。

案4 脑卒中后遗症案

江某,女,68岁。

主诉:右侧肢体牵掣作痛2个月余。

初诊(2013年10月10日) 中风后脑软化,头痛,以右侧居多,项强,右侧肢体牵掣作痛,入暮加剧。咳嗽痰白,量不多。脉弦而小数,舌红苔薄略干。风邪入络,方用小续命汤。体格检查:神志清,右侧肢体活动不利。西医诊断:脑卒中后遗症。中医诊断:中风。证属风邪入络之证。治拟祛风通络。处方:

炙麻黄5 g,杏仁10 g,桂枝5 g,黄芩10 g,川芎15 g,熟附子3 g,党参10 g,防风6 g,防己6 g,川牛膝10 g,苍术10 g,白术10 g,泽泻15 g,枳实10 g,羌活6 g,独活6 g,当归10 g,丹参15 g,生甘草3 g。

14剂。

二诊 头部沉重,右侧手足乏力,牵掣作痛,胸部有阻塞感。神疲,胃纳一般,食之尚可,大便日畅。脉细,舌红苔薄白。久病必有瘀,方用血府逐瘀汤。处方:

生黄芪30 g,党参10 g,生地10 g,赤芍10 g,白芍10 g,川芎10 g,当归10 g,红花10 g,桃仁10 g,柴胡10 g,枳壳10 g,桔梗6 g,川牛膝15 g,苍术10 g,白术10 g,泽兰15 g,泽泻15 g,白芷5 g,炙甘草5 g。

14剂。

三诊 右手疼痛已除,但仍有牵掣不舒感,不能抬高。头重如裹,颈强,右下肢麻木沉重,痰白黏,量不多,胃纳不振,口苦,大便不畅。脉两寸细滑,舌红苔薄黄且干。气虚湿热,气血失畅之证。处方:

生黄芪30 g,防风6 g,赤芍10 g,白芍10 g,法半夏10 g,明天麻15 g,泽泻 15 g,苍术 10 g,白术 10 g,黄柏 6 g,生薏苡仁 15 g,川牛膝 10 g,秦艽 15 g,白蒺藜 15 g,枳实 10 g,丹参 15 g,当归 10 g,炙甘草 3 g。

14 剂。

【按】 患者中风后以右侧肢体牵掣作痛为主要症状,颜乾麟认为此乃风邪入络导致气血失畅之证,治疗应以祛风通络为主,喜用小续命汤化裁。此方出自孙思邈《备急千金要方》,是《古今录验》续命汤(麻黄、桂枝、杏仁、甘草、当归、川芎、人参、干姜、石膏)去当归、石膏,加附子、防风、防己、黄芩、白芍而成。本方以辛散祛风药为主,如麻黄、桂枝、防风等,辛味药能散、能行,既可祛风,亦可行气、活血,故而能祛经络之风邪,清脑窍之浊气,配以川芎等行气活血、柔筋缓急之品,则中风诸症遂得治。

案5 高血压案

储某,女,74 岁。

主诉:头晕伴口干多年。

初诊(2013 年 7 月 4 日) 既往有高血压,糖尿病病史。血压偏高(160/85 mmHg),头晕目眩,胸口偶尔不舒。餐前血糖 7.2 mmol/L,口干,大便欠畅,胃纳一般,汗出不多,入夜难寐。脉右关弦而有力,舌红苔少略润。西医诊断:高血压,糖尿病。中医诊断:眩晕。证属阴分不足,虚火上亢之证。治拟养阴生津,滋阴降火。方用保阴煎出入。处方:

生黄芪 30 g,北沙参 10 g,天冬 10 g,麦冬 10 g,生地 10 g,熟地 10 g,枸杞子 10 g,桂枝 5 g,赤芍 10 g,白芍 10 g,龟甲 10 g,鳖甲 10 g,怀牛膝 30 g,生石决 15 g,茯苓 10 g,丹参 15 g,黄连 5 g,潼蒺藜 15 g,白蒺藜 15 g,地锦草 30 g。

14 剂。

二诊 血压 150/85 mmHg。血糖 7.8 mmol/L。服上方胃部不适,大便偏干,头晕,口干,神疲,汗出不多,目眩,夜尿不多。脉弦,舌红苔少。证属气阴不足。方用保阴煎。处方:

生黄芪 30 g,北沙参 10 g,天冬 10 g,麦冬 10 g,枸杞子 10 g,山药 10 g,生地 30 g,龟甲 10 g,鳖甲 10 g,白芍 10 g,当归 10 g,苍术 10 g,白术 10 g,黄连 5 g,黄芩 10 g,黄柏 6 g,肉桂 3 g,地锦草 30 g。

14 剂。

三诊 进保阴煎后,口干好转,头晕减轻。偶尔胸闷,心率偏慢,期前收缩多,入夜睡眠好转,早醒,胃纳一般,大便通畅。脉缓,舌红苔少,气阴不足之证。处方:

生黄芪 30 g,防风 6 g,赤芍 10 g,白芍 10 g,生地 10 g,熟地 10 g,天冬 10 g,麦冬 10 g,枸杞子 10 g,山药 10 g,龟甲 10 g,鳖甲 10 g,桂枝 5 g,黄连 5 g,怀牛膝 30 g,丹参 15 g,川芎 15 g,苍术 10 g,白术 10 g,地锦草 30 g。

14 剂。

【按】 本患者年迈,阴分已亏,故而口干、便干;舌红苔少,虚火上亢,故而头晕目眩,宜用养阴生津、滋阴降火之法治之。针对这种患者,喜用保阴煎加减。此方主治真阴虚衰、相火炽盛之病,用于此处,十分合拍。然养阴药多用有碍胃之弊,复诊患者胃部不适或因此故,因此减去滋腻之熟地,加入苍术、白术运脾,使药物得以吸收,阴亏也得以改善。

案6 甲状腺功能亢进症案

陈某,女,56 岁。

初诊(2009 年 11 月 26 日) 患者 2005 年因外感高热,热退后一直口舌干燥。2007 年初口舌干燥加重,头晕乏力,于上海某医院就诊,血生化检查提示血促甲状腺素(TSH)降低,游离三碘甲状腺原氨酸(fT_3)、游离甲状腺素(fT_4)正常,诊断为甲状腺功能亢进症。此后两年一直辗转于上海各大医院多方诊治,血 TSH 数值未见有上升,且感口舌干燥依然,伴有头晕、汗出、神疲乏力、易于激动。近日上述症状明显加重,遂来求诊。症见:颜面红赤,目突、胀,多言好动,紧张焦虑。自述头晕,口干,口腔溃疡频发且日渐加重,阵发性汗出,胸闷气促时作,下肢抽搐,夜卧早醒,不能再眠,大便隔日而行,胃纳不振。舌红苔薄黄,舌缨线存在,脉弦缓。血生化检查:fT_3、fT_4正常,血 TSH 0.015 mU/L。西医诊断:甲状腺功能亢进症。中医诊断:少阳经证。证属肝经郁热,痰气交阻。治拟疏肝化痰,清利经枢。处方:

柴胡 10 g,黄芩 6 g,法半夏 10 g,党参 10 g,桂枝 3 g,赤芍 15 g,白芍 15 g,桑叶 6 g,牡丹皮 10 g,石斛 15 g,黄连 3 g,枳实 10 g,桔梗 6 g,决明子 30 g,茯苓 30 g,灵芝 15 g,炙甘草 5 g。

上方加减服用 28 剂,患者情绪平稳好转,头晕、阵发性汗出、下肢抽搐等症状消失,口干、神疲乏力明显减轻,纳眠可,二便调。但仍时有胸闷气促、目突、目胀症状改善不明显。血生化检查:fT_3、fT_4正常,血 TSH 0.107 mU/L,较前明显上升。上方加入煅牡蛎、夏枯草、川牛膝继续调治。

【按】 患者病已五载,高热之后,灼伤阴液,又辗转寻医,情志内伤,气机不畅,肝气挟痰循厥阴肝经上行,久郁化火,故症见一派阳亢之象,治以小柴胡汤清利枢机。并加桑叶助清利之效,枳实、桔梗以助其调畅气机;同用活血化瘀之赤芍、牡丹皮,以期痰瘀同治;石斛、白芍养阴柔肝;黄连加桂枝,取交泰丸之意,交通心肾;茯苓、灵芝养心安神。诸药合用,标本兼顾,共奏疏调肝郁、清利化浊之效。二诊患者诸症略平,但仍见目突、目胀,加入煅牡蛎、夏枯草通络软坚,川牛膝引火归元。

案7 月经愆期案

宋某,女,43 岁。

主诉:月经愆期 10 日未至。

初诊(2012 年 11 月 20 日) 患者月经愆期 10 日未至。全身无明显不适,形体略畏寒,口苦,胃纳大便如常,咽部如有痰阻,入夜梦多,神清,气平,面色㿠白,精神较萎。舌胖苔薄白,脉缓。既往有甲状腺功能低下病史。西医诊断:月经紊乱。中医诊断:月经后期。证属肝血不足。治拟养血益阴,补肾填精。用四二五方出入。处方:

熟地 10 g,当归 10 g,川芎 15 g,赤芍 10 g,白芍 10 g,女贞子 10 g,枸杞子 10 g,菟丝子 10 g,车前子 10 g(包煎),淫羊藿 15 g,仙茅 6 g,巴戟天 10 g,黄柏 5 g,知母 10 g,香附 10 g,苍术 10 g,白术 10 g,生茜草 30 g。

14 剂。

二诊 月经依然未至,服上方胃部隐隐不舒,胃纳一般,大小便略稀,每日二解,入夜有梦,不畏寒。汗出不明显,脉细弦,舌胖苔薄白。证属肝郁肾亏。处方:

柴胡 10 g,黄芩 6 g,法半夏 10 g,党参 10 g,当归 10 g,白芍 10 g,薄荷 3 g,茯苓 30 g,苍术 10 g,白术 10 g,淫羊藿 15 g,仙茅 10 g,巴戟天 10 g,黄柏 6 g,知母 10 g,益母草 30 g,生茜草 30 g。

14 剂。

三诊 月经2个月而至,鲜暗红,量少,5日干净。胃部隐隐不舒,不泛酸,不泛恶心,胃纳一般,大便畅,入夜有梦,不畏寒,舌时有薄白,脉弦。证属肝旺肾亏。处方:

柴胡10 g,黄芩6 g,法半夏10 g,桂枝3 g,党参10 g,当归10 g,白芍15 g,薄荷3 g,茯苓30 g,苍术10 g,白术10 g,淫羊藿15 g,仙茅10 g,巴戟天10 g,黄柏6 g,知母10 g,益母草30 g。

14剂。

四诊 进逍遥合二仙汤,月经来潮,胃纳大便如常,入夜平安有梦,咽部如有棉絮状。舌红苔薄白,脉弦而小数。证属肝郁肾亏。处方:

柴胡10 g,黄芩6 g,法半夏10 g,桂枝3 g,党参10 g,当归10 g,白芍15 g,薄荷3 g,茯苓30 g,苍术10 g,白术10 g,淫羊藿15 g,仙茅10 g,巴戟天10 g,黄柏6 g,知母10 g,益母草30 g。

14剂。

【按】 患者素有甲状腺功能低下,脾肾不足,气血生化乏源,肝无血可藏,故而月经愆期不至。颜乾麟临证博采众方,此例所用四二五方为名医刘奉五之经验方,此方融合四物汤、二仙汤和五子衍宗丸于一方,有养血益阴、补肾填精之功效。加入生茜草亦有活血通经之用。然药后疗效不甚满意,颜乾麟思之再三,认为此例之月经愆期并非只有肾亏一种原因,肝郁亦为重要因素,故而二诊加入逍遥散,月经始至。颜乾麟时常对我们说,女子以肝为先天,诊治妇科疾病应时刻不忘疏肝,此话实为至理名言,在这个病例上得到了充分的体现。

案8 月经过多案

宋某,女,43岁。

主诉:月经量多10日未止。

初诊(2013年6月18日) 月经量多10日未止,色暗夹血块。睡艰多梦,精神较萎,面色萎黄,二便畅调,神清,气平。脉弦数,舌淡。既往有甲状腺功能低下病史。西医诊断:月经紊乱。中医诊断:月经过多。证属冲任不调,肝郁血虚。治拟养血疏肝,调理冲任。处方:

柴胡6 g,当归9 g,赤芍9 g,白芍9 g,川芎6 g,黄芩10 g,黄连3 g,牡丹皮9 g,焦栀子6 g,薄荷3 g,桔梗6 g,枳壳6 g,黄柏6 g,仙鹤草15 g,蒲黄10 g,

藕节炭 10 g,炙甘草 6 g。

14 剂。

二诊 服药 2 剂,月经即止。目下月经周期正常,量多,血块,6 日干净。时而神疲,头晕心悸,汗出多,胃纳一般,大便日畅,入夜梦多,早醒。脉弦而有力,舌红苔薄黄、心脾两亏之证。处方:

熟地 10 g,砂仁 3 g(后下),苍术 10 g,白术 10 g,党参 10 g,炙黄芪 15 g,当归 10 g,茯苓 30 g,远志 10 g,酸枣仁 10 g,广木香 6 g,桂枝 3 g,白芍 10 g,柴胡 10 g,黄芩 5 g,法半夏 10 g,炙甘草 5 g。

14 剂。

三诊 月经 1 月二至,量多,血块。神疲乏力,胃纳一般,大便畅,入夜梦多,嗳气为快。脉右关弦而小滑,舌红苔薄白。证属气虚肝郁。处方:

生黄芪 15 g,党参 10 g,苍术 10 g,白术 10 g,升麻 6 g,柴胡 10 g,当归 10 g,陈皮 6 g,白芍 10 g,薄荷 3 g,茯苓 10 g,丹参 10 g,肉桂 2 g,熟地 10 g,砂仁 3 g(后下),香附 10 g,炙甘草 3 g。

14 剂。

四诊 月经周期而至,量尚可,经前口干,色鲜红,血块偶有。胃纳一般,大便日畅,上半身汗出多,神萎,入夜梦多。脉弦滑,舌红苔薄白。证属气虚肝郁,心脾两亏。处方:

炙黄芪 15 g,党参 10 g,苍术 10 g,白术 10 g,当归 10 g,茯苓 10 g,远志 10 g,酸枣仁 10 g,广木香 6 g,柴胡 10 g,白芍 10 g,薄荷 3 g,丹参 10 g,女贞子 10 g,墨旱莲 15 g,香附 10 g,炙甘草 3 g。

14 剂。

补中益气丸(上午服),逍遥丸(下午服),各两瓶,每日 8 粒。

【按】 患者曾因月经后期量少就诊,本次又因量多不止求治。结合病史,辨为冲任不调、肝郁血虚之证,血气喜温而恶寒,提倡以三黄(黄连、黄芩、黄柏)止崩漏,用逍遥散意加入凉血止血之品,用之果效。

案9 小儿感冒案

郝某,男,9 岁。

主诉:鼻塞、咳嗽、咯痰 1 周余。

初诊(2013年5月28日) 初则鼻衄,口干。继而出现喉痒咳嗽,痰黄,不易咯出,头痛,鼻衄,汗出,胃纳一般,大便通畅,恶寒。脉弦数,舌红苔薄黄且润。风寒入表,郁而化热之证。西医诊断:上呼吸道感染。中医诊断:感冒。证属风寒入表,郁而化热。治拟解表清热。处方:

金银花10 g,连翘10 g,桔梗6 g,荆芥10 g,淡豆豉6 g,杏仁10 g,生栀子6 g,僵蚕10 g,蝉蜕10,法半夏10 g,瓜蒌皮10 g,枳壳6 g,黄连3 g,苍术3 g,白术3 g,白芷3 g,生甘草3 g。

7剂。

二诊 初则头痛发热,继而鼻衄,汗出,咳嗽痰黄,鼻衄,胃纳一般,大便通畅,恶风。脉浮而小数,舌红苔薄白。证属风邪入表。处方:

荆芥6 g,防风6 g,羌活6 g,独活6 g,柴胡10 g,前胡10 g,枳实10 g,桔梗6 g,苍术10 g,白术10 g,法半夏10 g,陈皮6 g,茯苓10 g,川芎10 g,生栀子6 g,淡豆豉6 g,黄芩6 g,蒲公英15 g,生甘草3 g。

7剂。

三诊 头痛,鼻衄好转,痰黄量不多,鼻衄,胃纳一般,脚气,大便通畅。脉细弦,舌红苔薄黄。证属气虚湿热。处方:

生黄芪15 g,党参10 g,苍术10 g,白术10 g,升麻6 g,柴胡10 g,防风10 g,当归10 g,桂枝3 g,陈皮6 g,川芎10 g,黄柏5 g,生薏苡仁15 g,川牛膝10 g,白茅根30 g,茯苓10 g,法半夏10 g,炙甘草5 g。

14剂。

【按】 小儿"纯阳之体",易寒易热,初感风寒,迅速化热,出现喉痒咳嗽、痰黄、头痛、鼻衄等阳热之证,需要清解热邪,祛邪外出。方用银翘散加减,合入僵蚕、蝉蜕祛风利咽,小陷胸汤清热化痰。二诊,热势已退,唯风邪未祛,故而减去清热药,改用荆防败毒散加减祛风散寒解表。淡豆豉一味颇具特色,此药乃大豆经麻黄、紫苏叶之汁水浸泡发酵而成,有发表之功,而无麻黄辛温刚燥之弊。此患儿易于化热,用麻黄恐有助热之虞,用淡豆豉则无此患。三诊,表邪已解,气虚湿热之证显现,改用补中益气汤加减调理体质。

案10 鼻衄案

丁某,男,8岁。

主诉：鼻塞、流涕 1 周余。

初诊(2013 年 8 月 1 日) 患者鼻塞,鼻涕白而夹有灰色且黏。胃纳大便如常。脉细,左寸弱,舌红苔薄白。小儿为少阳之体,以扶阳固本为治。既往有"鸡胸"史,鼻部腺样体切除术后,哮喘史。西医诊断：上呼吸道感染。中医诊断：鼻鼽。证属气虚。治拟益气固本。处方：

生黄芪 15 g,防风 6 g,苍术 10 g,白术 10 g,桂枝 3 g,白芍 10 g,煅牡蛎 15 g,白芷 3 g,藿香 10 g,黄连 3 g,柴胡 10 g,炙乌梅 5 g,五味子 5 g,党参 10 g,茯苓 10 g,法半夏 10 g,炙甘草 3 g。

14 剂。

二诊 鼻塞、鼻涕见减,入夜盗汗,胃纳一般,大便通畅,入夜平安。脉左弱,舌红苔薄白。证属气虚。处方：

生黄芪 15 g,防风 6 g,苍术 10 g,白术 10 g,桂枝 3 g,白芍 10 g,熟附子 3 g,细辛 2 g,黄芩 6 g,川芎 10 g,炙麻黄 3 g,煅牡蛎 10 g,枳壳 6 g,藿香 10 g,法半夏 6 g,桔梗 6 g,炙甘草 3 g。

14 剂。

三诊 汗出见少,鼻涕减少,色白夹黄且黏,胃纳一般,大便隔日而解。脉左寸弱已起,舌红苔薄白。证属脾虚湿热。处方：

生黄芪 15 g,防风 6 g,白芍 10 g,桂枝 3 g,苍术 10 g,白术 10 g,煅牡蛎 15 g,炙乌梅 6 g,僵蚕 6 g,黄连 3 g,藿香 10 g,白芷 3 g,川芎 6 g,茯苓 10 g,法半夏 10 g,陈皮 6 g,茯苓 10 g,炙甘草 3 g。

14 剂。

【按】 小儿发育尚未完全,功能尚未完备,易寒易热,易得外感之病。小儿为"少阳之体",或称"纯阳之体",外感之后容易发高热,故而小儿急性外感热病宜清热为主。一旦疾病转为慢性,出现长时间的鼻塞、流涕,此时反映小儿肺气不足,应扶正固本为主。方用玉屏风散加桂枝汤益气固本、调和营卫。如若鼻塞明显,可加入白芷、藿香等芳香通窍,还可用少量的麻黄以开宣肺气,使肺的正常生理功能得以恢复,也有助于鼻窍的宣通。如果用了上述方法,鼻塞仍未愈,说明小儿"少阳之体",阳气不足,可加入少量附子,温阳通窍,效果颇佳。

第四节 颜 新 医 案

案1 感冒案

王某,女,36岁。

初诊(2011年6月10日) 头痛以太阳穴及巅顶为显,鼻塞不通已1周,咽痒而干燥,咯痰,色黄,量少,胃脘胀满,不知饥饱,大便燥结。苔薄,舌红少津有裂缝,脉弦细小滑。西医诊断:感冒。中医诊断:感冒。证属风阳上扰。治拟祛风清热。处方:

荆芥6g,防风6g,玉竹9g,南沙参9g,大贝母9g,冬瓜子9g,枇杷叶9g,菊花9g,桑叶9g,瓜蒌皮9g,百合9g,生麦芽15g,枸橘李9g,川芎9g,旋覆花9g,望江南9g,石楠叶9g。

7剂。水煎服,每日1剂。

1周后随访已愈。

【按】 病家素体阴虚,津血亏乏,不能滋养肝体,且入夏之后阳气暴张,外受风热侵袭,内因肝阳莫制,内外合风而见头痛、鼻塞咽痒、胃脘胀满。治当标本兼顾,拟滋阴清热、祛风宣肺。方中菊花、桑叶为君药清泻少阳之火;玉竹、南沙参甘凉润燥,滋阴补液助君药清热息风;荆芥、防风宣肺解表;大贝母、冬瓜子、枇杷叶化痰止咳;瓜蒌皮、旋覆花行气宽胸,降气化痰;百合、生麦芽枸橘李行气消满除胀;川芎、望江南、石楠叶上行清窍理气止痛。本例为风阳上扰之内外兼病。病家肝阳本旺,肝阴不足,又遭风热外侵,故在养阴解表药中加入疏散风阳之品,共奏抑木扶土、表里兼顾之效。

案2 头痛案

张某,女,69岁。

初诊(2011年1月25日) 患者体检显示胆固醇、三酰甘油升高。头痛作胀3年余,面色不华,咽痒,喉中有痰,质黏,咳吐不利,胃纳欠佳,二便调,夜寐平。苔薄白腻,脉弦滑。西医诊断:头痛。中医诊断:头痛。证属运化不及,肝阳化风,挟痰浊上犯清窍。治拟助运泄浊,息风祛痰,通络止痛。处方:

苍术9g,白术9g,牡丹皮9g,荷叶3g,丹参9g,萆薢9g,生山楂9g,决明子9 g,桃仁9 g,泽泻6 g,土茯苓12 g,藁本9 g,石楠叶9 g,羌活9 g,川芎9 g,紫苏梗6 g,绿萼梅9 g,酸枣仁9 g。

7剂。水煎服,每日1剂。

二诊(2011 年 2 月 1 日) 头痛少作,口干,眼睛干涩。苔薄腻,脉弦滑。前法加减再入。处方:

1月25日方加青葙子9 g、葛根9 g。

14剂。水煎服,每日1剂。

三诊(2011 年 3 月 22 日) 面色萎黄,偶尔颈项板直,头部不适,胃脘疼痛,嗳气,大便畅,口干。舌苔薄白,舌红,脉滑。证属肝木克土。治拟疏肝理气,和胃止痛。处方:

柴胡6 g,赤芍9 g,白芍9 g,川芎9 g,香附9 g,枳壳9 g,白术9 g,丹参15 g,生麦芽15 g,九香虫3 g,旋覆花9 g(包煎),葛根9 g,枸橘李9 g,蔓荆子9 g,羌活9 g,通天草9 g,石楠叶9 g,生甘草3 g,藕节9 g。

14剂。水煎服,每日1剂。

2周后再次复诊,头痛未再发作,诸恙悉平,复现前阴瘙痒,宗原旨予对症加减,继服药2周后痊愈。

【按】 病家年近七旬,平素积劳,内伤阳明中土,脾胃受损,运化不利,升清排浊失常,津液不能上承,积聚成湿浊,故症见喉中有痰,实验室检查中血脂偏高。其人又兼情怀不畅,气机郁而不达,肝木化内风,风痰交阻,上窜清窍,发为头痛。故以息风祛痰、健脾疏肝之法标本兼顾。方中苍术、白术运脾健脾醒脾为君药;牡丹皮、丹参、荷叶轻清凉泻少阳郁火;草薢、生山楂、决明子、土茯苓、泽泻、桃仁利湿排浊走前后二阴;藁本、石楠叶宣发风气,劫痰浊,通瘀阻;羌活、川芎辛温之性可畅气血通机关,直达头目,祛风止痛;绿萼梅、紫苏梗疏肝散郁;酸枣仁味甘酸,入厥阴补肝血。二诊时,患者头痛明显缓解,见口渴,目涩为痰浊内阻,清阳不升仍以前法加青葙子明目,葛根升阳生津对症治疗。三诊,头痛已愈,舌苔薄白,脉滑,风阳挟痰之象已去,肝胃之气尚未调和。拟柴胡疏肝散(柴胡、赤芍、炙甘草、川芎、香附、枳壳)去陈皮为主方和丹参、生麦芽、九香虫、枸橘李疏肝和胃,旋覆花活血降逆。患者阳化内风之症结主要表现在头痛、脘痛等环节,经扶土抑木,协调肝脾而收功。

案3 中风案

施某,男,72 岁。

初诊(2012 年 7 月 13 日) 曾行胆囊手术,有高血压病史近 20 年,2012 年 5 月出现脑梗死,现左侧肢体活动不利,上肢肌力 Ⅲ 级,下肢肌力 Ⅳ 级,眩晕,入夜胸闷,纳可,便平。苔薄腻,舌淡嫩,唇紫,脉弦缓。证属运化不及,痰瘀互阻,络脉不和。益心汤主之。处方:

生黄芪 30 g,党参 15 g,丹参 15 g,赤芍 9 g,川芎 9 g,生山楂 9 g,决明子 9 g,石菖蒲 6 g,降香 3 g,地龙 9 g,苍术 9 g,白术 9 g,泽泻 6 g,升麻 9 g,水蛭 3 g,通天草 9 g,生蒲黄 15 g,炒瓜蒌 15 g,广郁金 9 g,稆豆衣 9 g,川牛膝 9 g,怀牛膝 9 g。

7 剂。每日 1 剂,水煎,早晚分服。并叮嘱患者及家属,积极主动进行肢体康复训练。

二诊(2012 年 7 月 20 日) 胸闷减轻,眩晕好转。

上方加鸡血藤 30 g。

14 剂。

治疗 2 个月余,患者眩晕胸闷转平,肢体活动明显好转,久走无力,觉麻木。苔薄,舌淡红,唇紫,脉弦细。续用前方,加入健脾补肾之品。前后治疗近半年,基本痊愈。

【按】《素问·生气通天论篇》云:"阳气者,大怒则形气绝,而血菀于上,使人薄厥。"清代王清任《医林改错》:"夫元气藏于气管之内,分布周身,左右各得其半。人行坐动转,全仗元气。""若亏五成剩五成,每半身只剩二成半,此时虽未病半身不遂,已有气亏之症,因不疼不痒,人自不觉。若元气一亏,经络自然空虚,有空虚之隙,难免其气向一边归并,如右半身二成半,归并于左,则右半身无气;左半身二成半,归并于右,则左半身无气。无气则不能动,不能动,名曰半身不遂。"对中风的治疗,古代多从风、痰等论治,脏腑则多着意于肝。后世多从气虚血瘀论治,以王清任所创补阳还五汤最为代表。此例从气虚血瘀立法,以益心汤治之。用泽泻汤加升麻治疗浊阴犯上所致头部不适;用家传药对水蛭配通天草治疗中风。近贤张锡纯谓水蛭"破瘀血而不伤新血,专入血分而不伤气分",通天草轻清上逸,引药入脑;稆豆衣、地龙、牛膝清肝息风,控制血压;瓜蒌配郁金调畅气机。诸药相配,以取益气活血、升清降浊、清肝息风之效。

案4　心悸案

陈某,男,55 岁。

初诊(2013 年 6 月 18 日)　频发室性期前收缩,动态心电图显示:12 148 次/24 h,偶见房性期前收缩。目前服用普罗帕酮每次 3 粒,每日 3 次。三酰甘油升高,心悸,前胸拘挛,腰痛,便干,纳寐平。苔薄黄,舌胖质紫,边齿痕,脉结。证属气虚血瘀之象。益心汤主之。处方:

黄连 3 g、生黄芪 30 g、当归 9 g、党参 15 g、川芎 9 g、赤芍 9 g、丹参 15 g、生山楂 9 g、决明子 15 g、石菖蒲 6 g、葛根 9 g、麦冬 9 g、五味子 9 g、甘松 6 g、茶树根 30 g、桑寄生 9 g、柏子仁 15 g、桃仁 9 g、酸枣仁 9 g、细辛 3 g。

7 剂。每日 1 剂,水煎,早晚分服。

二诊(2013 年 6 月 25 日)　腰痛缓解,心悸自觉减轻,前胸隐痛,舌脉同前。

续用前法,前方加白芍 15 g、生蒲黄 15 g(包煎)、延胡索 9 g。

14 剂。

三诊(2013 年 7 月 9 日)　症减未已,胃脘略胀痛,苔薄,舌尖红,脉结。

6 月 25 日方去决明子、生蒲黄,加莲子心 3 g、百合 30 g、乌药 6 g。

14 剂。

嘱患者每日减服普罗帕酮至半粒,2 周后再减半粒。

继服益心汤加减半年余,期间根据患者情况好转,每两周减普罗帕酮半粒。半年后,停服普罗帕酮,除过度劳累后偶有心悸,无其他明显不适。动态心电图示:偶发室性期前收缩,624 次/24 h。每两三日服中药 1 剂巩固疗效。

【按】　期前收缩是常见的心血管疾病,属中医学"心悸""怔忡"范畴。该病一旦罹患,缠绵难愈。中医扶正达邪,疗效显著,优势明显。此患者多发室性期前收缩,辨证为气虚血瘀,舌脉可为佐证。方药以益心汤合生脉饮益气养阴,活血化瘀;黄连引药入心;甘松、茶树根、桑寄生为治疗期前收缩之经验用药;柏子仁、桃仁、酸枣仁养心通便;细辛温阳止痛。二诊患者胸痛,加白芍、生蒲黄、延胡索缓急活血,行气止痛。三诊,患者舌尖红,胃脘胀痛,用莲子心清心,百合乌药汤心胃同治。全案从固本清源出发,以益心汤为主,随症调整药物,疗效显著。对期前收缩严重患者,遵急则治其标,建议先行西药控制,待中医治其本显效后,再逐渐减少西药用量。

案5 失寐案

鲁某,女,57岁。

初诊(2012年5月15日) 近3年夜寐欠安,或难以入睡,或易惊醒,伴乏力、胸闷心慌、劳累后鼻衄、燥热汗出、数日一更衣。绝经2年。舌尖红、质胖大、边齿痕、根部苔黄腻,脉弦滑、左寸无力。证属气虚湿阻,肝郁化火。治拟益气健脾化湿,疏肝理气安神。投清暑益气汤。处方:

生黄芪30 g,白术、白芍、苍术、升麻、葛根、柴胡、当归、麦冬、五味子、桑叶、白茅根、枇杷叶(包煎)、桃仁、酸枣仁、合欢皮、合欢花各9 g,生薏苡仁、党参各15 g,黄连、炙甘草各3 g,青皮、黄柏各6 g。

7剂。水煎服,每日1剂。

二诊(5月22日) 鼻衄减少,乏力、心慌、潮热汗出均减,近日又增目干不适,血压160/100 mmHg。舌红、苔薄,脉滑。处方:

去生薏苡仁、青皮、升麻,加肉桂2 g、怀牛膝15 g、钩藤9 g、枸杞子9 g。

14剂后,除偶有失眠外,已无鼻衄、足软、潮热汗出等。

【按】 本例患者因肾气衰、天癸竭、阴精不足、心肝失养而出现月经紊乱或绝止、烘热汗山、头晕耳鸣、烦躁不安、心悸失眠、神疲乏力等,多系肾虚为本,一般多从补肾入手,但本例患者之前曾使用大量补肾药物,却无明显疗效,说明主要病因不在肾虚。《黄帝内经》曰:"骨痿者,生于大热也。"故结合舌尖红、边有齿痕、根黄腻,脉弦滑,投清暑益气汤加生薏苡仁以清利下焦湿热;黄连清心火;白芍柔肝养肝;酸枣仁、合欢花皮疏肝宁心安神;桑叶止汗;桃仁、当归活血通便;白茅根、枇杷叶清肺润肺以止鼻衄。诸药同用,而建奇功。

案6 消渴案

蔡某,女,56岁。

初诊 患者素有糖尿病病史,刻下面红有油光,心烦口糜,周身骨节酸楚,外阴瘙痒,二便调。舌紫红,苔薄黄而干,脉滑。实验室检查示:空腹血糖8.1 mmol/L,谷丙转氨酶升高。证属痰热内蕴,运化不及。处方:

茵陈15 g,栀子6 g,制大黄3 g,生蒲黄15 g(包煎)、牡丹皮9 g、丹参9 g,

决明子 15 g,白术 15 g,白芍 15 g,藿香 9 g,地锦草 30 g,川黄连 3 g,百合 15 g,桃仁 9 g,酸枣仁 9 g,广地龙 6 g,茯苓 15 g,玉米须 15 g,怀山药 30 g,金荞麦 30 g,人中白 9 g(包煎)。

7 剂。每日 1 剂,水煎服。

二诊 药后症减未已,失眠多梦,周身酸楚。苔薄白,舌小红,脉滑。前法继进。处方:

上方加鸡血藤 15 g、柴胡 9 g、郁金 9 g、地锦草加为 60 g。

上药续服,诸症均告向愈。实验室检查:空腹血糖 6 mmol/L,谷丙转氨酶正常。

【按】 消渴一证,其病机自刘河间燥热说出,后人多以阴虚燥热、气阴两伤论之,然就临床所见,属运化失司、瘀热内蕴者亦不在少数。本案患者面红有油光,心烦口糜,呈一派火热上炎之象,兼见舌质紫红,苔薄黄而干,脉滑。证属瘀热内蕴,兼有痰浊湿邪。方用茵陈蒿汤直折气火,牡丹皮、决明子解郁泄浊,生蒲黄、丹参、地龙、芍药、桃仁等调和气血,白术固护中州、健脾助运,人中白凉血活血,地锦草、玉米须、金荞麦等降糖要药是为辅佐。因方药对证,多年痼疾,短期内径获捷效。

案7 带下案

蒋某,女,49 岁。

初诊(2011 年 3 月 18 日) 患者两年前诊断为慢性盆腔炎,经西医治疗,效果不明显,迁延至今。平素小腹疼痛不适,伴有带下色黄量多,有异味,月经周期紊乱,量少有血块,胃纳一般,二便调,夜寐可。苔薄黄,舌质黯,脉细滑。证属肝气郁滞,湿瘀交阻。治拟疏肝活血,化瘀止带。处方:

赤芍 9 g,小茴香 3 g,延胡索 9 g,生蒲黄 15 g(包煎),五灵脂 9 g,当归 9 g,白芍 9 g,甘草 3 g,荔枝核 9 g,吴茱萸 3 g,橘络 6 g,制香附 9 g,乌药 6 g,生侧柏 9 g,椿根皮 9 g,黄柏 6 g,泽兰 6 g。

7 剂。水煎服,每日 1 剂。

二诊(2011 年 3 月 25 日) 小腹胀滞不适,遇寒则缓,余症均见好转。苔薄舌胖,脉弦滑,证治同前。处方:

3 月 18 日方加入干姜 6 g、细辛 3 g。

14 剂。水煎服,每日 1 剂。2 周后复诊,患者症情缓解,继以补养气血之法善后。

【按】 女子以肝为先天,七七之年,冲任已虚,肾阴亏乏,肝木不荣,失其疏泄,一则气机不畅,瘀血内潜,而见月经紊乱,少腹作痛。再则肝失条畅,气机不利亦致湿邪内生,郁而化浊,下注胞中。故以疏肝行气、活血利湿为首要。方拟吴茱萸为君药温经止痛;生蒲黄活血化瘀,使瘀血去新血生;荔枝核、制香附、橘络行气调肝;赤芍、小茴香、延胡索、五灵脂活血止痛;当归补肝养血,白芍柔肝滋阴和甘草共奏缓急止痛之法;乌药暖宫理气;生侧柏、椿根皮、黄柏清下焦湿热兼以止带,泽兰活血利水。此例医案中,病家以带下、腰痛为主症,然独取肝木,以肝失疏泄、脾失健运、湿滞气郁、气血不畅为线索。方中吴茱萸、生蒲黄配合使用,温经化瘀,治其根本,余药助其条达肝木,行气和血,则病情自解。

案 8　乳癖案

王某,女,51 岁。

初诊(2012 年 1 月 10 日) 患者乳房肿块术后,且有慢性萎缩性胃炎病史。自 2011 年 9 月起下颌疼痛伴牙痛,CT、X 线检查无明显异常,于他处治疗无明显疗效。现下颌疼痛未已,痰黏,鼻塞,大便夹有泡沫,尿血,夜寐不安。舌边尖红,脉弦滑。证属肝郁气滞,痰湿化热。治从疏肝解郁,清热化痰。拟以黄连温胆汤加减。处方:

川黄连 3 g,川芎 9 g,茯苓 15 g,藿香 9 g,陈皮 6 g,半夏 9 g,夏枯草 9 g,生甘草 3 g,炒当归 9 g,白芍 9 g,知母 6 g,黄柏 6 g,延胡索 9 g,大贝母 9 g,橘络 6 g,合欢花 9 g,合欢皮 9 g,石菖蒲 6 g,绿萼梅 9 g。

7 剂。每日 1 剂,水煎服。

1 周后复诊,自述症状改善明显,效不更方,服用 2 周而愈。

【按】 该患者七七之年,乳房肿块术后,夜寐欠安,舌边尖红,脉弦,一派肝经不疏、气机失达之象。气机不畅,津液运行失常易生湿,肝经循喉咙之后,上入颃颡,连目系,且“脾为生痰之源,肺为贮痰之气”,病家原有慢性萎缩性胃炎病史,脾胃气化不及,湿热内生下注,见大便夹有泡沫,尿血,痰黏,鼻塞,脉滑,且近几月来上海持续阴雨,外湿内湿间夹有之。方用黄连温胆汤清热化痰消积;橘络、贝母、石菖蒲增强理气化痰、祛湿止痛之功;藿香祛湿醒脾;绿萼梅、合欢花、合欢皮疏肝解郁,安神定志;知母、黄柏除下焦湿热;夏枯草清肝火,消痛散结;白芍柔肝敛阴止痛;以川芎、延胡索调达气血。

案9 乳蛾案

陈某,男,8岁。

初诊(2011 年 7 月 1 日) 乳蛾反复发作,西医要求手术治疗,家属不允,今日咽喉肿痛再度复发,吞咽益甚,发热不恶寒,夜间盗汗,啮齿,二便尚调。苔薄白,脉细数滑。西医诊断:慢性扁桃体炎急性发作。中医诊断:乳蛾。证属风热上犯,治拟疏风清热。处方:

藿香 9 g,防风 9 g,桔梗 6 g,生甘草 3 g,炒枳壳 9 g,生黄芪 20 g,白术 9 g,生薏苡仁 15 g,茯苓 9 g,白芍 9 g,五味子 9 g,白薇 9 g,柏子仁 9 g,大贝母 9 g,山慈菇 9 g,夏枯草 9 g。

7 剂。水煎服,每日 1 剂。

2 个月后随访乳蛾未再发作。

【按】 小儿形气未充,乳蛾反复发作,盗汗频频,使肝肾之阴暗耗,肝失濡养,内风渐作,故症见啮齿。小儿脾胃不足,运化无力,卫气虚衰,易感风热,内亏外扰,则咽喉肿痛频频发作。治拟疏风清热,益气养阴,标本兼顾。藿香、防风疏散风热为君药;桔梗、生甘草利咽喉,清虚热,枳壳、桔梗一升一降调畅气机;白芍、五味子养肝敛阴;生黄芪、白术、生薏苡仁、茯苓补气健脾,生化气血,滋养肝木;白薇归胃、肝、肾三经,可入营阴以凉血泻热;柏子仁润肠通便调导阳明里热;大贝母、山慈菇、夏枯草消肿散结,利咽止痛。本例病案中,乳蛾反复发作是其表象,若不细加分析则易陷入一味清热的境地。抓住风、痰、气阴不足三个主要环节,拟方以祛风化痰、养阴扶正并重,故而奏效。

案10 口糜案

伊某,女,66 岁。

初诊(2010 年 9 月 28 日) 曾经行膀胱激光手术,口糜,面色萎黄,喉中有痰,痰黄,胃纳可,二便平,夜寐尚安。苔薄黄,舌花剥,脉细滑。证属肝肾不足,肝阳化风,痰浊内蕴。治拟滋养肝肾,清热息风,祛湿化痰。处方:

陈皮 6 g,法半夏 9 g,茯苓 12 g,甘草 3 g,生地黄 9 g,熟地黄 9 g,砂仁

2.4g(后下),当归9g,白术9g,升麻9g,葛根9g,柴胡9g,赤芍9g,白芍9g,乌梅4.5g,马勃6g,藕节6g,人中白9g(包煎),青黛3g(包煎)。

10剂。水煎服,每日1剂。

2周后复诊,自诉口糜消失,舌苔薄白,再拟前法加减以巩固治疗。

【按】　病家曾行膀胱激光手术,损伤下焦肝肾,阴分亏损,无以制阳,肝阳化风,风阳内扰而见口糜,脉细滑。肝肾不足,精微不充,人之气血生化无源,五脏之阴无以滋养,五脏之阳气不得升发,升降失常则生痰浊,气血不足而无力排痰,见面色萎黄,苔薄黄,舌花剥,喉中有痰。虚实共参,可辨为肝肾不足,肝阳化风,痰浊内蕴。治拟滋补肝肾,兼以清热息风,祛湿化痰。以金水六君煎(陈皮、法半夏、茯苓、甘草、熟地、当归)为主,加入生地,补肾阴清内热,砂仁2.4g防止熟地滋腻碍胃。方中白术、升麻、葛根健脾升阳,化痰祛湿。柴胡、赤芍、白芍养血柔肝、调肝理气以司升降。乌梅生津敛阴除热。藕节入肺经补金生水。马勃、青黛、煅人中白为专治口糜之要药。

第八章
用药特色与验方

第一节　用药特色

一、苍术

元代朱丹溪曰："苍术治湿,上中下皆有用,又能总解诸郁,痰、火、湿、食、气、血六郁,皆因传化失常,不得升降,病在中焦,故药必兼升降,将欲升之,必先降之,将欲降之,必先升之,故苍术为足阳明经药,气味辛烈,强胃健脾,发谷之气,能径入诸药……"确是高见。金代刘守真谓："苍术一味,学者最宜注意。"亦书其效验之广。苍术功效,大致有三:其一运脾醒脾,人体脏腑组织功能活动皆依赖于脾胃之转输水谷精微,脾健则四脏皆健,脾衰则四脏亦衰,苍术燥湿而不伤阴,湿去脾自健,脾运湿自化。其二制约纠偏,先贤谓"补脾不如健脾,健脾不如运脾",盖脾运一健,则气血生化有源,故先人补血常用熟地拌砂仁。宗其义,常于滋腻的大补气血方药中加苍术一味,既能监制补益药物之滋腻,又能促进药物的吸收。如归脾汤、补中益气汤等辅以本品,服药后从无中满之弊。其三化阴解凝,痰瘀俱为黏腻之邪,欲化痰瘀,需赖阳气之运化。苍术运脾,化湿祛痰逐饮皆其所长,据痰瘀同源以及脾统四脏的观点,在瘀浊久凝时亦常加苍术以速其效,事半功倍。

颜氏内科临床上用苍术配伍其他药物,通过调理脾胃,治疗多种疾病,每获佳效。

（1）风温:肺炎属风温范畴,温病多兼湿邪。湿温相合,胶着熏蒸,如云如雾,其热极为难解。先贤恽铁樵谓:"茅术温燥,能发汗,能化湿,为湿温要药。"

取苍术味辛主开,黄芩味苦主降,两味相使,一君一臣,辛开苦降,则能清热泄浊。且苍术尚能微微发汗,透邪外出,用于湿热蕴结气分之病症,有一举两得之妙。

(2)肝病:临床所见,乙型肝炎多表现为情志抑郁、两胁胀痛、脘腹胀满、舌绛苔厚腻、脉弦数等肝郁脾虚,营血热毒壅滞之象。苍术气味芳香,善克瘴疠邪毒,辛温快气,其性走而不守,故朱丹溪谓其"能总解诸郁";配以犀角咸而大寒,入心肝经,擅长凉血解毒,两药同用,归入血分,功能凉血行郁,解毒辟邪,芳香燥湿,善泄血分湿热毒邪。以此二味为主药组成犀泽汤(广犀角、苍术、泽兰、败酱草、金钱草、平地木、土茯苓),治疗多例乙型肝炎患者,均有良效。

(3)腹胀:脾胃同居中州,脾宜升则健,胃宜降则和。若脾气失健不得宣升,胃气失和难以下降,气机升降失常,湿浊诸邪内生,则腹胀泛恶迭起。苍术气香而性燥,统治三焦水湿,质重而味厚,可导胃气下降;配以升麻质轻而味薄,功能引脾气上腾,二味相配,俾清气得以升发,浊气得以下泄,用治胃病腹胀泛恶因湿浊为患者,颇有效验。

(4)血证:脾胃为后天之本,脾胃健运则水谷气盛,五脏充盈,故《何氏虚劳心传》谓:"治虚劳者,无论何职致损,皆当以调脾胃为主。"补脾不如健脾,健脾不如运脾,故调治脾胃贵在运而不在补,运脾之品首推苍术,其气味雄厚,为健运脾胃之要药,虽香燥泄气,微嫌辛烈,但配以滋阴养血之熟地,则变动不居,既能消除熟地之黏腻,补而不滞,又可赞助脾运,以求中焦受气取汁生血之效。

二、附子

附子辛热,有大毒,其性走而不守,功能助阳补火,散寒除湿。《本草正义》谓附子"其性善走,故为通行十二经纯阳之要药,外则达皮毛而除表寒,里则达下元而温痼冷,彻内彻外,凡三焦经络,诸脏诸腑,果有真寒,无不可治"。附子为百药之长,功兼通补,温补阳气,有利于气血复原,散寒通阳,可促使气血畅通,对经治不愈的难治病,每在辨证基础上辄加附子而获效颇丰。

(1)胸痹:胸痹者,"阳虚而阴凝",附子为大辛大热之品,乃治疗胸痹之要药。如取麻黄附子细辛汤治疗慢性肺源性心脏病,常与小青龙汤、三子养亲

215

汤、苓桂术甘汤同用;取附子汤治疗冠心病,如心绞痛、心肌梗死等引起的胸痛,胸闷甚者,酌加葛根、丹参,胸痛甚者,酌加参三七、降香;取通脉四逆汤治疗病态窦房结综合征,并可酌加石菖蒲、郁金开郁以通脉。附子主入手少阴心经,功能大补心阳,其性走而不守,善于祛除寒邪,疏通血气,用治胸痹有一举三得之妙。心居阳位,为清旷之区,凡心阳不足,阳气失于斡旋,寒邪乘虚而入,两寒相得,凝滞气血,痹阻心脉,不通则痛,则胸痹心痛。症见脉细而微,舌胖而淡,属阳微阴弦者,当取附子汤温阳散寒;若见脉虚而数,舌红质干属气阴两亏者,则宜附子合生脉散同用,用附子振阳,生脉养阴,共成复脉之师。

(2)中风:中风脱证病情危笃时,临床所见为目合手撒,冷汗淋漓,二便自遗,气息俱微。如阳气虚脱,则用参附汤;如阴阳俱脱,则用参附汤合生脉散;如兼痰浊闭窍者,可配羚羊角、竹沥、姜汁等豁痰开窍。

(3)肺胀:附子味辛,辛入肺经,故能温肺散寒,助阳固表,与麻黄配伍,宣补并用,攻补兼施,善治肺胀咳喘。肺胀一证,饮邪充斥,淹蔽阳气,以致阳不卫外,无能御邪,稍一冒寒触风,即可引动伏饮,挟感而发。其证属本虚标实,此非一般宣肺化痰药所能胜任,三拗汤、华盖散、小青龙汤等之麻黄功在宣散,温阳之力多嫌不足,唯有加入附子一味,温扶阳气,庶可克敌,临床凡见咳喘频发、咯痰清稀、背俞寒冷、舌苔白腻等阳虚阴凝证者,取小青龙汤加附子投之,每能奏效。

(4)阴黄:附子性大热,不仅祛寒,尚能燥湿,故张元素谓:"附子温暖脾胃,除脾湿。"与退黄专药茵陈相使而用,温阳化湿,专治阴黄。黄疸发病,当以湿邪为要,所谓"黄家所得,从湿得之",湿性黏滞,缠绵难祛,最易遏气损阳,故而黄疸日久不退,必然损伤阳气,加重水湿的停滞,遂成阴黄变证,症见肤色如烟熏,舌润脉沉,治此当在茵陈剂中,佐以少量附子,振奋脾阳,以求"离照当空,阴霾自散"之效。

(5)石淋:附子气雄,擅补肾阳,温膀胱之气,与石韦等清利通淋之剂同用,则有温阳行气、通淋排石之力。石淋一证,肾虚气化失利为本,湿热蕴结下焦为标。肾主水,司二便,肾阳旺盛,气化有权,生化有序,湿热无以蕴结,结石无法形成。若肾阳衰弱,气化乏力,清浊泌别失司,湿浊无法下注而沉积为石,治疗若拘泥清热通淋,不但结石难以攻下,且久服攻利,反有耗气损阳之弊,而施以温肾通阳之附子,以补代通,阳气充盈,气化则能出焉。

(6)关格:附子与大黄相配,乃取《金匮要略》大黄附子汤之意,主治寒积实证,多用于慢性肾炎尿毒症期。脾肾阳亏,寒湿内生,浊邪弥漫三焦,小便不通者曰关,呕吐不止者曰格,大黄为降浊要药,有祛浊通腑之力,唯其性寒凉,久服必伐肾阳,附子辛热,功能温散寒浊而开闭结,并能制大黄寒性而存其走泄之性,二味同用,共成温散寒浊、苦辛通降之剂,而奏通关除格之功。

(7)疑难杂症:临床所见之慢性病、疑难病,缠绵不愈,最终均可伤及人体之阳气。凡病日久,阳气必虚,故扶阳为治久病要诀,在辨证的基础上,酌加附子,既可振奋阳气,又可助正气祛邪外出,以达事半功倍之效。

三、升麻

张元素称升麻"若补其脾胃,非此为引用不补",并认为升麻之用有四:"手足阳明引经,一也;升阳于至阴之下,二也;阳明经分头痛,三也;去风邪在皮肤及至高之上,四也。"后世医家,莫不遵循其法而从其说。临床验证,此确为经验之谈。

升麻能升能补,清热解毒,益不足,删有余,虚实之证,皆可取用。

(1)功能低下类疾患:脾宜升则健,胃宜降则和。脾胃同居中州,是升降运动的枢纽,脾胃同病则清气不得宣升生发,浊气碍于停滞失降。先贤李东垣发明"升清降浊"学说,创补中益气汤。以升之例,足资效法。佐黄芪擅治内脏下坠、胃张力低下、胃黏膜脱垂、肠排空加速、脱肛等;伍桔梗、甘草治声带闭合不全;配赤芍、桃仁、丹参治慢性咽炎;与贯众炭、苎麻根合用治功能性子宫出血;加白茧壳、韭菜子治疗遗溺等,屡有所获。

(2)血象偏低的多种血证:包括白血病、再生障碍性贫血、血小板减少症急性发作。血象低、高热,以升麻加清热凉血药味,既有清热之效,又有提高血象之功;用治化疗或放疗引起的粒细胞缺乏症,与西洋参、鸡血藤、虎杖投治尤佳。血小板减少性紫癜属中医"血证""肌衄"范畴。盖血热则妄行,瘀血不去则血络不安,故治疗血证,宜通不宜涩,否则反使血瘀胶滞,缠绵难愈,唯有行血则血循经络,不止自止。升麻既走气分,亦行血分,功能凉血化瘀,用于血证临证喜用升麻、虎杖配桃红四物汤以凉血消斑、化瘀生新,治疗再生障碍性贫血、白细胞减少、血小板减少等有较好疗效。

(3)老年病:如以升麻配苍术、白术治气虚湿阻的脾胃病,升清降浊,颇感满意;与炮山甲、王不留行、益母草、莪术治前列腺肥大、前列腺炎屡验。老年人的消化不良与泌尿系疾患非此不克。

（4）外科病：升麻生用有凉血解毒之功,炒用则有升提阳气之效。先贤王好古称升麻"为疮家圣药",临床习用升麻代犀角而用,泛治热毒诸证,颇有疗效,时邪高热如糜烂性口腔炎、霉菌感染、急性中耳炎、丹毒、腮腺炎、败血症、痧痘发斑、狐惑等症,升麻率领清热解毒药味,独具殊功。

四、水蛭

水蛭味苦咸而腥,性微寒,功能破血瘀、散积聚、通经脉、利水道,而其散瘀活血之力尤强。近贤张锡纯曾谓水蛭"破瘀血而不伤新血,专入血分而不伤气分"。临床习用水蛭主治瘀血所致的各种疑难病症:如治中风,每宗"头为诸阳之会,唯风可到"之说,取水蛭配石菖蒲、蒲黄、川芎、通天草等以通窍活血;治胸痹,则根据其"阳微阴弦"之病机,取水蛭、黄芪、党参、葛根、丹参等以益气活血;治癃闭,则以"气化则能出焉"为准绳,取水蛭配乌药、小茴香、泽兰、益母草等以行气活血;治血管瘤,仿"坚者削之"之意,取水蛭配延胡索、生牡蛎等以散结活血。

证有虚、实、寒、热之异,病有脏腑、经络之别,瘀有新、久、轻、重之分,凡治瘀证,必先明此理。水蛭虽有逐瘀之力,若不加辨证,不重配伍,则获效甚微,甚则犯虚虚之弊。故用水蛭等活血化瘀之品,必须合理配伍,如配伍柴胡、枳壳、降香、小茴香等,为理气化瘀法;配伍附子、桂枝、吴茱萸、细辛等,为散寒化瘀法;配伍金银花、连翘、牡丹皮、广犀角等,为清热化瘀法;配伍马钱子、地龙、全蝎、䗪虫等,为通络化瘀法;配伍黄药子、海藻、昆布、穿山甲等,为软坚化瘀法;配伍大黄、枳实、厚朴、莱菔子等,为攻下逐瘀法;配伍参三七、土大黄、蒲黄等,为止血化瘀法;配伍黄芪、党参、白术等,为益气化瘀法;配伍生地、地骨皮、鳖甲胶、龟甲胶等,为育阴化瘀法。凡此十法,治疗疑难顽杂诸症,多能获效。对于瘀血证,或久病入络,或新病骤成,或久病入络,或气滞、气虚、血热、寒凝所致,均可选用水蛭投之。临床见巩膜有瘀丝累累,或见瘀斑、瘀块,或眼睑暗黑、青紫,或口唇色紫、发黑,或皮肤色素沉着、粗糙,或肌肤甲错、青筋暴露,或毛发枯黄脱落,或舌质紫暗、舌有瘀斑,或舌下系带色暗、血管怒张、色紫、充盈,或指端粗大、指甲暗黑,或癥瘕积块,或痛如针刺、痛有定处等,均为瘀血证。亦可以将血液流变测定、甲皱微循环观察等实验数据,作为瘀血之佐证。凡用水蛭,必审证而用药,有瘀则可服用,无瘀则勿滥施。然而临床应用水蛭,尤应注意中病而即止,以免攻伐太过,耗伤正气。水蛭以生水蛭粉吞服为佳,其用量少则每日 1 g，多则每日 6 g。生用者，乃取水蛭破血逐瘀之力，若经加热炮制，其功效大减，几无活血散瘀之力。服用时可装入胶囊，以除其腥。新病之瘀多实，宜峻剂攻瘀，祛瘀务净，以免残瘀羁留，造成后患，故水蛭用量宜大，使瘀血骤化，然后渐次减量，以祛残留之瘀；久病之瘀多虚，宜峻药缓攻，缓缓图治，以免攻伐太过，耗伤正气，故初用水蛭，剂量宜小，待有动静，渐次加重，使瘀结之凝血缓缓消散，达到气血调和。临床验之，每每得手。

五、葶苈子

葶苈子为十字花科草本植物独行菜或播娘蒿的成熟种子。前者称为"北葶苈"，主产于东北、河北、内蒙古、甘肃、青海等地；后者称为"南葶苈"，主产于江苏、浙江、安徽、四川、云南等地。夏季果实成熟时，采割全草，晒干，打下种子，筛净，生用或炒用。其性味苦、辛，寒。归肺、膀胱经。

葶苈子滑润而香，凡咳喘实证者，取葶苈子肃降肺气，疗效显著，寒证与小青龙汤同投，热证配以麻杏石甘汤。葶苈子又专泻肺气，肺如水源，故能泻肺即能泻水。《本草经疏》："葶苈，为手太阴经正药，故仲景泻肺汤用之，亦入手阳明、足太阳经。肺属金，主皮毛，膀胱属水，藏津液，肺气壅塞则膀胱与焉，譬之上窍闭则下窍不通，下窍不通，则水湿泛滥为喘满、为肿胀、为积聚，种种之病生矣。辛能散，苦能泄，大寒沉阴能下行逐水，故能疗《本经》所主诸病。"然恐其猛泻而伤正气，故常佐以大枣甘温而缓和药性，使泻不伤正。临床用本品治疗冠心病、肺源性心脏病等所致的慢性心功能不全属于本虚标实之证，疗效显著，凡属痰浊瘀阻标实为主者，常配伍大黄、芒硝、杏仁等荡涤痰热破结之品，如大陷胸丸、桃核承气汤等；而阳气亏损正虚为主者，则配以附子、黄芪、党参、苍术、白术等辨证用之，多能奏效。

第二节 验 方

一、颜亦鲁经验方

1. 健脾疏肝饮

[组成] 苍术 9 g，白术 9 g，桂枝 3 g，茯苓 9 g，厚朴 6 g，郁金 6 g，木瓜 6 g，

谷芽 12 g,麦芽 12 g,姜半夏 9 g,甘草 3 g,青皮 6 g,陈皮 6 g。

[功用主治] 健脾燥湿,疏肝理气。主治慢性肝炎,早期肝硬化。

[用法] 每日煎服 2 次,空腹温服。加减应用:黄疸加茵陈 30 g,栀子 6 g;右胁胀痛加姜黄 6 g,白芍 9 g;尿少加猪苓 5 g,茯苓 5 g。预防肝病复发,每月服药 7 剂,或原方制丸常服,可巩固疗效。

[方解] 肝体阴而用阳,性急而善动,阴常不足,阳常有余,故历代治肝往往以滋养阴血为主。然而《金匮要略》谓:"见肝之病,知其传脾,当先实脾。"肝脏有病,必侵侮脾土,导致脾运失权,痰湿内生,若复进滋阴养血等黏腻之品,反而助纣为虐。因此,治肝不应,当取脾胃,中焦土厚,则能制木火之侵侮,克其冲逆之气。健脾疏肝饮取平胃、二陈以健脾运,化痰湿为主;辅以郁金、木瓜、谷芽、麦芽等疏肝郁,和胃气;加入少量桂枝温阳祛湿,"离照当空,阴霾自消"。本方对慢性肝炎、早期肝硬化具有胃纳不振、舌苔厚腻等脾虚肝旺、痰湿内阻症状者疗效显著。并有预防肝病复发之作用,乃取土厚木安之义。

2. 铁扇散

[组成] 象皮(焙黄切碎),白龙骨,白胶香,陈石灰,松香,枯矾,等量。

[功用主治] 敛疮止血,生肌止痛。主治铁器撞伤,皮肉破损,流血不止。

[用法] 外用。研至极细末,搽伤口外用,绷布扎紧。

[方解] 铁扇散为颜亦鲁常用的外伤验方,临床用于跌打损伤出血,敷之止血,有立竿见影之效。方取象皮味甘咸,性温,功能生肌,敛疮,主治疮疡久不收口为君;石灰辛苦而涩,性温,有毒,以陈为用,功能敛疮止血。李时珍曾谓:"石灰止血神品也。"白龙骨性涩味甘,煅用善治溃疡久不收口,二药为臣;佐以白胶香,别名枫香脂,性味辛苦而平,功效活血凉血,解毒止痛,与君臣相配,可防血止留瘀之弊;使以松香、枯矾拔毒燥湿,收疮止血,《疡医大全》载有黄龙散,即取枯矾七钱、松香三钱,共为细末,掺伤处,治金疮初伤,出血不止。诸药相配,共奏敛疮止血、生肌止痛之功。

3. 铁笛丸

[组成] 熟地,天冬,五味子,麦冬,薄荷,桔梗,连翘,紫菀,瓜蒌皮,浙贝母,诃子,甘草。

[功用主治] 润肺清热,宣肺利咽。主治发音嘶哑。

[用法] 上药为末,竹沥一两,加水叠丸,早夜服 3 粒。

[方解]铁笛丸载于孟河医家《马培之医案》一书,为颜氏内科治疗音哑的习用验方,在颜亦鲁与颜德馨的医案中多次应用,并有效验。肺为悬钟,属金,主发音,故有"金实则不鸣,金破亦不鸣"之说。肺又为娇脏,喜润而恶燥,凡内外诸邪入肺,最易生火化燥,伤及肺阴,使其开启不利而致失音,故铁笛丸取熟地、天冬、麦冬、五味子养阴润肺,以治其本为君;臣以瓜蒌皮、浙贝母、连翘微寒之品以清肺救阴,君臣相配,以行润肺清热之功;薄荷、桔梗、紫菀宣肃肺气,以顺应肺的生理功能,诃子生用利咽,煨用止泻,为治疗失音之专药,故《本草通玄》谓其"生用则能清金行气,煨用则能暖胃固肠",共为佐药;甘草调和诸药为使。取甘寒之竹沥为丸,以加强润肺清热之功。全方合用,共奏润肺清热、宣肺利咽之效。

4. 痹痛丸

[组成]当归三两,全蝎二两,地龙二两,制川乌二两,桃仁二两,羌活二两,蜈蚣一两,乳香一两,没药一两,蜂房一两,白芷一两,红花一两,甘草节一钱。

[功用主治]湿经散寒,祛风活血。主治痛痹。

[用法]共研细末,老鹳草五两、桂皮一两、威灵仙三两,煎汤代水,泛丸如绿豆大,青黛为衣,空腹盐汤送下,每日2次,每次一钱至一钱半。

[方解]颜亦鲁于1956年奉命调至江苏省中医院工作,主持痹痛专科门诊。为了方便患者服药,拟定了数张治疗痹痛的处方,痹痛丸为其中之一,经临床应用,疗效显著。痹痛成因多由风、寒、湿三邪合而为之,寒邪甚者为痛痹,故痹痛丸取制川乌辛温散寒止痛为君;羌活、白芷性温味辛,擅长祛风寒,止痹痛为臣;痹痛日久,必致血瘀,故配以当归、乳香、没药、红花、桃仁以活血化瘀,久痛入络,故加入全蝎、蜈蚣、地龙、蜂房以搜剔络中之邪,共为佐药;甘草调和诸药为使。取老鹳草、桂皮、威灵仙煎汤代水,以增其祛风散寒通络之力,青黛为衣,以防诸药辛温太过。全方合用,共奏温经散寒、祛风活血之功。

二、颜德馨经验方

1. 肺炎方

[组成]半枝莲,鸭跖草,金荞麦,鱼腥草,虎杖,百部。

[功用主治]清肺解毒,活血化痰。主治急性肺炎,湿邪入肺发热,恶风

寒,咳嗽、咯痰,咳喘,胸痛,口渴,或伴高热呓语、神昏肢厥等变证。

[用法] 每日煎服 2 次。

[方解] 肺炎方取半枝莲、鸭跖草为君,其性味苦寒,功效清热解毒,善退热毒之邪;金荞麦与鱼腥草均为治疗肺痈良药,既能清热解毒,又可活血化痰,辅助君药增强清肺解毒之力;肺与大肠相表里,故佐以虎杖泻腑通便,俾邪有出路;使以百部,润而不燥,开泄降气,化痰止咳。诸药合用,共奏清肺解毒、活血化痰之功效。

2. 益心汤

[组成] 党参 15 g,黄芪 15 g,葛根 9 g,川芎 9 g,丹参 15 g,赤芍 9 g,山楂 30 g,决明子 30 g,石菖蒲 4.5 g,降香 3 g。

[功用主治] 益气养心,活血通脉。主治冠心病心绞痛,气虚血瘀胸闷心痛,怔忡气短,劳则易发,神疲懒言,动则汗出,形寒喜暖,舌淡而胖,有瘀斑或瘀点,苔薄白,脉细弱,或迟,或见结脉、代脉。加减应用:若血瘀气滞、心痛如刺痛、绞痛者,加血竭粉、麝香粉、三七粉,等量和匀,每服 1.5 g,以活血止痛;气机阻滞、胸部室闷者,加枳壳 9 g,桔梗 5 g,一升一降,调畅气机,开通胸阳;心神失宁、心律不齐者,加琥珀粉、沉香粉各 1.5 g,以宁神养心;阳微阴凝,胸痛剧烈,肢冷脉微者,加附子 9 g,以温阳通脉,多能应手。

[用法] 每日煎服 2 次。

[方解] 益心汤重用党参、黄芪益气养心为君;辅以葛根、川芎、丹参、赤芍、山楂、降香活血通脉为臣,君臣相配,旨在益气活血,俾气足则助血行,血行则血瘀得除;少佐微寒之决明子,既可防君臣之药辛燥太过,又取其气浮之性,疏通上下气机,以增活血之力;使以石菖蒲引诸药入心,开窍通络。诸药相配,共奏益气养心、行气活血、祛瘀止痛之功。

3. 温阳活血方

[组成] 附子,生蒲黄,枳壳,桔梗,当归,赤芍,白芍,炙甘草。

[功用主治] 温阳调气,活血化瘀。主治阳气亏虚、瘀血内阻所致胸痹心痛者,包括冠心病急性冠脉综合征不稳定型心绞痛患者。症见以胸痛,身寒,肢凉,舌质紫暗或有齿痕,或有瘀点,瘀斑,脉沉细或迟。

[用法] 每日煎服 2 次。

[方解] 方中附子为君,振奋阳气,通行经络;生蒲黄、枳壳、桔梗为臣,蒲

黄活血化瘀,畅利血脉,枳壳、桔梗一升一降,疏畅胸中气机,更与蒲黄气血兼调,气行血行,血行瘀除;当归、白芍为佐,一取阴中求阳之义,另取监制附子燥性之用,甘草为使,调和诸药。此方具有温阳、调气、化瘀功效,集中体现了颜德馨治疗心血管重症之阳虚观点、气血平衡观点和瘀血论观点。

4. 净胰汤

[组成]柴胡,黄芩,姜半夏,白芍,生大黄,紫花地丁,芒硝,川厚朴,黄连,木香,延胡索。

[功用主治]疏肝清火,荡涤肠腑。主治急性胰腺炎,腹痛如绞,恶心,呕吐,发热畏寒,舌苔黄腻,脉数等证。

[用法]每日煎服2次,空腹温服。

[方解]近年来随着胆囊炎、胆结石、胆道疾患的增多,急性胰腺炎的发病率有逐年增高之趋势。急性胰腺炎中最凶险的急性出血坏死型,过去都常规采用早期手术疗法,即一旦诊断明确,立即施行手术,但结果不能令人满意,不仅术后并发症多,病死率仍高达40%左右。颜德馨创净胰汤,取柴胡、黄芩、黄连以清泄肝胆,辅以木香、延胡索、半夏、白芍疏肝理气,共奏清肝理气之功;佐以大黄、芒硝、厚朴清热通腑,釜底抽薪,以求通则不痛之效,紫花地丁为使,调和诸药,此方为综合止痛、解痉、抗炎、抑制胰酶分泌作用的一张有效方剂。急性胰腺炎病机始终贯穿一"瘀"字,由瘀而结,继之以闭,以陷。治疗时按急症急攻为原则。曾用净胰汤治疗急性胰腺炎150例,与西药治疗150例做随机对照观察,结果证明有效率相似,但净胰汤组胃肠减压、症状、体征消失明显优于对照组,退热最快1日,平均3.6日;血象白细胞恢复正常最快2日,平均5.3日;血、尿淀粉酶测定,平均恢复正常为12.8日,平均住院15.4日,住院费用比较低廉,与对照组相比,具有一定优势。

5. 犀泽汤

[组成]广犀角(或用水牛角),泽兰,苍术,金钱草,土茯苓,平地木,败酱草。

[功用主治]凉血泻热,祛湿解毒,疏郁祛瘀。主治乙型肝炎患者见面色晦黄,巩膜混浊,神萎肢重,烦躁易怒,五心潮热,或低热缠绵,口苦而黏,嗳气泛恶,脘腹胀满,胁肋胀痛或刺痛,小溲黄赤,脉弦数或濡数,舌红有瘀斑,苔黄白而腻等症。

［用法］每日煎服 2 次。

［方解］犀泽汤以犀角、泽兰入血分，以清热解毒、活血祛瘀为君；臣以土茯苓、金钱草、平地木、苍术疏肝泄热，利湿化浊；败酱草凉营活血为佐使，诸药配伍，共奏凉血泻热、祛湿解毒、疏郁祛瘀之功。临床治疗乙型肝炎习用犀角、苍术二药，犀角不仅善清热凉血，且解毒之力甚宏，李时珍谓其"能解一切诸毒"，临床对乙型肝炎病毒表面抗原（HBsAg）转阴及降低氨基转移酶有效；苍术功擅燥湿、解郁、辟恶，历代医家对其极为推崇，如刘守真谓："茅术一味，学者最宜注意。"朱丹溪谓："苍术治湿，上中下皆有可用，又能总解诸郁。"李时珍则谓其能"辟一切恶气"，犀角与苍术同用，则凉血解毒而无寒凝之虑，燥湿解郁而无助火之弊。尤其擅长搜剔血分湿热毒邪，对于缠绵难愈、湿热毒交结的慢性乙型肝炎患者，常可取得意想不到之效。部分乙型肝炎患者经用犀泽汤治疗后，病情好转，HBsAg 转阴，但停药后旋即反复，此属湿热毒邪清而未尽之象，可嘱患者在疾病初愈后，继续服药 1～2 个月，或以犀泽汤改制成丸剂服用，以巩固疗效。

6. 疏肝饮

［组成］全瓜蒌，蒲公英，金橘叶，小青皮，延胡索，金银花，醋炒柴胡，当归，赤芍，丝瓜络，僵蚕，甘草。

［功用主治］疏肝理气，清泄肝胃。

［用法］每日煎服 2 次。

［方解］疏肝饮方以柴胡、金橘叶、青皮疏肝理气；蒲公英、金银花清胃泻热，以行清泄肝胃之功，《本草求真》谓蒲公英"能入阳明胃、厥阴肝，凉血解热，故乳痈、乳岩为首重焉"，配以当归、赤芍、延胡索活血化瘀，瓜蒌、僵蚕、丝瓜络软坚通络，以奏行血化坚之效；甘草调和诸药，以护胃气。全方标本同治，气血兼顾。颜德馨辨证治疗乳痈，还常配合以民间单方同用，如取麝香 1 g、木香 3 g、陶丹 3 g、朱砂 3 g，共研细末，摊于棉花之上，外塞鼻孔，左乳痈塞右鼻孔，右乳痈塞左鼻孔，用治乳痈初起，消散迅速。乳房属胃，乳头属肝，故乳痈一症，每与足厥阴肝经和足阳明胃经病变相关。肝气郁结，胃热壅滞，势必导致血液凝滞，故治疗乳痈多以疏肝清胃、活血软坚为大法，拟疏肝饮治之，临床甚属应手。

7. 代激素方

［组成］何首乌，怀山药，黄芪，太子参，甘草，紫河车。

［功用主治］补益脾肾,滋养精血,主治肾病综合征蛋白尿,症见颜面部、下肢或全身浮肿,神疲乏力,尿少,尿浊,舌淡苔白,脉沉细等证。

［用法］上药各等分,合成散剂,每次 1.5 g,每日 3 次,开水送下。

［方解］激素的兴起,为某些疾病的治疗开辟了新途径,其作用主要在抑制机体异常免疫,确有疗效,然而它容易影响人体正常免疫功能,亦为人所共识,出现药源性后遗症更使人视为畏途。颜德馨试从中药方面寻找同类药物,以冀取而代之,自创代激素方,取黄芪、太子参大补脾气为君,臣以紫河车血肉有情之品温养肾气以脾肾同补;佐以制何首乌补肝血,怀山药益脾阴,以阴阳气血双补;使以甘草调和诸药,使用于肾病综合征,颇有所获。服用代激素方的过程中,无不适反应。经治 30 余例,皆取得满意疗效,未见后遗症,亦未见复发。在试用本方治疗的两组中,一组已用过激素,另一组则否。临床观察,对激素依赖型,在抽减激素中出现反跳,加服本方后能顺利达到撤激素的效果;而对接受激素即产生严重副作用,或碍于血尿、高血压、氮质血症等一些不能耐受激素治疗的患者,服本方后能有效地控制蛋白尿和改善血胆固醇症,疗效巩固,很少复发。

三、颜乾麟验方

升补宗气方

［组成］生黄芪 20 g,党参 15 g,升麻 6 g,苍术 10 g,白术 10 g,蔓荆子 15 g,葶苈子 15 g。

［功用主治］升补宗气。主治慢性心功能不全证属宗气下陷型,症见胸闷、心悸、喘促、水肿、紫绀及小便不利等。

［用法］每日煎服 2 次。

［方解］慢性心功能不全属于中医学"水肿""心水""心悸""怔忡""痰饮""咳喘"等范畴。宗气即积于胸中之气,《灵枢·邪客》曰:"宗气积于胸中,出于喉咙,以贯心脉,而行呼吸焉。"故宗气的生理功能主要体现在对心肺功能的调节上,宗气失常则心脉不畅,肺气失于宣肃。《素问·平人气象论篇》曰:"胃之大络,名曰虚里,贯鬲络肺,出入左乳下,其动应衣,脉宗气也。"充分说明宗气主心气,心的生理功能的正常与否依赖于宗气的强弱。《灵枢·刺节真邪》曰:"宗气不下,脉中之血,凝而留止,弗之火调,弗能取之。"这表明宗气正常是气

血运行通畅的必备条件。由宗气的生理功能决定,宗气不足的病理表现为气虚与气陷两种形式:宗气亏虚鼓动无力,则脉迟,或结或代等,或气血斡旋失职,则心悸怔忡、动则胸闷气促等,或致肺主治节的功能失司,出现喘憋、水肿等;宗气下陷则气不足以息,出现胸闷喘促、动则尤甚等。慢性心功能不全应注重升补宗气,临床常仿李东垣补气升阳之法,取黄芪、党参、蔓荆子、升麻、柴胡、白术等药,宗气得补,则心气足、心脉畅、心血行。然而,慢性心功能不全多发生于中老年人,病情缠绵难愈,心病日久,多导致心阳不振,水饮内停,临床出现心悸、喘促、水肿、紫绀及小便不利等症状,故在升补宗气的同时,重视肃泻肺水,常取苦寒之葶苈子,清热平喘,利水消肿。现代药理研究,葶苈子有强心作用,能使心肌收缩力增强,心率减慢,增加心排血量,利尿而无水电解质紊乱之弊,对治疗心功能不全最为合拍。

第九章
流派优势病种

第一节　温阳活血法治疗急性冠状动脉
综合征不稳定型心绞痛

一、方案名称

温阳活血法治疗急性冠状动脉综合征不稳定型心绞痛方案。

二、方案制定时间

2013 年 2 月。

三、方案编写组的人员构成

颜德馨,颜乾麟,颜新,夏韵,王昀,韩天雄。

四、制定方案的资料来源

　　颜德馨积 70 余年临床实践,对冠心病的病因病机及治疗具有独到之处。颜德馨对唐代启玄子王冰提出"益火之源,以消阴翳"这一千古绝唱,十分推崇。颜德馨认为,心血管疾病多为气血失调所致的本虚标实证,与气血失常关系密切,心力衰竭的病机关键点是心气阳虚,心血瘀阻,提出"有一分阳气,便有一分生机""瘀血乃一身之大敌"的观点。心居阳位,为清阳之区,诸阳皆受气于胸中,阳气为人一身主宰,得之则明,失之则不明。若心阳不振或心阳虚衰,则无以温煦,心脉失养,而见虚实证。若心气不足,推动血运无力,则可出现心血瘀阻证。情志不调,饮食失常,外邪侵袭,脏腑经络受损,痹阻阳气,甚则阳气衰败，津液无以敷布，血液运行不畅，而水液停聚，瘀血形成，日久出现阳气衰微及痹阻证。历代医家对此也多有论述，如《金匮要略·胸痹心痛短气病脉证治》云："夫脉当取太过不及，阳微阴弦，即胸痹而痛，所以然者，责其极虚也。今阳虚知在上焦，所以胸痹心痛者，以其阴弦故也。"仲景明确指出，病因是上焦阳虚，由于心是阳中之太阳，位于胸中，上焦阳虚就必然是心阳衰微，功能减弱，直接影响血液循环，致血脉不畅。《素问·痹论篇》也指出："心痹者，脉不通。"不通则痛，故出现胸痹心痛症状，机体的营养需水谷精微来输布，靠心阳的鼓动来流通，心阳不足必然形成浊阴不化，五脏六腑代谢异常，日久脉管渐显病理改变。

基于以上理论，可以认为心阳虚、血不足、脉不通、胸中冷为冠心病的主要病理所在，阳虚阴凝是冠心病的主要病机。因此依据衡法治则，当以调和阴阳，平衡气血，扶正祛邪为法。颜德馨根据《黄帝内经》"阳气者，若天与日，失其所则折寿而不彰""气复返则生，不返则死"的理论为指导，强调温运阳气是治疗心血管疾病的重要法则。治疗冠心病如仅专事解凝，或理气，或逐瘀，或祛痰，只能取效一时，每易反复，必须以温运阳气为主，尤其对一些危重的心血管病，如急性冠状动脉综合征更不可忽视温运阳气的必要性。因此，温阳活血即为冠心病急性发作，不论是稳定型心绞痛还是不稳定型心绞痛时的主要治疗法则。

为探讨急性冠状动脉综合征患者的中医证候分布特点，我们曾对同济大学附属第十人民医院 2002 年 10 月—2003 年 2 月间住院治疗的 106 例急性冠状动脉综合征（ACS），运用气血辨证，进行分型归纳。结果：属于阳虚及阳虚兼证组（阳虚寒凝瘀血证＋阳虚痰瘀证＋单纯阳虚证）共 32 例，占 30.2％；气虚及气虚兼证组（气虚血瘀证＋气虚痰瘀证＋单纯气虚证）共 18 例，占 17.0％；两组合计为 50 例，占 47.2％。其他气滞血瘀证、单纯瘀血证、阴虚痰瘀证、痰瘀交阻证、单纯气滞证等计 56 例，占 52.8％。通过分析，说明了 ACS 病机复杂，虚实相兼，阳虚（气虚）阴凝（血瘀）是 ACS 的主要病机之一，为温阳活血法治疗 ACS 提供了依据。

颜德馨常以附子为主的方剂治疗心血管疾病的危急重症，多有良效。如冠心病之急性冠状动脉综合征、肺源性心脏病、病态窦房结综合征以及心力衰竭、呼吸衰竭等。附子禀雄壮之质，有退阴回阳之力，起死回生之功，其通行十二经脉,专能振奋阳气,祛逐阴寒,为回阳救逆第一品药,用之得当,每获桴应,注意加减配伍,制约其过与不及,更可扩大应用范围。

阳虚血瘀的病机观点和温阳化瘀的治疗方法在颜德馨心血管疾病临床实践中占有重要地位,用此来指导冠心病,特别是久病重病的治疗,确获殊效。为了继承发扬和深化研究颜德馨的这些学术观点,我们将其治疗急性冠状动脉综合征的经验方取名为温阳活血方,进行重点研究,方中附子为君,振奋阳气,通行经络;生蒲黄、枳壳、桔梗为臣,蒲黄活血化瘀,畅利血脉,枳壳、桔梗一升一降,疏畅胸中气机,更与蒲黄气血兼调,气行血行,血行瘀除;当归、白芍为佐,一取阴中求阳之义,另取监制附子燥性之用,甘草为使,调和诸药。此方具有温阳、调气、化瘀功效,集中体现了颜德馨治疗心血管重症之阳虚观点、气血平衡观点和瘀血论观点。

温阳活血法治疗冠心病急性冠状动脉综合征在临床运用取得了较好的疗效,可使冠心病心绞痛患者的发作间期、程度、频率等明显改善,能有效减少心绞痛的发作频率、发作时间及硝酸甘油使用量,甚至有些患者凭借温阳活血药物可经年未作。

五、方案的内容

【西医病名】　冠心病急性冠状动脉综合征不稳定型心绞痛。

【国际 ICD - 10 编码】　I20.001。

【诊断标准】

1. **西医诊断标准**　参照 1979 年国际心脏病学会及世界卫生组织临床命名标准化联合专题组报告《缺血性心脏病的命名及诊断标准》及 2007 年中华医学会心血管病学分会、《中华心血管病杂志》编辑委员会颁布的《不稳定型心绞痛和非 ST 段抬高心肌梗死诊断与治疗指南》。

2. **不稳定型心绞痛分型**　① 初发劳力型心绞痛:病程在 1 个月内新发生的心绞痛(从无心绞痛或有心绞痛病史但在近半年内未发生过心绞痛)。② 恶化劳力型心绞痛:病情突然加重,表现为在同样条件下及同等程度劳累所诱发的次数、严重程度及持续时间突然加重。按加拿大心脏病学会劳力型心绞痛分级加重Ⅰ级以上至少达到Ⅲ级,硝酸甘油缓解症状的作用减弱,病程在 2 个月之内。③ 静息型心绞痛:心绞痛发生在休息或安静状态,发作持续时间相对较长,含硝酸甘油效果欠佳,病程在 1 个月内。④ 梗死后心绞痛:指急性心肌梗死发病 24 h 后至 1 个月内发生的心绞痛。⑤ 变异型心绞痛:休息或一般活动时发生的心绞痛,发作时心电图显示暂时性的 ST 段抬高,多数自行缓解,少数可演变成心肌梗死。

[排除标准]

(1) 经检查证实为冠心病急性心肌梗死;重度或Ⅳ级心绞痛;肥厚性心肌病;主动脉瓣狭窄以及其他心脏疾病;重度神经症、更年期综合征、颈椎病所致胸痛;胆源性、食管源性胸痛及呼吸系统疾病所致胸痛。

(2) 合并Ⅱ级(包括Ⅱ级)以上高血压,未经控制的或经降压药控制后血压≥160/100 mmHg 患者;重度心肺功能不全、重度心律失常(快速心房颤动、心房扑动、阵发性室性心动过速等)患者。

(3) 患有结缔组织病,或合并肝、肾、造血系统等严重原发性疾病,精神病患者。

(4) 妊娠或准备妊娠,哺乳期妇女。

(5) 对该药成分过敏者及严重过敏体质者。

(6) 近 3 个月内参加其他临床药物试验的受试者。

(7) 研究者认为不适宜参加该项临床试验的受试者。

【中医病名】 胸痹。

【中医辨证分型依据】 阳虚血瘀证诊断条件如下。

1. 血瘀标准 胸痛,痛有定处,舌质紫暗,或有瘀点、瘀斑。

2. 阳虚标准 共性表现:身寒,肢凉,短气,疲乏,舌淡胖或有齿痕,脉沉细或迟。心阳虚:阳虚兼有心悸者;肾阳虚:阳虚兼有腰膝酸软,肿胀,夜尿频数者。

入选患者至少具备上述阳虚标准之身寒,肢冷,舌淡胖或有齿痕,脉沉细或迟之任何或兼具备上述血瘀标准之任一项。

【中医治则治法】 温阳活血法,方药拟温阳活血方。

附子 5 g,生蒲黄 9 g(包煎),枳壳 6 g,桔梗 6 g,当归 9 g,赤芍 15 g,白芍 15 g,炙甘草 5 g。

【方药加减原则】

(1) 气虚明显,症见气短、乏力者,加黄芪 15 g、党参 15 g。

（2）瘀阻心脉、胸痛剧烈者,加三七粉,每次 2 g 冲服,或加降香 3 g。

（3）痰壅气滞、胸痛及背者,加瓜蒌 15 g,薤白 9 g,石菖蒲 9 g。

（4）气阴两虚、口干苔少者,加麦冬 9 g,五味子 5 g。

【疗程】 1 个月为 1 个疗程。

六、疗效评价的指标体系

1. 有效性的评价

（1）病的疗效评价指标：心绞痛发生率、硝酸甘油停减率;常规心电图;心血管事件发生率、病死率。

（2）实验室检查：三大常规、肝肾功能、心电图、血电解质、胸片、血脂、内皮素含量等相关检查指标,治疗前、治疗后各 1 次。

（3）证候的疗效评价指标：见中医证候评分表。

2. 安全性的评价 治疗前后进行三大常规、肝肾功能检查,并如实记录所有不良事件及严重不良事件。实验室检查包括：血常规(红细胞计数、白细胞计数及分类、血红蛋白、血小板计数);尿常规(pH 值、蛋白质、尿糖、红细胞、白细胞);大便常规(性状、隐血试验);血生化检查包括肝功能及肾功能。

七、诊疗方案的适用推广对象

冠心病急性冠状动脉综合征不稳定型心绞痛患者。

八、中医护理

（1）中药汤剂宜温服,中成药可用温开水送服,心阳不振者应趁热服用。药物应严格按时按量服用,服药后观察疗效和反应。

（2）服药期间忌生冷寒凉、辛辣刺激、肥甘厚味之品,应戒烟戒酒,少量多餐。

（3）保持大便通畅,如出现便秘等情况,应及时进行通便处理,可以适当地对腹部进行顺时针按摩,促进肠蠕动,必要时遵医嘱使用缓泻剂或开塞露。

（4）严密观察患者的神志、唇面甲颜色变化、四肢寒温转变、气息、出汗等情况。若见患者口唇青紫、气促肢冷、脉结代或脉微欲绝者,应立即报告医师,遵医嘱给予治疗,并积极做好抢救准备。

(5) 情志不调是本病的重要因素,注意患者的情志变化,做好情志护理,告知患者避免焦躁及情志过激,稳定情绪,消除恐惧焦虑等,使患者以良好健康的心态配合治疗,注意劳逸结合。

第二节　养心安神方治疗室性期前收缩

一、方案名称

养心安神方治疗室性期前收缩的临床研究方案。

二、方案制定时间

2013 年 2 月。

三、方案编写组的人员构成

颜德馨,颜乾麟,颜新,韩天雄,夏韵。

四、制定方案的资料来源

心律失常是常见临床表现,其发生机制包括折返、心肌自律性增高和触发机制。现代电生理认为心律失常往往是由于心肌局部电生理兴奋紊乱所致,而缺血缺氧易致电兴奋紊乱。缺血心肌能量代谢障碍,可能通过影响心肌细胞膜钠-钾泵离子转运而导致缺血部分心肌复极化延迟。

室性期前收缩是一种最常见的心律失常,多见于高血压、冠心病、心肌病、风湿性心脏病与二尖瓣脱垂患者,严重威胁着患者的身心健康,甚至危及患者的生命。室性期前收缩发作频繁或呈二联律,可导致心排血量减少,如患者已有左心室功能减退,室性期前收缩频繁发作可引发晕厥,持续时间过长可引起心绞痛。频繁的室性期前收缩可使冠状动脉血流量减少 20%、脑循环血量减少 12%~25%、肾血流量减少 8%~10%。有研究显示,急性心肌梗死并发心律失常者达 75%~95%,各种心律失常中以室性心律失常最多,其中以室性期前收缩尤为常见。频发、多源、连发或有 R on T 的室性期前收缩,常为心室颤动的先兆。心肌梗死后的室性心律失常使梗死后 1 年内的病死率明显增加。

心肌梗死后的平均室性期前收缩数（室性期前收缩总数/记录小时数）和心脏性死亡有非常显著相关性,室性期前收缩频数高时,其死亡的危险性增加。有人观察 430 例急性心肌梗死后至少存活 2 年的患者,梗死 1 年后心源性死亡者 63 例,其中 26％室性期前收缩＞10 次/h,其 1 年内病死率较＜10 次/h 者高 2.6 倍。多形性和 R on T 的室性期前收缩并不明显增加病死率,但成对型室性期前收缩的病死率亦明显增加。上述 63 例死亡者中,31％患者为反复型（成对室性期前收缩或室性心动过速）室性期前收缩,其病死率为无此类心律失常者的 3.2 倍。因而认为反复型室性期前收缩和心源性死亡呈显著相关,是心肌梗死后 1 年内死亡的主要原因。室性期前收缩与心绞痛也有密切关系,有人观察室性期前收缩和劳累时发生心绞痛预后之间的关系,发现年龄较大的患者,其心电图同时有室性期前收缩和 ST 段降低是一个危险的标志。例如具有室性期前收缩和 ST 压低的 65～74 岁心绞痛患者,其死亡的危险性比无此种异常的同龄患者增加 4 倍,为年龄较轻患者的 14 倍。心绞痛患者出现室性期前收缩时,由于心律失常所致的突然病死率可进一步增加。静息时发生心绞痛的患者,在心电图胸前导联有 ST 段升高者,反映冠状动脉前降支所供应的心肌穿壁性心肌缺血,病变广泛而累及室间隔和希-普传导系统者,恶性室性心律失常（包括频发室性期前收缩）的发生率高。有研究表明,心脏病猝死的幸存者中,动态心电图提示 100％有室性期前收缩,70％～80％有频发的室性期前收缩或非持续性室性心动过速。因此,其预防和治疗室性期前收缩显得十分重要,尤其对于器质性心脏病,可诱发恶性心律失常的患者,需尽早根治,避免心脏病恶性事件的发生。

目前临床常用的抗心律失常药物除部分药物疗效不够好外,药物的不良反应,尤其是致心律失常效应,对心肌及心脏传导系统的抑制作用明显限制了临床使用。Ⅰ类药物具有良好的抗心律失常作用,但最终病死率却较安慰剂组明显增高。Ⅱ类药物降低病死率,但其有利作用并不主要与心律失常抑制有关。Ⅲ类药物中胺碘酮可降低心律失常死亡,促心律失常作用低,但心外反应较多。尤其在老年患者,其窦房结及房室结功能均减退,临床常用的抗心律失常药物更易引起其他心律失常,因此寻求疗效好且不良反应少、长期服用不增加病死率的理想抗心律失常药物是国内外长期以来研究的重点。

心律失常属中医学"心悸""怔忡""脉结代"范畴。究心悸之根源,显然是兴奋作用与抑制功能上的调节失偏。通过心悸发作时心律失常检出率发现,室性心律失常所致的心悸显著高于房性心律失常。因此,该病中医学多根据"心悸"进行辨证论治。目前临床常用中医治疗药物包括:参松养心胶囊(人参、山茱萸、甘松、酸枣仁等)、柴胡三参汤(柴胡、半夏、党参、丹参、苦参、黄连等)、定悸稳心汤(柴胡、半夏、党参、丹参、苦参、龙骨、牡蛎等)、健心胶囊(黄芪、苦参等)、通脉养心丸(党参、生地、麦冬、鸡血藤、制何首乌等)、稳心颗粒(党参、黄精、甘松等)、心复平(黄芪、麦冬、桂枝、红花、阿胶)、心脉安片(人参、黄芪、麦冬、丹参等)等,其中参松养心胶囊已开发上市。但以上方药多根据药理研究选取苦参、甘松、桑寄生等药物,而缺乏在中医传统理论指导下对于中医方剂治疗心律失常的临床应用研究。

颜德馨致力于传承发展中医气血学说,认为对于病因病机复杂的众多心脑血管病,其病机多与气血失常相关,同时提出基本病机观点,认为疾病的基本病机大致有以下特点:从疾病开始即存在,并自始至终影响着疾病的发展;对疾病的病机演变起主要影响;针对基本病机治疗,可以使疾病好转或治愈,而"气血失衡是众多心脑血管病的基本病机"。对于心悸的治疗,颜德馨受《素问·痿论篇》"心主血脉",《灵枢·本神》"心藏脉,脉舍神",《素问·六节藏象论篇》"天食(饲)人以五气,地食(饲)人以五味……气和而生,津液相成,神乃自生"等经典论述影响,认为气为血帅,血为气母,气需血载,血需气统,心神离不开气血之滋养,三者互相依存以维持心正常功能。气血充盈,心神得昌,气血失和,心神则失。如久病体弱或情志扰心,气血阴阳虚损日久,心无所倚,神无所归,而见心悸不宁,善惊易恐,少寐多梦。故认为心律失常的基本病机是心神不宁,而造成心神不宁主要由气、血、神三者失衡所致,因此从调整气、血、神三者功能入手,开展心律失常临床研究,可谓"得其要者"。

颜德馨在临床针对心律失常基本病机,自拟养心安神方治疗,其主要方药取自天王补心丹。天王补心丹为《世医得效方》收录,而传之甚早,有记载"终南宣律师课诵劳心,梦天王授以此方,故名",在道藏中流传,可追溯到唐代。其组方精确,为道藏视为珍秘,其方内容为党参、天冬、玄参、当归、茯苓、丹参、麦冬、朱砂、柏子仁、桔梗、生地、远志、五味子、枣仁十四味,主治思虑过度、心血不足、怔忡健忘、心胸多汗、烦热口疮等症。颜德馨用此方化裁治各种原因之心悸或心动过速颇有效果,体会此丸对神经症所致心悸及阵发性心动过速疗效则最著。根据其临床经验,将此方优化成养心安神方:党参、麦冬、五味子、丹参、柏子仁、酸枣仁、茯苓、远志、黄连、桂枝、炙甘草。其中心主脉,肺为心之华盖而朝百脉,以麦冬滋水之上源;丹参生心血;党参、茯苓养心宁心,得气血协和之势;酸枣仁收耗散之气,柏子舒忧思之气,五味子敛游神,远志宣郁结;黄连、桂枝交通心肾,使水火既济。求得心神之稳定,使心从病理状态转至正常生理状态,从而使心律恢复正常,乃是调摄心律失常的最佳方法,临床用之数十年,取效甚佳。

五、方案的内容

【西医病名】　心律失常,室性期前收缩。

【国际 ICD - 10 编码】　I49.903。

【诊断标准】　凡符合西医心律失常诊断,见有室性期前收缩 Lown 分级在 2～4A 级,符合中医心悸诊断,年龄在 35～70 岁,自愿接受治疗的患者,均可纳入。

【排除标准】　① 年龄在 35 岁以下,70 岁以上,妊娠或哺乳期妇女,过敏体质者。② 患者原有其他心脏病,如风湿性心脏病、心肌病、病毒性心肌炎、先天性心脏病或肺源性心脏病等和因精神因素,或药物,或电解质紊乱,其他系统疾病(如贫血、甲状腺功能亢进等)及病因不明导致的室性期前收缩。③ 急性心肌梗死 3 个月以内者。④ 室性期前收缩 Lown 分级在 4B 级以上者及其他恶性心律失常者。⑤ 合并心、肝、肾、脑及造血系统等严重原发性疾病及心功能Ⅳ级者。⑥ 病态窦房结综合征患者。⑦ 3 级高血压或属高危以上者。⑧ 精神病患者。⑨ 大量饮酒、吸烟患者。

【中医病名】　心悸。

【中医治则治法】　养心安神法,方药拟养心安神方。

党参 9 g,麦冬 9 g,五味子 9 g,丹参 9 g,柏子仁 9 g,酸枣仁 15 g,茯苓 15 g,远志 9 g,黄连 5 g,桂枝 5 g,炙甘草 6 g。

【方药加减原则】

(1) 气虚明显,症见气短、乏力者,加黄芪 15 g。

(2) 瘀阻心脉者,加三七粉,每次 2 g 冲服。

（3）痰壅气滞、胸痛及背者，加瓜蒌 15 g、薤白 9 g。

（4）心阳不振者，加附子 6 g。

【疗程】　1 个月为 1 个疗程。

六、疗效评价的指标体系

1. 观察指标　观察指标：治疗前后室性期前收缩、主要临床症状和体征、24 h 动态心电图、心电图及血常规、尿常规、便常规、肝肾功能等。生活质量评定：采用西雅图心绞痛量表（SAQ），治疗前后各评定 1 次。

2. 疗效判定标准

（1）室性期前收缩疗效判定标准：参照 1995 年卫生部颁布《中药新药治疗心悸的临床研究指导原则》制定。显效：动态心电图检查，室性期前收缩次数较治疗前减少 90% 以上；有效：动态心电图检查，室性期前收缩次数较治疗前减少 50% 以上；无效：动态心电图检查，室性期前收缩次数减少小于 50%，无变化或加重。

（2）临床症状：体征如心悸不安、气短乏力、胸部闷痛、失眠多梦、神倦懒言、盗汗、舌象、脉象等依据轻重采用 1～6 分半定量积分法。疗效判定采用尼莫地平方法，分为临床痊愈：原有症状、体征基本消失，总积分减少≥90%；显效：原有症状、体征大部分消失或明显减轻，总积分减少≥70%；有效：原有症状、体征较治疗前减轻，总积分减少在 30%～70% 之间；无效：原有症状、体征无好转，总积分减少<30%。

（3）心电图疗效判定参照文献标准进行：心电图疗效评定标准参照 1979 年中西医结合治疗冠心病心绞痛及心律失常座谈会（冠心病心绞痛及心电图疗效评定标准）制定。显效：心电图恢复至"大致正常"（即"正常范围"）或达到"正常心电图"。有效：ST 段的降低，经治疗后回升 0.05 mV 以上，但未达到正常水平，在主要导联倒置 T 波改变变浅（达 25% 以上者）；或 T 波由平坦变为直立，房室或室内传导阻滞改善者。无效：心电图基本与治疗前相同。加重：ST 段较治疗前降低 0.05 mV 以上，在主要导联倒置 T 波加深（达 25% 以上），或直立 T 波平坦，平坦 T 波变倒置，以及出现房室传导阻滞或室内传导阻滞。

七、诊疗方案的适用推广对象

心律失常室性期前收缩患者。

八、中医护理

（1）嘱患者遵医嘱服药，不可随意增减剂量或中断治疗，服药后观察药物疗效和反应。脾胃虚弱者，应注意保暖，中药汤剂宜饭后温服；夜难入寐者睡前可遵医嘱给予安神药。

（2）服药期间忌生冷、黏腻、五辛、腥臭、酒、酪等不易消化及有特殊刺激性的食物。快速心律失常患者应特别注意要戒烟，心率过缓患者应避免屏气用力动作。可予中医食疗法，具体方法如下。

1）丹参酒（颜氏验方）：丹参45 g，高粱酒500 ml。将丹参研粗沫，泡入高粱酒中，并反复摇动，1周后即可食用。每日1~2次，每次10~30 ml。可养血安神。

2）红枣炖羊心（颜氏验方）：羊心1只，红枣15枚，食盐适量。先将羊心洗净切块，与红枣一起，加水适量，煎煮熟烂，加食盐调味，佐餐食用。可补气血。

（3）密切观察脉象、面唇色、汗出、气息、舌苔、小便等变化，观察心悸发作时间和持续时间，并予以记录。对于病情重者应密切观察病情变化，凡出现面色无华，口唇青紫，冷汗出，肢厥，心悸动不安，甚至抽搐、昏迷者，应立刻报告医师，及时抢救，以免延误病情。

（4）对患者采用移情易性的方式转移患者注意力，进行心理引导，使其重新树立战胜疾病的信心，注意劳逸结合，生活规律。

第三节　降脂方治疗血脂异常

一、方案名称

降脂方治疗血脂异常（脾虚痰瘀证）的临床研究方案。

二、方案制定时间

2013 年 2 月。

三、方案编写组的人员构成

颜德馨,颜乾麟,颜新,夏韵,刘珺。

四、制定方案的资料来源

血脂异常是临床上常见的一类因为脂质代谢异常而引起的疾病。随着近些年来生活水平的逐步提高,人们的饮食结构也在发生改变,血脂异常的发病率也不断升高。虽然其临床症状并不明显,但血脂异常是冠心病、高血压病、糖尿病、脑血管病的独立危险因素。其在动脉粥样硬化的发生、发展及其引起的心血管事件中起非常重要的作用。近年来,降脂治疗是动脉粥样硬化(AS)和冠心病、脑梗死防治的重点及热点。

脂质代谢紊乱是 AS 的形成和发展的主要机制。正常脂代谢情况下,天然脂蛋白并不致 AS,只是在某些生理和病理情况下,脂质或脂蛋白含量过高,或脂蛋白分子的结构和功能改变,才出现致 AS 作用。目前的一种理论认为,AS 的形成类似一种慢性炎症的过程,这一过程是由致 AS 性质的脂蛋白驱动的。这些脂蛋白或脂蛋白衍生物,可能直接作用于血管内皮,内皮受损,诱导多种炎症细胞因子产生,如 γ-干扰素,肿瘤坏死因子-α(TNF-α)和白介素等,这些细胞因子刺激内皮细胞分泌黏附分子,如血管细胞黏附分子-1 蛋白(VCAM-1),VCAM-1 促进循环中单核细胞黏附到血管内皮和进入内皮。低密度脂蛋白(LDL)颗粒较小,容易透过血管内皮细胞间隙进入内膜下,并有可能受到血管壁细胞如内皮细胞和平滑肌细胞分泌的氧化酶和血管壁内存在的多种氧化物,过氧化氢,氧自由基的氧化作用变成氧化了的 LDL(OXLDL)。OXLDL 是炎性分子的强力诱变剂,诱导单核细胞黏附到内皮,刺激内皮细胞表达单核细胞趋化蛋白-1(MCP-1),促进更多的循环单核细胞聚集,进入内皮,进一步演变成单核-巨噬细胞。单核-巨噬细胞通过清道夫受体大量结合 OXLDL 和脂蛋白残粒,脂质堆积形成动脉壁脂肪条,单核-巨噬细胞表达平滑肌细胞生长因子,血小板衍化生长因子(PDGF)和化学诱变剂,诱导平滑肌细胞从中膜迁移入内膜,且从收缩型的细胞特征演变为分泌型平滑肌细胞,分泌大量胶原和弹性蛋白等基质分子,从而促使脂肪条向纤维性斑块发展。这种平滑肌细胞表面存在清道夫受体和 β-VLDL 受体,无限制地结合修饰后的脂蛋白,脂质的过分堆积演变为泡沫细胞,以致形成成熟的 AS 斑块。异常增高的脂蛋白对血管内皮细胞的损伤作用还表现在对内皮细胞所具有的抗凝血功能的改变,受损的内皮细胞分泌纤维蛋白溶酶原(tPA)减少,tPA 抑制剂 I 型(PAI-1)合成增多,其他促凝物质如血栓烷 A2,5-羟色胺,ADP,血小板激活因子聚集,凝血酶激活,局部前列腺素减少使血管病变处血栓形成危险性增加。增强表达具有强力缩血管作用的内皮素,抑制内皮细胞合成,具有松弛平滑肌细胞作用的一氧化氮。造成 AS 早期即出现的血管壁舒缩功能受损。长期以来,学者较少考虑三酰甘油(TG)对冠心病的危险性,近期研究表明血清 TG 与缺血性心脏病有关,抑制小而密 LDL 具有强致 AS 性质,高 TG 水平与小密 LDL 形成有关,即 TG 是导致早期 AS 的危险因素。近年来受到重视和进行了广泛研究的脂蛋白 a〔LP(a)〕,被认为是一种具有很强致动脉硬化性质的脂蛋白。血浆中 LP(a)增高可导致血管内皮和末梢血细胞纤维活性降低,t-PA 链激酶介导栓溶作用受到抑制,增加血栓形成的风险。

目前西药在降低血脂方面疗效显著,但仍有许多弊端。西药降脂药,在降低血脂方面疗效显著,并且是心脑血管疾病一级预防、二级预防的基石。尤其以他汀类药物成效显著。但降脂西药目前仍有致命缺陷。如强化降脂,虽能降低心脑血管终点事件但同时增加不良反应事件;联合治疗方面,如胆固醇吸收的抑制剂依泽替米贝或作用于胆汁酸重吸收的考来烯胺散、考来替泊或者联合用烟酸,这种结合总体是安全的,能够降低 LDL-C。目前仅报道阿托伐他汀可与非诺贝特联合用药,其他他汀加依泽替米贝、烟酸或贝特类治疗增加益处的证据尚不足;此外,降脂药最严重的副作用是肌肉病变,可以导致肌肉溶解,且依次可以导致肾功能衰竭和死亡。

血脂异常中医学尚无相应的病名,大多散见于"痰浊""眩晕""中风""胸痹""心悸"等病的记载中。临证辨治时,主要有健脾化湿、化浊降脂、活血化瘀、滋补肝肾和化痰逐瘀等治法。中药治疗具有多环节、多靶点和双向调节的特点,但临床应用存在诸多问题,如重病轻辨问题;医师组方多为现代药理研究具有降脂作用药物的叠加;缺乏血脂异常的规范诊疗方案,用药广泛混乱。

此外,关于降脂中药临床研究虽多,但试验设计不规范,且缺乏循证医学证据。

颜德馨在多年临床实践中发现,诸多疑难杂症多源于瘀血,并通过甲皱微循环、血液流变学等研究,对此观点进行了验证,得出了"气为百病之长,血为百病之胎"的病因理论,提出了"久病必瘀、怪病必瘀"的新观点,进而提出了"以衡法调气血"治疗疑难杂症的新治则,为中医学理论的发展提出了新的切入点。以调气活血为核心的衡法理论,应用于血脂异常的诊治中,更为紧贴临床实际。血脂异常本虚标实,脾虚为本,痰瘀为标。血脂异常患者,以嗜食肥甘,缺少锻炼,或从事脑力劳动者居多。饮食偏嗜或工作劳累或思虑太过,损伤脾胃,脾土受病,运化失健,痰瘀内生,血脂升高。脾为生痰之源,颜德馨认为,痰浊的机制从根本上说也是脾失健运,从脾论治血脂异常寓有固本清源之意。痰瘀是血脂异常的主要病理产物。痰瘀同源故可互致。无论先生痰或先成瘀,终能通过影响气机而互见。在治疗中应当兼顾,因为这种病理产物不同于一般所言痰浊与瘀血,而是其复合物,痰乃血体,血借痰凝于血脉。故单纯化痰多不为功,且燥湿渗利之品易伤血分,往往使症情更加顽固。故要重视活血逐瘀,血不行则痰不运,非借血药难达病所。

颜德馨抓住血脂异常以脾虚为本、痰瘀为标的特点,拟订了颜氏降脂方,主药为黄芪、生蒲黄、丹参、海藻、苍术、虎杖。黄芪为补气之要药,补气健中,气行则血行。现代研究表明,黄芪有扩张血管,促进血液循环,降低血液黏滞性等作用;丹溪谓苍术能治"六郁"乃治脾要药。《本草正义》说其善行"能彻上彻下,燥湿而宣化痰饮"。黄芪伍苍术补气健脾,复脾升清降浊之能,且补而不滞,可谓治本;生蒲黄、丹参活血化瘀,药理研究证实,生蒲黄含有较多的植物固醇,可与胆固醇竞争脂化酶,减少胆固醇的吸收;虎杖化瘀泄浊;海藻软坚化痰,三者配合能使瘀散痰消,可谓治标,全方体现了标本兼治的治疗思路。

五、方案的内容

【西医病名】 血脂异常。

【国际 ICD-10 编码】 E78.501。

【诊断标准】

1. 西医诊断标准 按照《中国成人血脂异常防治指南》(2006)血脂异常诊断标准(表1)。

表1 血脂水平分层标准

分层	TC	LDL-C	HDL-C	TG
合适范围	<5.18 mmol/L (200 mg/dl)	<3.37 mmol/L (130 mg/dl)	≥1.04 mmol/L (40 mg/dl)	<1.70 mmol/L (150 mg/dl)
边缘升高	5.18~6.19 mmol/L (200~239 mg/dl)	3.37~4.12 mmol/L (130~159 mg/dl)		1.70~2.25 mmol/L (150~199 mg/dl)
升高	≥6.22 mmol/L (240 mg/dl)	≥4.14 mmol/L (160 mg/dl)	≥1.55 mmol/L (60 mg/dl)	≥2.26 mmol/L (200 mg/dl)

2. 中医辨证标准　证候：脾气虚弱，痰瘀阻滞证。主症：眩晕，肢麻沉重，倦怠乏力。次症：形体肥胖，头重如裹，胸闷，口淡。舌质：舌质紫暗（或舌边尖见瘀暗）。舌苔：腻。脉象：滑，或涩。

具备主症2项、次症≥1项（或主症1项、次症≥2项），参照舌脉即可确诊为脾气虚弱、痰瘀阻滞证。

3. 中医证候评分标准

（1）主症（表2）。

表2 高脂血症中医主症评分标准

症状	程度	分值
眩晕	无	0
	头晕眼花，时作时止	2
	视物旋转，不能行走	4
	眩晕欲仆，不能站立	6
肢麻沉重	无	0
	肢麻轻微，上楼时觉下肢沉重	2
	肢麻时轻时重，步履平地时下肢困重	4
	肢麻显著，举步抬腿时下肢困重明显	6
倦怠乏力	无	0
	活动后倦怠乏力	2
	未活动亦感倦怠乏力	4
	倦怠乏力显著	6

（2）次症（表3）。

表3　高脂血症中医次症评分标准

症　状	程　度	分　值
形体肥胖	无	0
	体重指数＞23	1
	体重指数＞25	2
	体重指数＞30	3
头重如裹	无	0
	微觉头沉	1
	头重如蒙布	2
	头重如戴帽而紧	3
胸　闷	无	0
	轻微胸憋	1
	胸闷明显，时见太息	2
	胸闷如窒	3
口　淡	无	0
	口中轻微无味	1
	口淡较重	2
	口淡不欲饮食	3

（3）舌脉：不记分，以一或＋表示（表4）。

表4　舌脉症状评分标准

症　状	舌象或脉象	表　示
舌质（如出现其他舌质象，请如实记录）	舌质正常	一
	舌质紫暗，尖边见瘀斑瘀点	＋
舌苔（如出现其他舌苔象，请如实记录）	舌苔薄白	一
	苔腻	＋
脉象（如出现其他脉象，请如实记录）	脉平	一
	脉滑或涩	＋

【排除标准】

(1) 家族性高脂血症。

(2) 单纯高密度脂蛋白(HDL)降低。

(3) 由药物(如利尿剂、β-受体阻滞剂、糖皮质激素、雌激素等)或其他疾病引起的继发性高脂血症。

(4) 曾患急性心肌梗死、脑血管意外或经皮冠状动脉介入术(PCI术)后等需长期服用降脂药物。

(5) 伴有心力衰竭,心功能≥NYHA Ⅲ级者;合并有严重心律失常(如频发室性期前收缩、室性心动过速、快速心房颤动等)。

(6) 未受控制的3级高血压(坐位舒张压≥110 mmHg或收缩压≥180 mmHg)。

(7) 体重指数(BMI)>31。

(8) 正在使用肝素、甲状腺素和其他影响血脂代谢药物,或近2周曾采用其他影响血脂代谢药物。

(9) 有严重或不稳定的心、肝、肾、内分泌、血液等内科疾患。

(10) 有精神病,或有乙醇或药物依赖。

(11) 患有恶性肿瘤或有相关病史。

(12) 伴有糖尿病。

(13) 无人监护或不能按医嘱服药。

(14) 对他汀类药物过敏,或有他汀类严重不良反应史。

(15) 有肝脏损害或肝功能异常。

(16) 有过敏体质。

(17) 妊娠、哺乳期妇女。

(18) 计划在试验期间怀孕,或使其配偶怀孕。

(19) 3个月内参加了其他临床试验。

【中医病名】 痰浊。

【中医治则治法】 健脾祛痰化瘀法。方药:降脂方。

黄芪15 g,生蒲黄9 g,丹参9 g,海藻9 g,苍术9 g,虎杖9 g。

【方药加减原则】 ① 痰浊中阻者,加半夏9 g、陈皮9 g、茯苓15 g。② 瘀阻心脉者,加三七粉,每次2 g冲服。③ 便秘不通者,加决明子15 g、枳壳9 g。

④ 湿热较甚者,加藿香 9 g、佩兰 9 g。

【疗程】 1 个月为 1 个疗程。

六、疗效评价的指标体系

1. 观测指标 血脂:总胆固醇(TC)、TG、LDL - L、HDL - L。中医证候疗效,中医单项症状积分变化。安全性指标:血尿便常规、空腹血糖、肝功能、肾功能、心电图、肌酸激酶(CK)、肌酸激酶同工酶(CK - MB)。

2. 疗效判定标准 参照国家食品药品监督管理局 2002 年试行的《中药新药临床研究指导原则》。

(1) 实验室检查疗效评定标准:① 临床控制:实验室血脂恢复至"合适水平"。② 显效:血脂检测达到以下任一项者。TC 下降≥20%,TG 下降≥40%,HDL - C 上升≥0.26 mmol/L(10 mg/dl),(TC - HDL - C)/HDL - C 下降≥20%。③ 有效:血脂检测达到以下任一项。TC 下降≥10%但<20%,TG 下降≥20%但<40%,HDL - C 上升≥0.104 mmol/L(4 mg/dl)但<0.26 mmol/L(10 mg/dl),(TC - HDL - C)/HDL - C 下降≥10%但<20%。④ 无效:血脂检测未达到以上标准。

(2) 中医证候疗效:治疗前后积分减分率={(治疗前-治疗后)/治疗前}×100%。① 临床痊愈:临床主要症状体征消失,治疗前后积分减分率≥95%以上。② 显效:临床主要症状体征消失,治疗前后积分减分率≥70%以上。③ 有效:临床主要症状体征有改善,治疗前后积分减分率<70%且≥30%。④ 无效:临床主要症状体征无改善或加重,治疗前后积分减分率<30%。

(3) 中医单项症状积分变化:对 3 项主症(眩晕、肢麻沉重、倦怠乏力)计算症状积分变化,即治疗前和第十二周之间症状积分变化的百分比:{(治疗前症状积分-第十二周症状积分)/治疗前症状积分}×100%。注:治疗前相关指标即指基线期指标。

七、诊疗方案的适用推广对象

血脂异常(脾虚痰瘀证)患者。

八、中医护理

（1）中药汤剂宜温服,遵医嘱按时按量服用,观察药物疗效。

（2）注意饮食调摄,要饮食有节,在保证一定营养水平的条件下,控制食量,特别是晚餐宜少吃,以七八成饱为宜,忌暴饮暴食;饮食宜淡不宜咸,忌肥甘厚味、辛辣刺激、油煎类食物,戒烟戒酒。

（3）在中医中药辨证施治的基础上,可适当配合饮食方法以加强疗效,如荷叶粥《颜氏验方》,即荷叶 30 g、大米 30 g,先将大米加水煎煮成粥,然后将荷叶洗净切碎放入纱布袋内,加入粥内再煮 20 min 即成。去荷叶,吃粥,每日 1 次,可辅助降脂。

（4）根据体质选择锻炼方式,如太极拳、太极剑、保健操等,进行适当锻炼,锻炼要持之以恒,劳逸适度,必要时应在医生指导下进行锻炼,以增强体质,改善血脂。

（5）慎起居,适寒温,养成良好生活习惯,保持良好心态。

第四节　复方蒲黄颗粒治疗脑梗死

一、方案名称

复方蒲黄颗粒治疗脑梗死诊疗方案。

二、方案制定时间

2013 年 2 月。

三、方案编写组的人员构成

颜德馨,颜乾麟,颜新,夏韵,韩天雄。

四、制定方案的资料来源

据统计我国每年新发脑血管疾病 150 万人次,急性脑血管疾病患者总数达 600 万,其中缺血性中风占全部急性脑血管疾病患者的 86%。脑血管病的

245

病死率居高不下,其危险性超过癌症、艾滋病等现代病,每年要夺去数百万人的生命,导致数百万人残疾,给社会带来很大的损失和负担,给家庭造成人力、财力上的沉重负担和精神上的极大痛苦。它的防治工作早已引起党和政府的高度重视,社区居民熟悉而又身受其害,是人民群众急需解决的公共卫生问题。中医药数千年的临床实践为治疗缺血性中风积累了丰富的经验。在西医常规治疗的基础上,加强中药,尤其是名老中医的确切验方对脑血管病的预防和控制可以有效减少脑血管病的发病率、病死率、致残率,减少患者家庭的负担,又可减轻社会负担,提高生存质量。通过开展项目推广,不仅能够为患者提供确切的临床疗效,同时还可获得较为客观的经济效益,对医院的发展及社区卫生服务具有双重的促进作用。

复方蒲黄颗粒为颜德馨诊治脑梗死经验方剂,其疗效确切,组方经济,药味精简,功效独到。自 1997 年至今,我科在项目负责人夏韵主任带领及国医大师颜德馨教授指导下,开展"复方蒲黄颗粒治疗缺血性中风临床评价与实验研究"项目,通过院内制剂[制剂号:沪卫药剂 S-(99)-001(铁中心)]在院内临床长期使用,历年来获 1997 年上海市科委课题"脑梗灵颗粒治疗脑梗死的临床与实验研究",并于 2003 年获"上海铁路局科技进步二等奖";2006 年又获市科委重点课题"复方蒲黄颗粒(脑梗灵颗粒)对脑缺血再灌注损伤保护作用的临床与实验研究",于 2009 年通过上海市科委鉴定结题;2008 年获申康医院发展中心课题"复方蒲黄颗粒治疗缺血性中风临床评价研究";2012 年再获上海市科委重点课题"复方蒲黄颗粒治疗缺血性中风临床再评价研究"。通过近 15 年的临床验证及实验研究,创新性地认为痰瘀互阻是缺血性中风病理基础中的重要环节,在此基础上确立痰瘀同治法。临床上显示复方蒲黄颗粒可显著调节改善缺血性中风患者的神经功能缺损程度,针对痰瘀证患者具有明显的优势,并具有一定程度双向调整改善颈动脉血流参数,改善凝血功能,改善血液流变学各项指标,调节脂质代谢,降低该类患者 TC、TG、LDL-C 水平,在治疗期间未发现因服用本药而出现的明显的不良反应及毒性反应。动物实验结果表明,复方蒲黄颗粒高、中剂量组少量细胞核固缩深染,细胞丢失、凋亡细胞数及含半胱氨酸的天冬氨酸蛋白水解酶-3(Caspase-3)mRNA 阳性细胞数均显著减少,故复方蒲黄颗粒可下调 Caspase-3 的表达,从而抑制神经元凋亡,对脑缺血再灌注损伤有保护作用。这些研究客观评价了复方蒲黄颗粒治疗缺血性中风的临床疗效优势及其安全性,为本方提供了更加全面的科学依据并提升其开发价值及提供"简便验廉"的医疗服务的推广空间。本项目的相关理论及应用已经陆续开始通过多种形式推广,如已多次举办国家级继续教育项目,起到了很好的学术辐射作用;本方还在本院的中医科病房与门诊、神经内科病房广为应用,产生良好的社会效益和经济效益。

五、方案的内容

【西医病名】 脑梗死。

【国际 ICD - 10 编码】 I63.902。

【诊断标准】

1. 西医诊断标准 参照 1995 年中华医学会第四届全国脑血管病学术会议通过的《各类脑血管疾病诊断要点》。

2. 中医诊断标准 分类、量化、证型标准均参照国家中医药管理局 2002 年颁布的《中药新药治疗缺血性中风临床研究指导原则》与 1995 年国家中医药管理局全国中医脑病急症科研协作组制定的《中风病诊断疗效评定标准》《中风病辨证诊断标准》(1994)。

【纳入标准】

(1) 符合中医中风中经络恢复期患者的诊断,符合中医"痰瘀互结"型诊断标准(参照 1995 年国家中医药管理局全国中医脑病急症科研协作组制定的《中风病诊断疗效评定标准》);证候诊断标准(分类标准:参照 1995 年国家中医药管理局全国中医脑病急症科研协作组制定的《中风病诊断疗效评定标准》;量化标准:参照 1994 年国家中医药管理局全国中医脑病急症科研协作组制定的《中风病辨证诊断标准》)。

(2) 符合动脉硬化性脑病诊断(参照 1995 年中华医学会第四届全国脑血管病学术会议通过的《各类脑血管疾病诊断要点》)。

(3) 符合 OCSP 分型中的部分前循环梗死(PACI)或后循环梗死(POCI)。

(4) 发病 15~90 日,年龄在 35~75 岁。

(5) 脑梗死首次发病,或再次发病且本次发病前无残障。

(6) 签署知情同意书。

【排除标准】

(1) 短暂性脑缺血发作(TIA)。

(2) OCSP 分型中的全前循环梗死(TACI)、腔隙性梗死(LACI)。

(3) 脑出血。

(4) 发病超过 72 h 或发病在 6 个月以上。

(5) 经检查证实由脑肿瘤、脑外伤、血液病等引起的卒中患者。

(6) 因风湿性心脏病、冠心病及其他心脏病合并心房颤动,引起脑栓塞者。

(7) 76 岁以上,34 岁以下,妊娠期或哺乳期妇女,过敏体质者;合并有肝、肾、造血系统、内分泌系统等严重疾病及骨关节病、精神病者;卒中病史且遗留后遗症者。

【中医病名】 中风中经络。

【中医治则治法】 祛痰化瘀法。方药:复方蒲黄颗粒。

生蒲黄 9 g,通天草 9 g,水蛭 9 g,葛根 9 g,石菖蒲 9 g,海藻 9 g。

【方药加减原则】

(1) 气虚明显者,加黄芪 15 g、党参 9 g。

(2) 瘀阻心脉者,加三七粉 1 g 或加降香 3 g。

(3) 痰壅气滞者,加瓜蒌 15 g、白芥子 9 g、陈皮 9 g。

(4) 气阴两虚者,加麦冬 9 g、生地黄 9 g。

【疗程】 3 个月为 1 个疗程。

六、疗效评价的指标体系

【观察指标】

(1) 神经功能缺损程度量表(美国国立卫生研究院卒中量表,NIHSS)。

(2) 日常生活能力量表(ADL)。

(3) 中风中经络"痰瘀互结"证量表(《中风病辨证诊断标准》基础上制定)。治疗前、治疗后各 1 次指标检查:血液流变学检查,血脂,血糖,脑 CT 或者脑 MRI,颈、椎动脉 B 超,头颅多普勒等指标,各项指标做好记录,每个月记录 1～3 次量表中各项指标。

【疗效评价】

(1) 神经功能缺损程度量表积分计算法:〔(治疗前-治疗后)/治疗前〕×

100％(参照 1995 年第四届全国脑血管病学术会议通过的《关于卒中患者神经功能缺损程度的疗效评价方法》)。

(2) 日常生活能力量表积分计算法：{(治疗前－治疗后)/治疗前}×100％。

(3) 临床疗效判定标准积分计算法：{(治疗前－治疗后)/治疗前}×100％。① 基本痊愈：功能缺损评分减少 90％～100％,病残程度 0 级。② 显著进步：功能缺损评分减少 46％～89％,病残程度 1～3 级。③ 进步：功能缺损评分减少 18％～45％。④ 无变化：功能缺损评分减少或增加在 18％以内(参照国家药品监督管理局 2002 年制定的《中药新药临床研究指导原则》)。

(4) 中医证候疗效判定：{(治疗前积分－治疗后积分)/治疗前积分}×100％。① 临床痊愈：中医临床症状、体征消失或基本消失,证候积分减少≥95％。② 显效：中医临床症状、体征明显改善,证候积分减少≥70％。③ 有效：中医临床症状、体征均有好转,证候积分减少≥30％。④ 无效：中医临床症状、体征均无明显改善,甚或加重,证候积分减少不足 30％(参照国家药品监督管理局 2002 年制定的《中药新药临床研究指导原则》)。

(5) 治疗前后血液流变学,血脂,血糖,颈、椎动脉 B 超,头颅多普勒等相关数据的改善,记录脑 CT 或者脑 MRI 中梗死面积大小、部位等改善,用统计学方法评价。

七、诊疗方案的适用推广对象

急性脑梗死患者。

八、中医护理

(1) 中药颗粒宜用温水溶化后服用,服药后可食热粥、热饮以助药力,注意观察服药后的疗效和反应。

(2) 饮食需清淡、富于营养,忌辛辣、油腻和刺激性食物。根据病情予以饮食指导,进食温度适宜,喂食不宜过急,需防止发生呛咳窒息,对昏迷 3 日以上病情稳定者,要保证一定的营养供给。

(3) 需密切观察患者病情,重点观察神志、表情、面色、目光、言语、脉象、舌苔、尿量、血压、体温等。急性期患者特别要密切监测血压的变化,若出现血压计急剧升高,头痛剧烈,气息脉搏变慢,瞳孔大小不等或突然失语,必要时给予口服羚羊粉,并立即报告医师,同时做好抢救准备。若体温超过 39℃可用物理法降温,并警惕抽搐、呃逆、呕血及厥脱等变证的发生,做好抢救准备。

(4)情志观察,患者常因气怒、酗酒、过劳、感寒而诱发或加重病情,应重视情志护理,消除其紧张焦虑的心理,减少一切不良刺激,使其树立信心,积极配合治疗。

第五节　颜氏益心方治疗稳定型心绞痛

一、方案名称

颜氏益心方治疗稳定型心绞痛临床诊疗方案。

二、方案制定时间

2013 年 2 月。

三、方案编写组的人员构成

颜德馨,颜乾麟,颜新,夏韵,韩天雄,王昀。

四、制定方案的资料来源

颜德馨善于运用气血学说治疗疑难杂症。他提出"气为百病之长,血为百病之胎""久病必有瘀,怪病必有瘀"等学术观点,认为气血失和是脏腑失调和机体病变的集中表现,也是心脑血管疾病的基本病机,所以从气血角度辨证心病,可以把握疾病的整体病机。

(1)心与气血。心主血主脉,藏神而主导全身。主血谓全身之血依赖心脏的搏动而流畅;主脉是指心脏搏动,血借道于脉而输送全身,濡养脏腑。其主血脉的功能正常与否,均与心气的盛衰相关。心气旺盛则推动血液流行,温煦人体,主宰生命。心气虚衰则血运不畅,邪浊阻滞,胸中阳气不得斡旋,心脉痹阻而作胸痹心痛。故气血是心功能运行的能量及物质基础,而心是全身气血脉的枢纽。

(2)气血失衡是心血管病的基本病机。颜德馨认为病邪不论来自何方,必先犯其气血，使之紊乱，随后经脉瘀阻，《素问》有"五脏之道，皆出于经隧，以行于血气，血气不和，百病乃变化而生"之说，因此气滞血凝，脏腑经脉失其所养，正气既虚，内外之邪乘虚而入，瘀阻血脉，胸闷心痛随即而起。可见气血病变既是临床辨证之本，也是心血管病症的辨证之本。

（3）心血管病病机演变规律。心血管病的病机随着人体内邪正双方的变化而变化，并有一定的规律性，颜德馨在长期临床实践中发现，心血管病初期以气虚血瘀居多，而后因痰浊、血瘀等病理产物的产生，出现以邪实为主的状态，后期因邪气加重耗损人体正气。而这也与冠心病的发展过程由稳定型心绞痛到不稳定型心绞痛，以致最后产生急性心肌梗死的病变规律有一定的吻合性。故在临床诊断时要审证求因，辨证论治，方能充分体现中医的精髓和内涵。

（4）调气活血法是心血管病的基本治法。《黄帝内经》有"人之所有者，血与气耳"。心血管疾病大都由于气血失和所致，颜德馨以调气活血法为心血管疾病的重要治疗方法。我们在长期的实验中观察到调气活血药有以下几个作用：① 对毛细血管通透性能双向调节。② 对平滑肌功能双向调节。③ 对增生性结缔组织及萎缩性结缔组织疾病的调节。④ 同时具有免疫抑制及免疫增生的作用。在颜德馨的指导下，临床上运用此法治疗冠状动脉粥样硬化性心脏病都取得了较为满意的疗效，其实验室结果也证实，调气活血法有改善人体功能活动及代谢障碍的作用。

气虚血瘀是冠心病的基本病机：① 气虚是冠心病的基本病机。颜德馨认为冠心病的基本病机为心气不足。心本为阳脏，居胸中清阳之位，以温煦人体，营养全身，主宰生命为职责。但中老年人，随着年龄增加，心脏功能逐渐减弱，再加之"风雨寒暑，阴阳喜怒，食饮居处，大惊卒恐"常致气虚更甚，无力行血，而致瘀血内生，痹阻心脉。虚而不荣，心失所养，不荣则心痛；瘀血阻络，心脉不畅，不通则亦心痛。故胸痹多发生于中老年人，且劳后发作，休息则痛缓。② 瘀血为病理产物及致病因素。心主血脉，心气不足，推动乏力，必然表现心的正常功能衰退。气与血两者相辅相成，互相依存，互相影响。血之运行全靠气之推动，气不足必然影响血液运行形成瘀血，故气虚可导致瘀血。故《难经》中有"气流而不行者为气先病也，血壅而不濡者，为血后病也"之说。因此，冠心病的病机关键点是心气虚衰，心血瘀阻。瘀血停于人体则生他变，其阻于脉道会影响血流的正常运行,也会妨碍气机的升降出入,也是导致机体阴阳失调、疾病丛生的致病因素。在既往的动物实验中,曾予颜氏益气运脾活血方防治动脉粥样硬化,结果证实气虚血瘀是形成动脉粥样硬化的主要原因。

颜德馨认为气血失衡是心血管病的基本病机,心血管病病机演变存在一定的规律,即初期以气虚血瘀居多,后期因邪气加重耗损人体正气,而调气活血法是心血管病的基本治法,治法上多着眼一个"通"字。颜德馨认为胸痹一证虽有邪实的存在,但此病多发生于年老体弱之人,用活血药之外,还需加用益气之品,扶正达邪,畅通气机,才能奏效。同时在处方用药中还需遵守"调和"的原则,这包括三层意义:① 重视补益脾胃中焦之气,使心气生化有源,宗气得充,血随气行,瘀阻自除,则心脉可通。② 行气却不拘泥于寻常理气之品,是升降之药同用,使气血流通。③ 用药忌攻伐太过以平和为主,在必须用峻猛重剂时,中病即止,不宜久服。创制益心汤,以调畅气血而安脏腑为治则,有益气化瘀、活血通脉之功效。对于年老久病,气分已虚,血脉有瘀的稳定型心绞痛及心肌炎后遗症患者有很好的治疗作用。方中党参、黄芪为君药,健运脾胃,补中益气使心气得以生化;辅以葛根、川芎、丹参、山楂、降香为臣药,升阳气,畅血脉,活血通络,君臣相辅,使心气足、血脉行、瘀血除,起到益气活血、通畅气血之功效;佐以决明子得其微寒之性,可防君臣之药辛燥太过,又能疏通上下气机,以助活血之功;再用石菖蒲引诸药入心,开窍通络。诸药合用,具有益气行气、活血养心、祛瘀通络之功。此方处方精当,配伍严谨,以调气和血为法,充分体现了颜德馨在治疗冠心病中"畅通"与"调和"的原则与用药特点。

益心汤治疗冠心病稳定型心绞痛在临床运用取得了较好的疗效,可使冠心病心绞痛患者的发作间期、程度、频率等明显改善,能有效减少心绞痛的发作频率、发作时间及硝酸甘油使用量,甚至有些患者凭借益心汤可经年未作。

五、方案的内容

【西医病名】 冠心病稳定型心绞痛。

【国际 ICD - 10 编码】 I20.806。

【诊断标准】

1. 西医诊断标准 参照 2006 年美国心脏病学会(ACC)、美国心脏协会(AHA)和美国内科医师协会(ACP)制定的《慢性稳定型心绞痛诊疗指南》中关于慢性稳定型心绞痛诊断而拟定。

（1）临床表现：突然发作的位于胸骨上段或中段之后的压榨性、憋闷性或窒息性痛，亦可波及大部分心前区，可放射至左肩、左环指内侧，其性质在 30～90 日内无改变，病程在 30 日以上，每 7 日发作 2 次以上，每次持续 3 min 以上，含服硝酸甘油后缓解。

（2）心电图：有明显的心肌缺血即 R 波占优势的导联上有缺血性 ST 段下移超过 0.05 mv，或正常心电图不出现 T 波倒置的导联上，T 波倒置。

2. 中医病名诊断　参照 2006 年《中医病证诊断疗效标准》和 2003 年《中医诊断学》中的有关规定而拟定。

胸痹：胸部闷痛，甚则胸痛彻背；轻者仅感胸闷憋气，呼吸不畅；心电图检查提示心肌有缺血性改变或运动试验阳性。

【排除标准】

（1）经检查证实为冠心病急性心肌梗死以及其他心脏疾病、重度神经症、更年期证候群、甲状腺功能亢进症、颈椎病、胆心病、胃及食管反流所致心痛者。

（2）合并重度高血压，重度心肺功能不全，重度心律失常，肝肾造血系统等严重原发性疾病，精神病患者。

（3）妊娠或哺乳期妇女。

（4）过敏体质者及对多种药物过敏者。

【中医病名】　胸痹。

【中医辨证分型依据】　气虚血瘀证诊断条件如下。

主症：胸闷如窒而痛。次症：心悸，气短，神倦乏力，面色紫暗或口唇紫绀。舌象、脉象：舌体胖大，舌质紫暗，有瘀斑、瘀点，脉弱而涩或滑、结。

在证候诊断时，以上主症必备，次症兼具 2 项以上，加上舌象、脉象支持，即可诊断。

【中医治则治法】　益气活血法。方药拟益心方。

黄芪 15 g，党参 15 g，丹参 15 g，葛根 9 g，川芎 9 g，赤芍 9 g，决明子 30 g，生山楂 30 g，石菖蒲 4.5 g，降香 3 g。

【方药加减原则】

（1）瘀阻心脉，胸痛剧烈者，加参三七粉、血竭粉等量和匀，每服 1.5 g，或加失笑散、乳香、没药各 4.5 g。症状剧烈者，可加麝香 0.03 g（另吞），开导经脉,活血定痛。

(2) 胸部窒闷者,加枳壳、牛膝各 4.5 g,一升一降调畅气机,以开通胸阳。

(3) 痰壅气滞、胸痹及背者,加瓜蒌 15 g、薤白 9 g,以宣痹化饮;气虚及阳、面青唇紫、汗出肢冷者,加人参 9 g,附子 6 g,以温阳通脉。

(4) 气阴两亏、口干苔少者,加麦冬 12 g、玉竹 12 g、五味子 5 g,或配生脉饮、天王补心丹,以益气养阴、复脉安神。

【疗程】 1 个月为 1 个疗程。

六、疗效评价的指标体系

1. 有效性的评价

(1) 病的疗效评价指标:心绞痛发生率、硝酸甘油停减率;常规心电图;心血管事件发生率、病死率。

(2) 实验室检查:三大常规、肝肾功能、心电图、血电解质、胸片、血脂等相关检查指标,治疗前、治疗后各 1 次。

(3) 证候的疗效评价指标:见中医证候评分表。

2. 安全性的评价 治疗前后进行三大常规、肝肾功能检查。并如实记录所有不良事件及严重不良事件。实验室检查包括:血常规(红细胞计数、白细胞计数及分类、血红蛋白、血小板计数);尿常规(pH 值、蛋白质、尿糖、红细胞、白细胞);大便常规(性状、隐血试验);血生化检查包括肝功能及肾功能。

七、诊疗方案的适用推广对象

冠心病稳定型心绞痛患者。

八、中医护理

(1) 中药汤剂宜温服,按规定时间、用量服用。胸痛发作时应观察用药后疼痛缓解程度、时间。忌食肥甘厚味、生冷寒凉、辛辣刺激、油煎类食物,宜食清淡、温热的食物,如参芪粥、山药粥等。防暑防凉,同时避免六淫之邪侵袭机体以加重病情发展。

(2) 患者出现胸痛可给予中药外治法,具体方法如下:檀香 10 g,细辛 6 g,黄酒适量。先将檀香、细辛和匀,磨成细粉加入黄酒,调成糊状,敷于胸、背部疼痛处,外盖纱布,胶布固定,每日1换,7日为1个疗程。

（3）着重观察胸痛发作时患者的脉象、面唇甲颜色、气息、汗出、四肢寒温情况,若患者面色、唇甲青紫、大汗淋漓、四肢厥冷,乃是心阳欲脱之危候,立即报告医师,遵医嘱给予治疗,并积极做好抢救准备。

（4）由于此病病程长,病情反复,患者常有消极情绪,应注意观察患者情志变化,做好情志护理,可适当采用七情相胜法。保持情绪舒畅,利于气血畅达,脏腑功能协调。

第六节　益气温阳活血方治疗慢性心力衰竭

一、方案名称

益气温阳活血方治疗慢性心力衰竭临床诊疗方案。

二、方案制定时间

2013年2月。

三、方案编写组的人员构成

颜德馨,颜乾麟,颜新,夏韵,孔令越。

四、制定方案的资料来源

颜德馨认为,心血管疾病多为气血失调所致的本虚标实证,与气血失常关系密切。心力衰竭的病机关键点是心气阳虚、心血瘀阻、水饮内停,提出"有一分阳气,便有一分生机""瘀血乃一身之大敌"的观点。心居阳位,为清阳之区,诸阳皆受气于胸中,阳气为人一身主宰,得之则明,失之则不明。若心阳不振或心阳虚衰,则无以温煦,心脉失养,而见虚实证。若心气不足,推动血运无力,则可出现心血瘀阻证。情志不调,饮食失常,外邪侵袭,脏腑经络受损,痹阻阳气,甚则阳气衰败,津液无以敷布,血液运行不畅,而水液停聚,瘀血形成,日久出现阳气衰微及痹阻证。历代医家对此也多有论述,如《金匮要略·胸痹心痛短气病脉证治》云:"夫脉当取太过不及,阳微阴弦,即胸痹而痛,所以然者,责其极虚也。今阳虚知在上焦,所以胸痹心痛者,以其阴弦故也。"仲景明确指出,病因是上焦阳虚,由于心是阳中之太阳,位于胸中,上焦阳虚就必然是心阳衰微,功能减弱,直接影响血液循环,致血脉不畅。《素问·痹论篇》也指出:"心痹者,脉不通。"不通则痛,故出现胸痹心痛症状,机体的营养需水谷精微来输布,靠心阳的鼓动来流通,心阳不足必然形成浊阴不化,五脏六腑代谢异常,日久脉管渐显病理改变。

基于以上理论,可以认为心阳亏虚、血行不畅为冠心病的主要病理所在,阳虚阴凝是冠心病的主要病机。因此依据衡法治则,当以调节阴阳,疏通气血,扶正祛邪为法。颜德馨根据《黄帝内经》"阳气者,若天与日,失其所则折寿而不彰""气复返则生,不返则死"的理论为指导,强调温运阳气是治疗心血管疾病的重要法则。颜德馨经验,治疗冠心病如仅专事解凝,或理气,或逐瘀,或祛痰,只能取效于一时,每易反复,必须以温运阳气为主,尤其对一些危重的心血管病,如慢性心功能不全更不可忽视温运阳气的必要性。因此,温阳活血即为治疗慢性心力衰竭的主要治疗法则。

五、方案的内容

【西医病名】 慢性心力衰竭。

【国际 ICD-10 编码】 ICD-9:428.016;ICD-10:I50.905。

【中医治则治法】 益气温阳活血法,方药拟益气温阳活血方。

附子5 g,生蒲黄9 g(包煎),枳壳6 g,桔梗6 g,黄芪15 g,当归9 g,赤芍15 g,白芍15 g,炙甘草5 g,葶苈子15 g。

【方药加减原则】

(1) 气虚明显,症见气短、乏力者,加人参15 g。

(2) 瘀阻心脉、胸痛剧烈者,加三七粉,每次2 g冲服。

(3) 痰壅气滞、胸痛及背者,加瓜蒌15 g、薤白9 g。

(4) 气阴两虚、口干苔少者,加麦冬9 g、五味子5 g。

(5) 阳虚水犯,喘甚、浮肿者,加泽泻30 g,猪苓9 g。

【疗程】 1个月为1个疗程。

【诊断标准】

1. 西医诊断标准 参考修改的 Framingham 诊断标准,修订以下标准。

主要条件：① 阵发性夜间呼吸困难和（或）睡眠的憋醒。② 肺底湿啰音或有急性肺水肿。③ 颈静脉怒张或搏动增强。④ 心脏扩大。⑤ 胸片示：肺上叶血管纹理较下叶明显,Kerley-B线,间质性肺水肿。⑥ 第三心音奔马律。⑦ 肝颈静脉逆流征阳性。

次要条件：① 踝部水肿和（或）尿量减少或者体重增加。② 无上呼吸道感染的夜间咳嗽。③ 劳力性呼吸困难。④ 淤血性肝大,有时表现肝区疼痛或不适。⑤ 胸腔积液。⑥ 心动过速（心室率≥120次/min）。

具有两项主要条件或一项主要条件及两项次要条件可确诊。

2. 中医证候诊断标准

参照《中药新药治疗充血性心力衰竭的临床研究指导原则》和《中药新药治疗血瘀证的临床研究指导原则》制定以下标准。

主症：① 心悸。② 气短、喘促。③ 胸闷或痛。④ 畏寒肢冷。⑤ 颜面或肢体浮肿或伴胸水、腹水。⑥ 舌淡胖,或质暗,苔薄白或白腻。⑦ 脉沉细无力或结、代。

兼症：① 面色苍白或晦暗。② 纳呆,腹胀,尿少。③ 口唇紫暗。④ 舌有瘀斑、瘀点,脉细涩。

凡具备主症中任意四条和兼症中任意两条者可诊断为心力衰竭阳虚兼血瘀证。

【纳入标准】

（1）年龄在35~85岁。

（2）有心力衰竭的症状（NYHA心功能分级方法）。

（3）符合中西医诊断标准。原发病选择冠心病、陈旧性心肌梗死、高血压病、扩张性心肌病。

（4）入选和随机分组期间的临床情况稳定。

（5）并发症的各项参数要相近,如高血压患者,收缩压在140±10 mmHg、舒张压85±5 mmHg范围内,糖尿病患者空腹血糖要控制在正常高限。

（6）知情同意者。

【排除标准】

（1）入选前28日内急性心肌梗死,不稳定型心绞痛。

（2）因全身性疾病或酗酒导致的继发性心力衰竭。

(3) 入选时存在不稳定的失代偿性心力衰竭(肺水肿、低灌注)。

(4) 既往 4 个月冠状动脉旁路搭桥(CABG)及经皮冠状动脉腔内成形术(PTCA)后。

(5) 合并有肿瘤或其他任何可使实验方案影响进行的治疗和随访复杂化的严重疾病:难以控制的心律失常、恶性心律失常、感染性心内膜炎、低血压、难以控制的高血压、两次以上的脑卒中(包括两次)、慢性肾功能不全、慢性阻塞性肺气肿以及其他对患者的生存有高度危险的疾病。

【中医病名】 惊悸、怔忡、水肿、喘证、痰饮。

【中医辨证分型依据】 参照《中药新药治疗充血性心力衰竭的临床研究指导原则》和《中药新药治疗血瘀证的临床研究指导原则》制定以下标准。

主证:① 心悸。② 气短,喘促。③ 胸闷或痛。④ 畏寒肢冷。⑤ 颜面或肢体浮肿或伴胸水、腹水。⑥ 舌淡胖,或质暗,苔薄白或白腻。⑦ 脉沉细无力或结、代。

兼证:① 面色苍白或晦暗。② 纳呆,腹胀,尿少。③ 口唇紫暗。④ 舌有瘀斑、瘀点,脉细涩。

凡具备主症中任意四条和兼症中任意两条者可诊断为心力衰竭阳虚兼血瘀证。

【治疗方法】 在西医常规治疗的基础上,加用中药益气温阳活血方。

六、疗效评价的指标体系

1. 有效性的评价 ① 心功能改变(NYHA 分级)。② 心力衰竭计分(Lee 心力衰竭计分法)。③ 生存质量积分(尼苏达心力衰竭生活质量调查表)。④ 中医证候积分(参照《中药新药治疗充血性心力衰竭的临床研究指导原则》)。⑤ B 型脑钠肽(BNP)/N 末端脑钠肽前体(NT - proBNP)。⑥ 左心室射血分数(LVEF)。⑦ 实验室检查:三大常规、肝肾功能、心电图、血电解质、胸片、血脂等相关检查指标,治疗前、治疗后各 1 次。

2. 证候的疗效评价指标

(1) 心力衰竭中医症状分级积分法:① 0 分:无症状。② 1 分:症状轻微或偶尔出现,不影响工作和休息。③ 2 分:症状时轻时重或间断出现。④ 3 分:症状轻重或持续出现,影响工作和休息。

（2）中医证候分级标准：① 轻度：中医证候总积分≤15 分。② 中度：15 分＜中医证候积分＜30 分。③ 重度：中医证候积分≥30 分。

3. 安全性的评价　三大常规、血电解质（K^-、Na^+、Cl^-）、肝功能（ALT）、肾功能（BUN、Cr）、血气分析、血生化、胸片、心电图等。并如实记录所有不良事件及严重不良事件。

七、诊疗方案的适用推广对象

慢性心力衰竭患者。

八、中医护理

（1）中药汤剂应浓煎温服，阳虚患者宜热服。严格按照医嘱的剂量、时间、方法服药，并观察用药的疗效和不良反应。服药期间忌食燥烈刺激、甜腻肥厚、煎炸炙炒、辛辣类食物，忌食动物脂肪及内脏，宜食清淡少油的食品。

（2）密切观察患者神志、面唇甲色、汗出、肢温、气息、脉象、血压、24 h 出入水量、下肢水肿等情况并做好记录，若出现气促胸痛、神志变化、口唇紫绀、呕吐咯血、面色苍白、汗出肢冷、脉结代或微细欲绝者，应立即报告医师，并做好抢救准备。

（3）注意观察患者大便情况，嘱患者勿努责，若大便秘结，可按摩足底大小肠反射区、敲带脉、推腹，按摩中脘、天枢、神阙以促进胃肠蠕动帮助排便，必要时遵医嘱给予缓泻药。输液过程中应根据病情和医嘱随时调整药物的浓度和滴速，严格控制补液滴速。

（4）加强评估患者情志并提供针对性措施，预防和缓解患者的不良心理状态，告知患者应平淡情志，勿七情过激，注意休息，劳逸结合，防止受凉感冒。

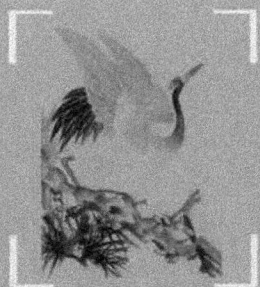

下 篇

现 状 与 创 新

第十章
流派发展现状与创新

第一节　开展海派中医颜氏内科
流派研究基地建设

上海曾经是中医流派云集之所,在近代医学史上产生过重大影响,一大批社会公认的中医流派共同促进了上海近代中医学术繁荣和临床优势的发挥。为加强对海派中医流派的抢救性、保护性、传承性研究与弘扬,2012 年 6 月上海市卫生局公布海派中医流派传承研究基地建设项目名单,颜氏内科中医流派传承研究基地成功入选。在上海市卫生和计划生育委员会的领导下,经过 2 年多的建设,目前在流派传承发展领域取得了较好的成绩,并在建设中确立了比较完整的构架,成为医教研综合能力较强的流派基地。

一、基地建设

1. 揭牌仪式　2012 年 10 月 28 日,"国家中医药重点学科揭牌和海派中医流派颜氏内科基地启动仪式"在同济大学附属第十人民医院举行,上海市人大常委会主任刘云耕、国家中医药管理局人事教育司副司长洪净、上海市卫生局(现为上海市卫生和计划生育委员会)局长徐建光、上海申康医院发展中心党委书记施荣范、同济大学相关领导等为"颜氏内科海派中医流派基地"揭牌。

2. 新中医楼　同济大学附属第十人民医院新中医楼于 2014 年 7 月投入使用。中医楼经过全面修缮与内部装修,集临床诊疗、颜氏内科百年历史展示、颜氏学术理论传承于一体,以浴火涅槃的姿态重新矗立在世人面前。这座上海市综合性医院中唯一独立建制的中医楼,见证着岐黄之术的荣辱兴衰,也成为发扬光大颜氏内科纯正中医的重要根据地。新中医楼设颜氏内科流派专家门诊、中医内外科、针灸科、推拿科、中医病房及国家中医心病学重点学科、颜德馨国医大师传承工作室、颜乾麟全国名老中医传承工作室、图书室、流派展示室等,功能分布设置明确,具有浓郁的中医药文化气息和高雅优美的中医药文化品位,从诊疗环境、就诊流程等方面提供独特的一体化中医药服务。2014 年 7 月 28 日上午,国医大师颜德馨教授、同济大学校长裴钢院士、上海市卫生和计划生育委员会主任沈晓初、上海中医药大学校长徐建光等一起为同济大学附属第十人民医院中医楼"颜氏内科传承研究基地"启用揭牌。8 月 6日,国家卫生和计划生育委员会副主任、国家中医药管理局局长王国强一行,来实地考察了新投入使用的中医楼。王国强对颜氏内科基地的中医药特色优势以及就加强中医流派传承所开展的工作和所取得的成绩给予了充分肯定与高度赞扬。

3. 门诊建设 基地成立之初即着手建立颜氏内科示范门诊区,目前在中医楼三楼拥有颜氏内科专家诊室 8 间,开设有中医心脑血管病特需门诊 6 个,专家门诊 10 个。

4. 病区建设 中医楼四楼为颜氏内科特色病区,目前拥有病床数 35 张,根据颜氏流派的学术思想和临床经验,以气血学说为指导思想,对冠心病、高血压、心律失常、心力衰竭、脑梗死、阿尔茨海默病分别进行了大量的临床观察,逐步掌握了发病的机制和有效的治疗方案,并形成了一套行之有效的诊疗常规。

二、学术传承

基地结合颜德馨国医大师传承工作室及颜乾麟全国名老中医传承工作室,积极开展学术传承工作,进行气血学说研究,开展理论创新,提出气虚血瘀是人体衰老的主要机制,丰富了人体衰老理论;提出"久病必有瘀,怪病必有瘀"的病机理论,丰富了中医中药治疗疑难病思路;提出"气为百病之长,血为百病之胎",丰富了中医气血辨证学理论;提出"气血失衡是心脑血管病的基本病机",创立中医中药治疗心脑血管病的新思路;提出"心病宜温""脑病宜清",丰富了中医心脑病诊治理论;提出膏方组成原则为动静结合,通补相兼,重视脾胃,以喜为补,丰富发展了中医膏方理论。

近年基地主编、参编著作四本：①《百年守望——颜德馨：一个人的中医史》，2014 年出版。②《跟名医做临床——内科难病（三）》，2012 年出版。③《上海市名中医经验集》，2012 年出版。④《当代孟河医派名家医论集萃》，2012 年出版。整理本流派代表人物颜亦鲁、颜德馨、颜乾麟、颜新三代学术思想 4 篇，相关医案 400 余则，发表相关论文 19 篇。基地多次主办全国性继续教育学习班，宣传颜氏内科学术思想及临床经验，如 2013 年 9 月主办国家级继续教育项目"亚临床中医心脑血管病学习班"（编号 2013120202084），参会人员 60 余名；2013 年 9 月主办国家级继续教育项目"颜氏内科流派传承与应用进展研讨班"（编号 2013120202085），参会人员 150 余名（图 11）；2014 年 6 月主办国家级继续教育项目"气血学说在心脑血管疾病防治中的作用"（编号 2014120202071），参会人员 100 余名；2014 年 10 月主办国家级继续教育项目"颜氏内科膏方应用进展研讨班"（编号 2014120202072），参会人员 150 余名，反响热烈。此外颜乾麟及颜新还多次赴全国各地参会授课，介绍本派代表人物学术经验。

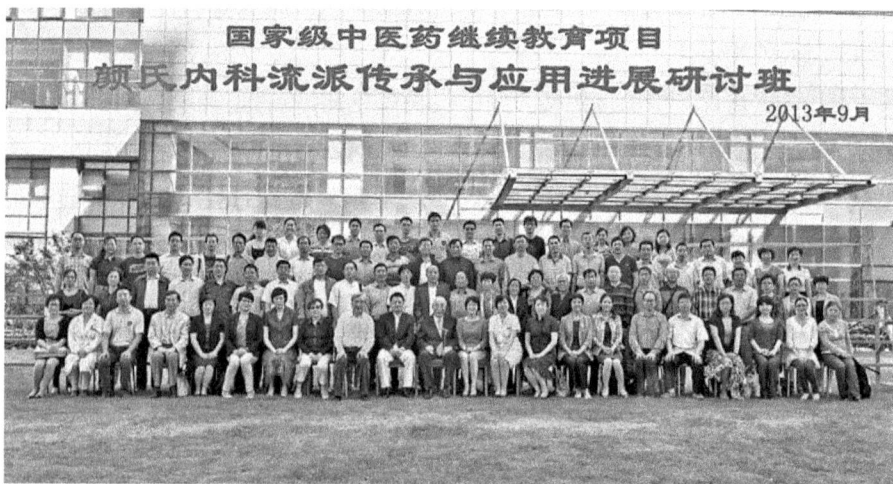

图 11　2013 年 9 月颜氏内科学习班合影

三、临床实践

基地开设颜氏内科特色门诊，地点安排在同济大学附属第十人民医院中医楼三楼，由颜德馨领衔，颜氏三代及颜氏内科传人参加。基地根据疾病谱的变化，开展相应新的治疗方法临床研究，结合国家重点学科中医心病学建设，开展健脾活血法防治高脂血症、益心汤治疗稳定型心绞痛、温阳活血法防治冠状动脉介入术后再狭窄、养心安神法治疗心律失常、升补宗气法治疗慢性心功能不全临床研究。目前承担国家及市局级课题多项："十二五"国家科技支撑计划项目"颜德馨教授益心汤治疗稳定型心绞痛分析及传承研究"（编号2013BAI13B04）；上海市科委中药现代化专项"复方蒲黄颗粒治疗缺血性中风临床再评价研究"（编号12401903100）；上海市科委课题"养心安神方对频发室性期前收缩心律变异性的影响研究"（编号14401931500）；上海市卫生和计划生育委员会中医药科研基金课题"颜氏降脂方治疗高脂血症（脾虚痰瘀证）的临床疗效观察"（编号2014LQ108A）等。

四、成果创新

根据流派学术思想及临床经验总结而成的研究成果"气血论治心脑血管病体系的建立与应用"获"2013年上海市科学技术进步三等奖"、教育部"2013年度科技进步奖二等奖"和"第四届上海中医药科技奖特别奖"。本流派根据颜德馨经验方研制的"抗毒饮"已申请专利，申请号201110002626.2，发明人为颜德馨、颜乾麟。

五、文化建设

基地梳理流派脉络，收集有关本派文化历史意义实物，如代表性著作、膏方手迹、历史照片等，设立"颜氏内科文化展示厅"。全厅约80㎡，分"漫道岐黄""缘溯孟河""颜派自成""杏林流芳"等版块，以文字、图片、实物、视频、录音等方式，全方位、多角度地回眸和重现了颜氏百年的厚重积淀、传承发展和奉献创新。展厅配备兼职工作小组，常年提供志愿服务，鲜明表达"大医精诚"职业精神，具有较强引领示范作用（图12）。

基地设立"颜氏内科中医图书室"，结合"颜德馨国医大师工作室网站"及"颜乾麟名医工作室网站"建设，建立流派网页，在同济大学附属第十人民医院网站及颜德馨中医药基金会网站设立链接。

六、推广应用

颜氏内科基地目前拥有上海市中医心脑血管病临床医学中心、颜德馨国

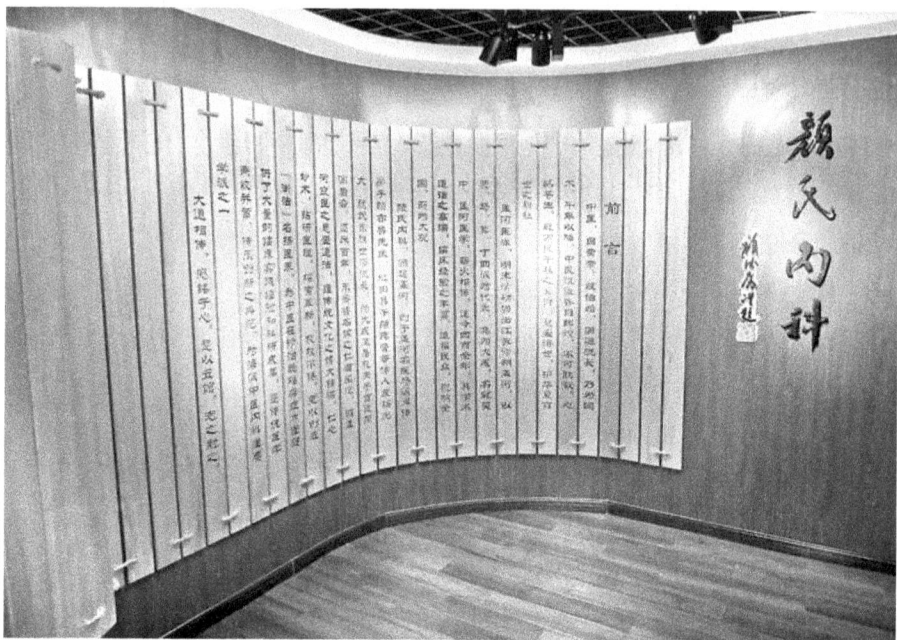

图 12 颜氏内科流派展示厅

医大师传承工作室、颜乾麟全国名老中医传承工作室,2012 年以颜氏内科成员为骨干的同济大学附属第十人民医院中医科中医心病学成功入选"十二五"国家中医药重点学科。颜乾麟为国家中医药管理局第四、第五批全国老中医药专家学术经验继承工作指导老师,韩天雄、潘新为第四批师承学术继承人,胡琪祥、曹振东为第五批师承学术继承人。基地参与同济大学"中医大师传承人才培养计划",迄今培养二期学员,学员共计 37 名。2012 年 10 月 28 日举行了国医大师颜德馨授徒仪式,江苏省名中医、常州市中医院院长、博士生导师、江苏省级中医临床重点专科心血管内科学科带头人张琪特拜颜德馨为师。基地已和常州市中医院、东方医院、同济大学附属同济医院、广东省中医院、上海东南医院等建立交流合作意向。部分优势病种诊疗方案在广东省人民医院、河南省中医院、上海长海医院、上海中医药大学附属曙光医院、上海中医药大学附属市中医医院等全国 10 个省市 18 家三甲医院得到推广应用,使众多心脑血管病患者得到合理有效的治疗,延长了生存期,改善了生活质量,取得了良好的社会效益。

基地拟通过项目建设,深入挖掘颜氏内科流派学术内涵,提炼特色技术,加快推广应用,培养流派传人,扩展诊疗阵地,提升诊疗效果,促进流派传承发展,繁荣海派中医学术,重塑海派中医辉煌。

第二节　成立上海颜德馨中医药基金会

2005 年 5 月 24 日,全国首家以弘扬中医药事业为特色的非公募基金会——上海颜德馨中医药基金会成立。上海市委副书记刘云耕、副市长杨晓渡,国家中医药管理局副局长李大宁,上海市慈善基金会理事长陈铁迪等领导出席揭牌仪式并表示祝贺。卫生部副部长、国家中医药管理局局长佘靖发来贺信,一些中医药领域的著名专家学者、政府部门负责人以及社会各界知名人士等 100 多人参加成立大会(图 13)。

上海颜德馨中医药基金会是以全国著名中医学家颜德馨名义命名,是用于推动中医药事业发展等公益活动的专项基金会。本基金会属于非公募基金会。本基金会的宗旨是:继承与发展中医药学,培养中医药人才,推动中医药研究,弘扬中医药特色,发展中医药事业,促进中医药面向世界,为人类健康做出贡献。

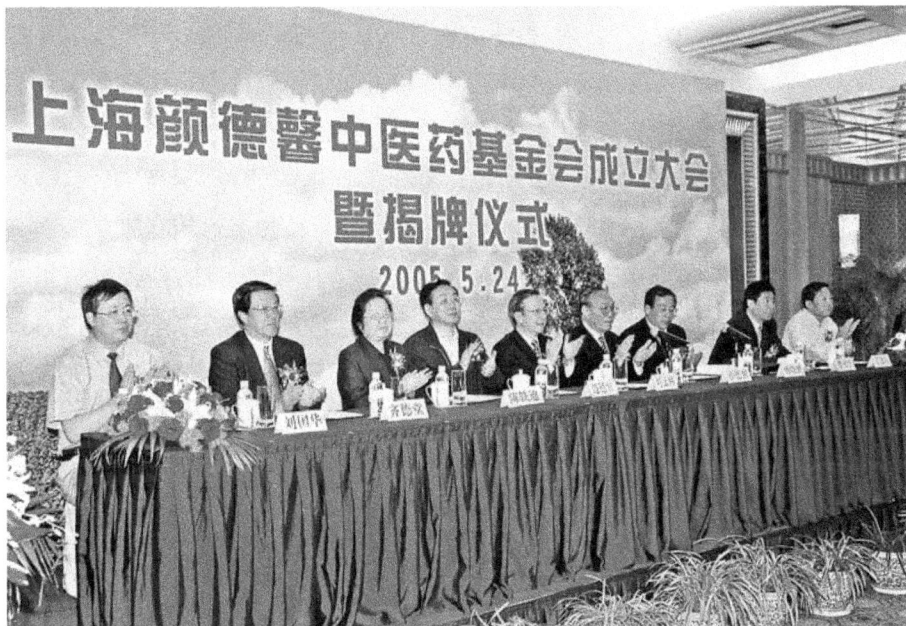

图 13　2005 年上海颜德馨中医药基金会成立

一、积极开发颜氏内科经验方

基金会在积极支持全国中青年中医开展中医中药科研工作基础上,重点开展了颜氏内科经验方开发的科研工作。

在心脑血管病领域里的努力钻研,研制了防治阿尔茨海默病的醒脑颗粒与防治糖尿病心脑血管病并发症的消渴清颗粒,均已申请专利。醒脑颗粒的专利申请号为 CN1552415A;消渴颗粒的专利申请号为 CN1572316A。"消渴颗粒"为纯中药制剂,主要针对非胰腺素依赖型糖尿病(2 型糖尿病),2008 年 9 月 24 日在上海成功举行了上市发布会。"醒脑方"也已经完成临床试验,正在申报证书和注册批件。此外,根据颜德馨的经验方而组成的"抗毒饮"前期试验效果良好,相关单位正在进一步研发中。

二、进行免费义诊赠药活动

2009 年开始至今,基金会联手蔡同德堂进行免费义诊赠药活动。这项公益活动已经开展 5 年有余。目前诊治的患者有 5 600 余人次,每位患者都有简单的健康档案,基金会也指定专人进行此项目的运作和开展。基金会一方面支付患者看病吃药的所有费用,另一方面牵线搭桥,使每个患者都能找到最好的专家得以诊治,让患者满意,也使医生的神圣职责得以体现。患者解除病痛的同时也减轻家庭负担、社会负担。

此项长期坚持举行的公益活动也得益于颜氏内科的传人与专家们,他们放弃了休息时间,甘当志愿者,耐心而细心地为每一位患者诊治。奉献一次爱心不容易,基金会同舟共济坚持 5 年的义诊专家和颜氏内科的传人更值得尊敬。目前已经纳入基金会专家志愿者专家已经达到 20 余位,基金会将进一步扩大影响力,面向中医以及中西医结合医院的单位招募志愿者专家,扩充义诊专家队伍。

三、开展系列养生讲座活动

2009—2013 年,基金会进行了一系列的养生讲座。基金会在开展义诊赠药活动的同时,深感有时授人以鱼的力不从心,于是又安排颜氏内科传人积极地开展养生讲座。这项活动使更多的患者放松心情,培养良好的生活习惯,从而提高其生活质量。可以说养生讲座也激发了很多中医药领域医生的热情,从而使中医养生得到了中医药人和患者的双重肯定。由于患者的需要,中医药工作者更有使命感和责任感。由于医生的推广,使广大的患者认识到了中医养生的重要作用和积极的意义。可以说对于中医知识的宣传和推广都起到了积极的作用。

2013 年基金会还将具体的公益活动拓展到基层和社会,同时延伸到社会上最需要帮助的人。

2014 年度下旬基金会联合上海市残疾人康复中心,开展义诊活动,颜氏内科流派的传人放弃休息,为一个个行动不便的残疾同胞和住院患者带去了他们的诊治方案。活动后期还将每一位患者处方的中药,拿到指定的药店取药、煎药,最后驱车送到了患者的手中。患者的感谢和激动、残联工作人员的支持和敬意都是我们前进的动力,也给了我们一直坚持做纯正公益的决心。

四、建立“中医德馨堂”微信公众账号

2014 年 5 月份开始基金会建立了“中医德馨堂”的微信公众账号,建立本账号的目的是促进中医药文化的传播,提供有价值、有意义的中医药文章以分享给更多的人。同时针对基金会重要的学术活动也有一种及时和更广泛的传播途径(图 14)。

公众账号开通了几个专栏,旨在宣传与弘扬颜氏内科的学术思想。如早期的“国医大师治病秘笈”深受读者喜爱,每篇的阅读量都很大,后期针对一般受众也推出了“中医入门 20 讲”和“颜乾麟论中医”两个专栏,促进广大民众对中医药文化的了解。阳春白雪、下里巴人都有兼顾,促进中医药文化的传播和普及,也是当初开

图 14 “中医德馨堂”

办微信公众账号的想法和希望达成的最终目标。目前基金会微信公众账号已经有固定用户 2 000 余人,每日关注的人还有稳定持续的增长。

五、举办全国中青年中医优秀论文颁奖大会

基金会从成立以来每两年举办一次中青年优秀论文的学术交流和评奖活动。通过刊登在《中国中医药报》上的征稿通知、在基金会网站的宣传以及定向的征稿活动等,面向全国征集优秀的中医药论文精华,供中医药人士进行学

习和交流使用,促进中医药的发展和颜氏内科学术经验的传播。

活动开展的 10 多年来获奖的人员涵盖全国各个省区以及港澳台地区的中医学领域的青年才俊。评奖的目的旨在给予中医药领域学术以引导和鼓励,促进中青年中医爱好者对中医发展的信心,对于大力传播和弘扬中医药文化的媒体和个人给予肯定和尊重(图 15)。

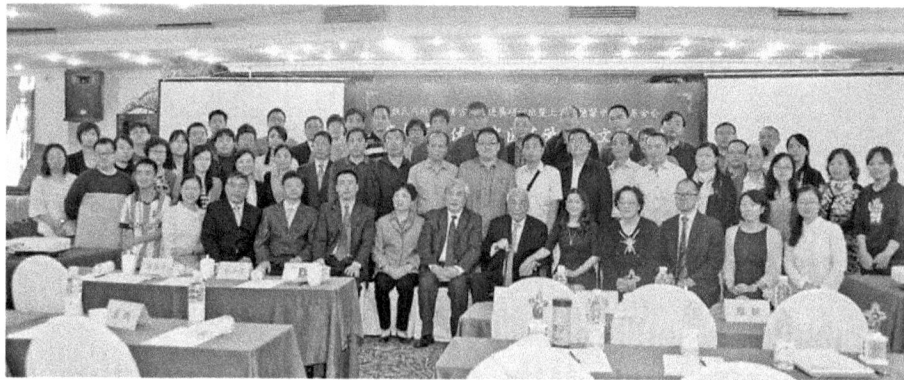

图 15　第七届优秀论文颁奖会

第三节　创办同济大学中医大师传承人才培养项目

2007 年初,国家科技部、教育部、卫生部、国家中医药管理局等 16 个部委联合发布了《国家中长期科学和技术发展规划纲要(2006—2020)》,提出了推动"中医药传承与创新发展"的重点任务和要求。借此契机,2008 年 12 月,在以颜德馨为首的一批国医大师的呼吁倡导下,在国家中医药管理局的大力支持下,在同济大学裴钢校长的重视和推动下,在专项经费的保障下,以继承并弘扬国医大师学术思想、临床经验、诊疗技能为主旨的"中医大师传承人才培养计划"("中医大师传承班")(国家中医药管理局:国中医药函[2008]185 号)在同济大学正式启动。培养项目从 2005 年 12 月至 2012 年先后举办了二期同济大学"中医大师传承班",先后招收 20 余名具有中医博士学位的中医师进行院校教育和师承教育相结合的创新教育模式,为推广颜氏内科学术经验和弘扬中医药事业取得一定成绩(图 16)。

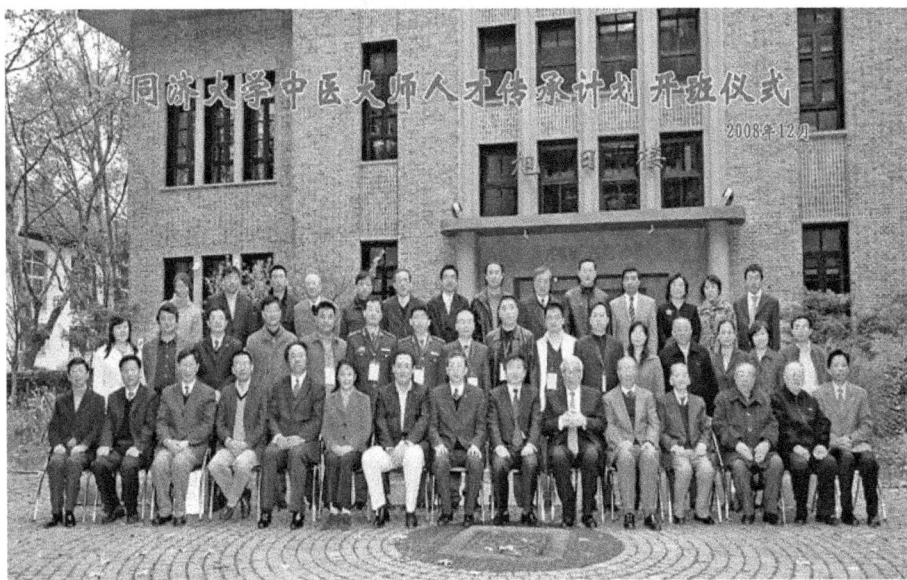

图 16　2008 年 12 月,同济大学中医大师传承人才培养计划开班仪式

一、教育宗旨

在教育模式的创新探索中,我们本着原汁原味、百花齐放、与时俱进的教学宗旨,坚持中医理论和临床实践相结合,大师面授与临床带教相结合,继承整理与科学研究相结合,目标是培养具有中国文化底蕴,精通中医药理论,具备掌握中医技能,临床疗效显著的中医临床人才。

二、教学方式的改革与创新

1. 教学模式

(1)师承模式与院校教育相结合:中医高等教育经过 50 多年的发展,已形成了高等教育、职业技术教育、成人教育并举,专科、本科、研究生、博士后等多层次、多规格的中医教育体系,培养了一大批中医和中西医结合人才,院校教育承担当代大量中医人才培养的任务,是当代中医传承的重要模式。

然而,目前院校模式很大部分是参照西医教育和其他高等院校模式,忽略了中医教育的规律及特殊性,院校教育中很难做到"因材施教",重理论而轻实践,忽略对传统文化教学,不利于培养学生深厚的治学基础和创新能力。同济大学探索传统师承教育和院校教育相结合的模式，依据中医学自身特点和规律，探索当代中医教育新模式，以多元化思路发展中医教育，是对当代中医教育模式的探索和创新。传统师承模式和院校教育模式各有优点，如能兼收并蓄，形成中医特有的教学模式，必能促进中医传承人才的培养。

师承教育和院校教育的结合首先在理论学习阶段应重视中国传统文化学习，在文、史、哲各方面重点熏陶和培养，为学生继承和发展中医理论提供广阔的空间。注重中医经典医著的学习，重视基本功训练，为中医理论和临床打下坚实基础。临床阶段跟随导师学习、实践、总结、继承导师的学术思想及临床经验，使理论和实践得到进一步的升华。

（2）临床跟师和科研实践相结合：国医大师都是德艺双馨的名医，他们有着高尚的医德，良好的医风和敬业精神；他们熟谙经典，精于临证，治验丰富，技艺超群。学生在临床跟师学习过程中，要多临床、多实践、多总结，将理论与实践合二为一，随师侍诊中将中医经典的原文、方药与导师的临证思路和经验，互相印证，以加强对中医理论的理解和促进临证水平的提升。

"中医大师传承班"的学员大都是拥有中医学博士学位的临床医生，有一定的理论基础、临床经验、科研能力并热爱中医的中青年学者，大多承担着多项中医药科研项目的工作。学生在临床跟师过程中，可开展国医大师学术思想和临证经验的研究工作。

科技部先后在"十五"国家科技攻关计划，"十一五"国家科技支撑计划，国家重点研究计划（"973"计划）等国家重大科技计划中，设立多项名老中医学术经验传承项目。应鼓励学生发挥自身科研方面的优势，对国医大师的临床经验、思辨特点、学术思想、成才之路进行全面传承研究，这种临床跟师与科研实践相结合的模式，既是科研创新，也是传承模式创新。

临床跟师中学生与导师联系采取"多对多"模式，以博采众长，融会贯通，"一师带多徒""一徒跟多师"的跟师模式有利于导师采取临床带教、专题讲座、学术研究、病例讨论及整理医案多种带徒方式，有利于全面提高学生中医综合能力，培养较为全面的临床技能。临床跟师与科研实践相结合模式不仅有利于大师个体研究经验总结，提高大师学术经验的传承水平，也有利于探索新型中医人才培养模式，有利于中医学的发展和创新。学员们在第三学年进入科学研究版块，结合国医大师的学验，开展有关科研工作，并参加开题和完成毕业论文的答辩。

（3）经典学习和创新教育相结合：继承和创新推动着中医的不断发展，创新是在继承基础上突破和发展，继承则是对创新的扬弃和延续。中医经典医著学习是创新的前提和基础，没有对中医经典医著的继承，创新也无从谈起；创新则推动中医学不断探索和发展。在临床实践中培养学生尊重实际，融合中西，勇于探索的精神，重视辨证思维培养，加强对中医传统理论的理解和临床实践需要的认识，培养学生树立"古为今用，洋为中用"的创造性思维。

（4）集中培训与交流访问相结合：教学过程中采取每月集中培训的方式对学生进行中国传统文化、中医经典理论、国医大师临床经验、现代医学前沿多方面知识的培训。在学习期间，安排境内外学习交流。2010 年 6 月下旬"中医大师传承班"第一期学员在裴钢校长的带领下赴港澳进行学术交流和访问，先后走访了澳门大学、香港浸会大学、广华医院、香港理工大学等，就中医药发展、中医人才培养等方面进行了交流，拓展了学生的视野，提高了临床业务水平。

第二批学员在项目组的带领下，先后与广东省中医院、常州市中医院、南通良春中医药研究所、南通良春风湿病医院进行了学术思想和临床经验的探讨和交流，扩大了"中医大师传承班"的影响。另外第二批学员同丽水中医药研究院的师生交流学习，加强了院所之间的联系。

2. 教学方法

（1）加强基本功训练。中医基础知识为科研和临床各项能力的提高打下重要基础，教学过程中反复强化对中医经典理论的理解及临床应用能力，以达到融会贯通、举一反三的作用。

（2）培养学生临床思维能力。教学中重视学生中医思维方式的培养和训练，采取问题式、讨论式、启发式教学开展学生研究、专题讲座、临床带教及病例讨论方式，强化学生中医临床思维能力的培养，以不断提高中医临床疗效。

（3）案例教学法。医案是医生对病证发生转归，对疾病辨证论治具体形式的记录，是中医学重要组成部分，是名家医学经验的总结，是实践与理论的结合。通过对病案分析，使学生了解医学中理论问题和辨证要领，有利于提高学生的辨证水平，并能启发思维，提高综合运用知识和解决问题的能力，为学生临床提供有益借鉴。

（4）多媒体教学。多媒体技术在中医学中的应用,改变了传统的教学模式,充分发挥计算机及网络的音像、文本及网上交流等技术优势,把中医学许多抽象的教学内容形象化、直观化,有利于培养学生专业兴趣,提高学生基本技能,提高教学效果和质量。

3. 考核方法　重视理论基础和实践能力的考核,掌握大师的学术经验和技术专长情况,结合大师的学术经验,对本学科领域的某一方面提出新的见解或观点。考核方式采取笔试、临床跟师、病案总结、病例讨论、医案书写、专业文章或论著、科研课题等形式,以考核发挥正确导向作用,引导学生向理论与实践结合,思维与能力结合方向发展。

三、教学内容的改革与创新

本课题组坚持原汁原味、百家争鸣、与时俱进的方针,举办了师承教育与学院教育相结合的创新模式——同济大学"中医大师传承班",开展了中医传统文化教育学习班及中医专业知识理论与实践学习课程,具体如下。

1. 中国文化教育　聘请上海师范大学等知名教授开设了以下课程。

孙菊园(上海师范大学):经史子集概论。

虞云国(上海师范大学):国学基本书目的构成及读法。

杨冬青(同济大学):儒家学说与《论语》一。

杨冬青(同济大学):儒家学说与《论语》二。

严耀中(上海师范大学):中国宗教和中国社会。

张荣明(上海师范大学):中华养生哲学及方法在世界文化史上的意义。

詹丹(上海师范大学):古代小说体制与红楼梦医案。

张剑光(上海师范大学):古代疫情与防治。

黄纯艳(上海师范大学):宋代海外贸易与中医香料方。

柯小刚(同济大学):中医学与中国哲学。

2. 中医经典原著理论与实践　基于中医临床的经典导读。目的在于培养提高学员对中医经典原著的领悟能力。必读著作有:《黄帝内经》《伤寒论》《金匮要略》《神农本草经》《证治准绳》《素问玄机原病式》《医学启源》《脾胃论》《局方发挥》《儒门事亲》《类经》《明医杂著》《温疫论》《医门法律》《温病条辨》《临证指南医案》《类证治裁》《医林改错》等,并由每位导师推荐若干本自己成才的关键书籍,筛选汇总成必读书清单提供给每位继承人进行阅读。选读著作有:《临证指南医案》《名医类案》《马培之医案》等。邀请国内著名中医经典研究专家、教授授课解析中医经典原著的思想和理论,以经典原著在临床中的指导价值激发继承人主动学经典、用经典、发扬经典的积极性,并启发继承人在临床实践中创新领悟经典的思维能力。

3. 国医大师与全国名中医授课　深化中医基本理论与基本思维方式,传承导师擅长的临床经验,目的在于培养学生具备全面中医基本理论功底并系统传承导师学术思想及临床经验。由导师组指导完成,以导师擅长疾病为纲,随师查房、门诊;研习导师著作、医案,了解其学术渊源;采用模拟案例课堂教学、模拟案例验证教学、临证实践教学、课堂讨论交流教学等法培养学生综合分析问题、整合运用知识解决实际问题的能力,提高学生应用中医理论、方法的能力,强化学生的创新意识和实践能力。根据经典原著和中医理论分析导师临床思想体系的源流、特色和创新之处,进行总结交流。

4. 跟随国医大师抄方实践　跟师学习期间继承人每周需跟指导老师临床时间至少 3 个半日,其中门诊时间不少于 2 个半日,独立从事临床或实际操作的时间不得少于 2 个整日;指导老师只有一次门诊的,必须保证要有跟师查房;指导老师有工作室的,继承人可以适当参加工作室有关工作;在跟师抄方的同时,每次跟师要有跟师笔记(原始病例,尤其是典型病例、心得记录),每季度写一篇临床跟师心得(图 17)。

四、教师队伍

"中医大师传承班"具有得天独厚的、珍贵的教育资源,6 位师承导师分别是颜德馨、邓铁涛、路志正、张琪、周仲瑛和朱良春。他们均在 2009 年由国家人力资源和社会保障部、卫生部和国家中医药管理局联合授予"国医大师"荣誉称号。

参加培养项目的国医大师及各地名中医名单如下。

国医大师:颜德馨、邓铁涛、路志正、张琪、周仲瑛、朱良春。

各地名中医:熊继柏、颜乾麟、夏翔、严世芸、颜新、陈湘君、李丽芸、李士懋、丁学屏、张存均、曹洪欣、陈汉平、李飞、田淑霄、连建伟、陈熠、李赛美、禤国维、刘小斌、梅国强、张再良、何立人、周国琪。

中国科学院院士:裴钢、陈凯先。

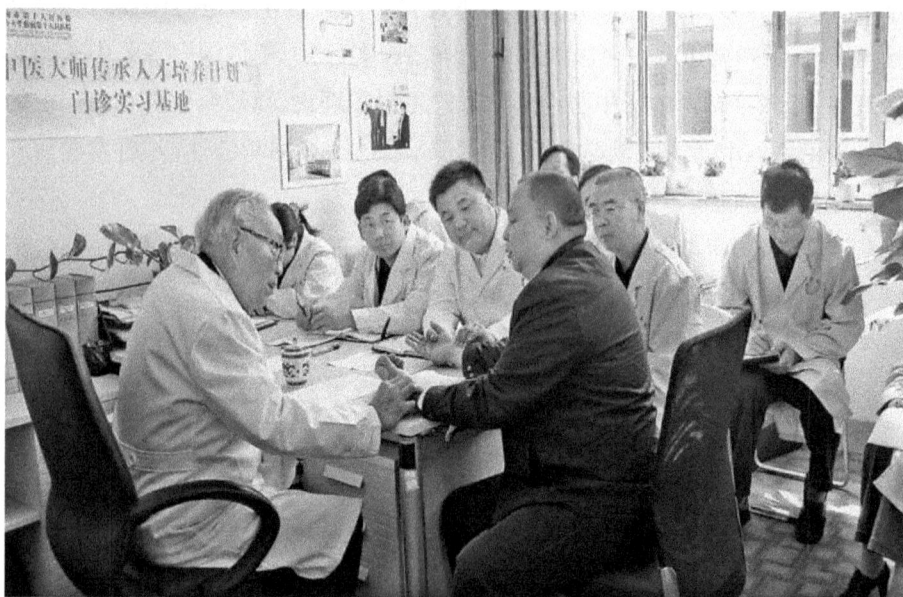

图 17　颜德馨门诊带教

五、课题成果

"中医大师传承班"的工作经过 5 年努力,在院校教育与师承教育的结合模式下取得了卓越成绩,获得国家中医药管理局局长王国强及有关领导的充分肯定,亦引起业界广泛关注与认同。吴启迪在大师班讲座中,以"谈谈对院校教育与师承教育的看法"为题,指出国家十分重视中医学的继承和发展工作,已将"坚持中西医并重,扶持发展中医药"写入了"十二五"发展规划纲要。他认为要重视国医大师和名老中医学术思想和临床经验的继承。师承教育符合中医自身发展的特点,是院校教育的重要补充。最后,他对"中医大师传承班"院校教育和师承教育相结合的培养模式给予了充分肯定。具体成果如下。

(1) 整理与收集国医大师与全国名中医讲稿 10 余篇,论著 2 篇。

(2) 发表论文 21 篇。

(3) 出版论著 2 部。

1)《颜德馨临床医学丛书》:主编颜乾麟,中国中医药出版社 2010 年出版,含《颜德馨论衡法》《颜德馨内科学术经验薪传》《颜德馨急性热病诊治从新》《颜德馨谈养生抗衰》《颜德馨医案医话集》《颜德馨膏方精华》《颜德馨方药心解》《颜德馨临证实录》8 册。

2)《常见肾脏病的中西医诊治》：王立范为第一副主编,黑龙江人民出版社 2010 年出版。

（4）申报课题:经过 5 年两届的实践和摸索,"中医大师传承班"在中医人才培养方面积累了一定的经验,探索了一种院校教育和师承教育相结合的名中医传承人才培养模式,对中医乃至整个教育改革都将产生重大影响。为了进一步建立名中医人才培养规范、推广名中医传承创新模式,同济大学中医研究所在前期"中医大师传承班"的基础上申报了国家中医药管理局重点研究室——名中医传承模式重点研究室,并于 2012 年 7 月正式获批(国家中医药管理局文件：国中医药科技发[2012]27 号),启动建设。其目的是在前期相关研究的基础上,系统开展名中医成才要素和成才规律的研究,同时开展名中医传承培养创新模式的研究和实践探索,客观评价名中医传承培养模式的效果,探索培养名中医的有效模式,为建立相应的长效机制提供材料,为国家和有关部门制定名中医培养的相关政策、构建和完善名中医传承培养的创新体系提供参考。目前,重点研究室经过 2 年的建设,通过年考核,顺利进入第三年建设期。

（5）人才培养:经过第一年的理论学习、第二年的门诊跟师和第三年的科学研究,中医大师传承班第一期学员于 2011 年 12 月顺利毕业,第二期学员于 2013 年 11 月顺利毕业。学员们不仅发表了一批高质量的继承 6 位国医大师学术思想和临床经验的论文,并将在"中医大师传承班"学到的知识结合个人工作,学以致用,大大提高了临床水平,增加了门诊量。同时还按计划完成了上海市科委"冠心病和肝硬化血瘀证患者'异病同治'的物质基础研究"的课题。具体名单如下。

1)同济大学"中医大师传承班"两期学员共招收学员 19 名,其中博士 17 名。

第一批学员名单及工作单位：梁光宇,男,中国人民解放军第一百六十一中心医院中医科。

陈煜辉,男,广州天河区中医医院。

刘庆,男,中国人民解放军第八十八医院中医理疗科。

王永昶,男,辽宁省辽阳市中医院心脑血管科。

岳小强,男,第二军医大学中医系经典著作教研室。

兰智慧,女,江西中医学院附属中医院呼吸科。

郭建文,男,广东省中医院。

路洁,女,北京天枢瑞草医药科技有限公司三芝堂诊所。

王立范,男,黑龙江省中医研究院肾二科。

第二批学员名单及工作单位:刘龙,男,第二军医大学长海医院中医系。

周生花,女,河南省中医院。

周计春,男,河北医科大学中医学院。

谢仁明,男,广东省中医院。

张磊,男,上海中医药大学附属曙光医院。

霍莉莉,女,上海中医药大学附属市中医医院。

张清苓,女,香港浸会大学中医药学院。

曹田梅,女,深圳市第二人民医院中医科。

邢风举,男,武警贵州省总队医院。

蔡嘉一,男,台中荣民总医院。

2) 同济大学博士(2007—2011)名单和硕士名单。

博士名单:陈丽娟,李露露。

硕士名单:黄淑慧,湛心芬,李青卿,孙鑫,张守刚,陈佟佟,吕振羽,金海伦,李东万,杨旭,李颖,吕秀清,张建,陈力绮。

3) 第四批全国名老中医药专家学术继承人。

韩天雄:同济大学附属第十人民医院。

潘新:上海中医药大学附属曙光医院。

第四节　上海市中医心脑血管病
临床医学中心建设

2002—2007 年,颜氏内科流派在同济大学附属第十人民医院接受上海市卫生局布置的上海市中医心脑血管病临床医学中心(以下简称"中心")建设任务。在领导的关心下,经历多年努力建设,在中医药防治心脑血管病领域里取得了较好的成绩,在建设中确立了比较完整的构架,成为医教研综合能力较强的临床医学中心(图18)。

中心在临床上以中医药防治心脑血管病为主攻方向,根据学术带头人颜德馨的学术思想和临床经验,以气血学说为指导思想,逐步形成了中医药防治心脑血管病的一系列方案。对冠心病、高血压、心律失常、心力衰竭、脑梗死、阿尔茨海默病分别进行了大量的观察,逐步掌握了发病的机制和有效的治疗方案,并形成了创新且行之有效的诊疗常规。

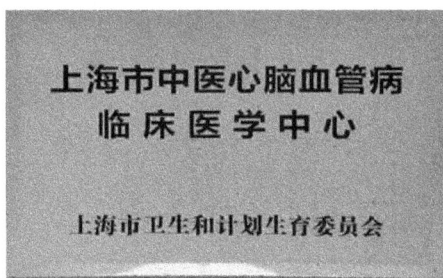

图18 "上海市中医心脑血管病临床医学中心"挂牌

1. 健脾活血法防治高脂血症 中医药防治高脂血症,虽在近20年中做了大量工作,取得了一定效果,但在理论上如何提高认识,在临床上如何发挥辨证论治优势,在治疗上如何提高疗效等方面尚待深入研究。中心在高脂血症诊治中倡导"脾统四脏"和"瘀血致衰"的学术观点,指出血脉来源于水谷,其化生、输布、代谢有赖于脾脏功能正常,高脂血症属污秽之血,究其病根则在于气血循行和脾胃运化功能失常所致,从而有别于国内大部分的研究。

治疗方法:从"补脾不如健脾,健脾不如运脾"理论出发,认为运脾可使脾主运化的功能正常,水谷精微归于正化,痰浊瘀血自去,从根本上切断血脂升高的来源。气为一身之主,升降出入,周流全身,以温煦内外,使脏腑经络、四肢百骸得以正常活动。脂属津液,脂质的正常代谢有赖于气化作用。因此调畅气机升降可以清除高血脂症中痰浊、瘀血等病理产物。再参以"疏其血气,令其条达而致和平"之法,采用活血化瘀使血液畅通,气机升降有度,从而脏腑血气亦可疏通流畅,不仅有利于高血脂症的治疗,同时对防止其兼变证的出现也大有裨益。中心并对颜德馨治疗高脂血症的有效方"衡生颗粒"进行深入的研究,通过拆方试验,得出组方简练,调节血脂效果明显的颜氏衡法新药——"调脂护脉方"。临床观察百余例疗效良好。

2. 温阳活血法防治冠状动脉介入术后再狭窄 冠状动脉介入术是目前治疗冠心病的主要手段之一,但术后1年内,特别是术后6个月再狭窄

(restenosis，RS)率高达 30%～50%，影响冠状动脉介入术的长期疗效。中心在心血管疾病的临床中特别强调"有一分阳气，便有一分生机"的观点。对《金匮要略》中"大气一转，其气乃散"之说倍加赞赏。认为大气者，阳气也，胸中大气即上焦阳气。心体阴而用阳，心阳衰弱即心的正常功能衰退，往往出现虚寒证候。根据《黄帝内经》"阳气者，若天与日，失其所则折寿而不彰""气复返则生，不返则死"的理论为指导，强调温运阳气是防治冠状动脉介入术后再狭窄的重要法则。

治疗方法：中心认为，专事解凝，仅能取效于一时，必须以温运阳气为主，因此，温阳化瘀是防治冠状动脉介入术后再狭窄的主要治则。温阳活血组方以附子为君药，振奋阳气，通行经络；以蒲黄活血化瘀，畅利血脉，枳壳、桔梗一升一降，疏畅胸中气机，更与蒲黄气血兼调，气行血行，血行瘀除；再配伍当归、白芍等，一取阴中求阳之意，另取监制附子燥性之用。组方具有温阳、调气、化瘀功效，集中体现了中心治疗心血管重症之阳虚观点、气血平衡观点和瘀血论观点，临床治疗冠状动脉介入术后再狭窄 30 余例，能明显减轻患者胸痛、胸闷症状，延长发作间期，有些患者凭借温阳化瘀药物甚至经年不发，颈动脉超声前后对比有明显改善。

3. 活血通脉法治疗心律失常　心律失常是指心脏活动的频率和节律发生紊乱，可见于各种器质性心脏病，如冠心病、心肌病、心肌炎、风湿性心脏病，尤其是在发生心力衰竭和急性心肌梗死时，属于中医心悸证范畴。中医界一般认为心律失常是心之气、血、阴、阳亏虚而造成。辨证以虚证为主，治疗常以补法为要。中心认为心血管病出现的心悸、怔忡、胸痹、真心痛等，主要病位在心与血脉，血液不畅，脉道壅遏，心神为之不安，因此活血化瘀、宣痹通脉是使心主血脉生理功能恢复正常的基本治疗方法。

治疗方法：中心临床常用活血化瘀法治疗心律失常，并配以疏肝、化痰、温阳、安神等辅助方法，取得良好疗效。具体而言有如下方法：① 疏肝活血法：气为血帅，情志不舒，肝气郁滞，气滞则血凝，临床症见心悸胸闷，情志抑郁，两胁作痛，咽喉堵塞，或月经不调，乳房胀痛，舌红苔薄，脉弦细结代。治以疏肝理气，活血化瘀。② 化痰活血法：气有余便是火，气滞既可使津停而成痰，也可使血郁而成瘀，致痰瘀交阻。临床症见心悸时发时止，胸闷胸痛，痛势彻背，气促痰多，心烦易怒，胃纳不振，口干且苦，舌红苔黄腻，脉弦滑结代。治以化痰活血。③ 温阳活血法：心悸怔忡日久不愈,可使阳气衰惫,不能输布津液,运行血液,引起水液内停,血涩成瘀,各种心脏疾患发展到慢性阶段,以阳气亏虚和血脉痹阻表现更为突出。临床症见心悸胸闷,胸痛彻背,畏寒神萎,四肢发冷,短气乏力,动则尤甚,大便溏泻,肢体浮肿,小便不利,脉沉迟而涩。治以温阳通脉,化瘀安神。④ 安神活血法：心主神志,血液运行不畅,则血不养心,心神失养或不宁,引起心神动摇,悸动不安。临床症见心悸不宁,善惊易恐,少寐多梦,且易惊醒,舌红苔少,脉细弦结代。治以养心安神,活血化瘀。临床观察百余例疗效较好。

4. 升补宗气法治疗慢性心功能不全　慢性心功能不全临床表现为神疲乏力,肢体沉重,胸闷喘息,心悸气短,动则加剧,胃纳不振,下肢浮肿,不能平卧。中心认为其中神疲乏力,胸闷喘息,心悸气短,动则加剧等特征性证候与宗气下陷的辨证具有高度的一致性,宗气下陷是慢性心功能不全的主要病机。

治疗方法：中心认为慢性心功能不全应注重升补宗气,根据宗气主宰心、肺生理的特点,在治疗方面以补气升阳改善心主血脉功能,升降气机改善肺主宣肃的功能。临床常仿李东垣补气升阳之法,取黄芪、党参、蔓荆子、升麻、柴胡、白术等药,宗气得补,则心气足、心脉畅、心血行。然而,慢性心功能不全多发生于中老年人,病情缠绵难愈,心病日久,多导致心阳不振,水饮内停,临床出现心悸、喘促、水肿、紫绀及小便不利等症状,故在升补宗气的同时,重视肃泄肺水,常配苦寒之葶苈子以清热平喘、利水消肿。现代药理研究,葶苈子有强心作用,能使心肌收缩力增强,心率减慢,增加心排血量,利尿而无水电解质紊乱之弊,对治疗心功能不全最为合拍。用此方法治疗慢性心功能不全 50 余例取得了较好效果。

5. 祛风通络法治疗脑梗死　脑梗死病因复杂,中心继应用颜德馨创制的痰瘀同治法治疗脑梗死取得良好成绩后,进一步探索。根据脑梗死迅速变化的症状和病势,认为风邪作为致病因素在本病的病机中也占有极其重要的地位,因此提出疏散风邪、宣畅气血也是治疗脑梗死的主要方法之一。

治疗方法：临床常用防风、独活、川芎、桂枝等祛风药为主治疗中风兼眩晕或胸痹等心脑血管病证,针对中风后半身不遂、步履不稳、言语不清、头晕耳鸣、头痛如塞、胸闷胸痛、神疲嗜睡等症,配以黄连温胆汤、黄连解毒汤、黄芪赤风汤等同用,并注重药物加减变化。如肢体疼痛甚者,加秦艽、防己舒筋络、利关节;如兼头晕,酌加白蒺藜、羌活祛风邪、通脑窍;如兼胸闷,加枳壳、桔梗调畅气机;如兼胸痛,加生蒲黄、三七粉化瘀活血定痛;如遇烦闷易怒,情志不遂,加柴胡、香附、郁金以理气解郁、活血止痛,亦有利于肢体活动恢复正常;如兼失语,多配以石菖蒲、郁金、薄荷芳香开窍;如兼耳鸣耳聋,酌加香附、柴胡以理气通窍;如兼呃逆,配以代赭石、法半夏以降气平逆。

6. 分期辨证治疗阿尔茨海默病　近年来,国内中医中药治疗阿尔茨海默病的研究有了较大进展,但一般多局限于改善认知功能方面的研究,治疗上一般医家多以补肾填髓为主。中心认为阿尔茨海默病是一个渐进的过程,患者的表现也是多方面的,在治疗上不仅要改善认知功能,而且要重视精神行为障碍的治疗,企图运用一方一药来治疗显然是不够的。为此提出分期辨证的思路。

治疗方法:早期以疏肝理气为主,每以逍遥散、越鞠丸加减;中期以清心开窍、活血化瘀为主,多用清心开窍方;后期以扶正温阳为主,多用醒脑开窍方。临床观察了不同阶段的患者 60 余例,起到了控制精神行为症状、改善认知功能、延缓病情的作用。

中心在建设中还积极申报和开展各项科研,获得国家科技部"973"项目 1 项,国家科技部"十五"攻关项目 1 项,上海市科委、上海市卫生和计划生育委员会、同济大学医科基金等市局级项目 10 项,专家鉴定均达到国内领先或国内先进水平。中心还举办学习班和学术会议 5 次,发表论文 149 篇,完成《气血与长寿》《颜德馨诊治中医心脑病精粹》等学术专著 7 部。中心经过努力钻研,还研制了防治阿尔茨海默病的醒脑颗粒与防治糖尿病心脑血管并发症的消渴清颗粒,均已获得专利。醒脑颗粒的专利号为 CN1552415A,消渴清颗粒的专利号为 CN1572316A。

2013 年本中心在既往工作成绩基础上又获得上海市卫生和计划生育委员会"新三年上海中医心脑血管病临床医学中心建设"任务。中心拟依托海派中医颜氏内科流派传承基地、国家中医药重点学科中医心病学科、颜德馨国医大师传承工作室、颜乾麟全国名老中医传承工作室等继续开展上海中医心脑血管病临床医学中心建设。临床方面继续传承以颜德馨领衔的颜氏内科学术流派经验,继续发扬气血学说,形成从气血诊治心脑血管病的学术体系及特色诊疗技术,用于指导开展临床各项工作;教学方面作为同济大学、上海中医药大学的中医临床教学基地，将继续做好本科生、研究生、博士生的教学工作，同时开展中医药继续教育的推广和普及；科研方面继续以名老中医诊疗经验分析整理为基础，以采取病证结合的研究方式，对心脑血管常见病、疑难病等进行系统、整体、有机的临床诊治研究。

第十一章
传承团队心得体会集萃

由颜亦鲁创立的颜氏内科流派已逾百年,代代相传,代有传人,至今已发展到第四代,形成了一支老中青相结合的传承团队,他们都活跃在国内外中医药领域里,为弘扬与发展颜氏内科学术经验做出贡献。本书收集部分传人(按年龄大小排序)的临床心得体会,以飨同道。

一、魏铁力:内外同修治脱发

毛发不但与皮肤有关,而且还和网络人体的经络,藏于体内的内脏,构成人体基本物质的气、血、精,以及年龄、体质、季节等均有关系。它们在生理上互相联系,在病理上又互相影响。中医把脱发的辨证分为气虚、血虚、血热、血瘀、水气、湿热、肺热、心脾虚、肝郁等。西医分类更为详尽,有斑脱、假斑脱、脂溢性脱发、早秃、先天性脱发、继发性脱发、外伤性脱发等。以上辨证纷繁,分类复杂,如何一言以蔽之? 笔者师从颜德馨,遵从其治疗脱发抓住"肾虚风燥"这一关键病机经验,采用内外同修之法施治,即内服《外科正宗》的神应养真丹以滋育肝肾、养血祛风,外用海艾汤外洗,海艾汤由藁本、白芷、艾叶、藿香、荆芥、甘松、防风、川芎等药组成,具有活血祛风之功效,内服外洗,相辅相成,疗效满意。

如治一青年男性胡某,28岁,在澳大利亚某公司工作,因脱发而导致精神抑郁,工作也时有差错,来沪治疗。内服方,施以神应养真丹加味。以神应养真丹滋养肝肾、养血祛风,加二至丸加强补肝肾之功,再加生发丸生发,外用海艾汤外洗,3个月而竟全功,头发生长,精神也为之振,后来沪准备完婚后返回澳大利亚。

近又治一青年男性,董某,23岁,因工作压力大,而至脱发,服用西药无功,而用上法。1个月后毛发既以生存,且较前茂盛,拔之也不去,连呼神奇。其母为西医医生,也不知其然。这就是中医学之魅力所在,也即是颜氏内科之精华所在。后又治数人,皆效如浮鼓,而且疗效稳定,故志之!

二、屠执中：论取象与类比的互动思维

颜德馨对临床思维的探索起源于20世纪90年代,曾嘱咐笔者读有关文章,谈谈自己的看法,2003年写成《到底是"取象类比"还是"取类比象"》请颜德馨提些意见,他老人家看后觉得有新意,并推荐发表于《上海中医药杂志》2004年4期。谨将此文摘录于此。

从较早提出"取类比象"的概念的《中医学概论》到最近《中医杂志》"肝与血脉别论",一直在使用这个词,沿用了50多年,总觉不妥。最近有时间再读《素问·著至教论篇》《素问·示从容论篇》《素问·疏五过论篇》《素问·征四失论篇》,其中不下十数次提到"比类",由而想到所有一切临床思维活动,莫不从细致搜索症状开始,即所谓的"取象",再不停地将思维向结论靠拢,即所谓的"比类"。不难看出,"取象"在先,"比类"随之。

其实,这涉及认识论的方法论问题,本质的东西往往无法直接感知,但又脱离不了感知,思维的启动是通过观察现象开始的,要达到全面的、本质的,具有与内部核心相联系的认识,便不能停留在感性认识的层面上,必须依靠思维的深化,应用各种加工信息的方法,对获得的感性材料(取象)进行抽象处理(比类),以上升到理性认识这个更高的层面。

思维活动还有一个值得重视的问题,就是"象"怎么个取法,"类"怎么个比法。我们不难发现取象和比类是一个能动过程,而"取象比类"还是个互动过程。取象完全是有目的的思维活动,对各种信息(象)的取舍表现出主体意识。同样,比类也有着强烈的主体意识存在,在抽象援比(类)推理中,绝对不是被动地接受信息,也不是对所有信息不加筛选的追逐。在《黄帝内经》里提高了一个带有鲜明认识论色彩的"应象"一词,他将取象和比类紧密联系在一起,在不停的互动中,让取象中的象和比类后产生的象,两象应合,诚如《素问·著至教论篇》里所言"阴阳表里上下雌雄相输应"。那么,你就会达到"取象不惑""比类神明"的高境界了。从而解决诸如主体意识与象的关系问题,象的获取和类的比照的规律问题,不同取象会得到不同比类结论的问题等,都会有一个

满意的答案。这对不断提高临床诊疗水平和科研上获得真知,将大有裨益。

三、颜乾珍:诊治结肠息肉心得

结肠息肉,在直肠及乙状结肠等部位多发,其早期可无任何症状,或出现大便行之不畅,粪便夹有黏液等症状。中医学将其归属于"积聚""腹痛""泄泻""便血"范畴。《难经》谓:"积者,五脏所生,其始发有常处,其痛不离其部,上下有所终始,左右有所穷处。聚者,六腑所成,其始发无根本,上下无所留止,其痛无常处。"积聚形成虽然多由湿热、痰瘀停滞而成,但邪之所凑,其气必虚,积聚之成,正气不足为本,而后邪气聚之,犹如小人在朝,君子之由衰也。先祖父亦鲁公服膺东垣学说,推崇"养正积自除"之说,习用枳术丸加味治疗积聚,每能获效。曾谓枳术丸有"犹之满座皆君子,纵有一小人,自无容而出"之功,并习在方中加入苍术一味,谓苍术有"消积除聚"之力,许叔微在《普济本事方》中取苍术一味,加大枣、生麻油为丸,治愈自身的癖囊病,即为明证。故而,针对结肠息肉,每取枳术丸以扶养正气,或辅以平胃散、半夏泻心汤以消痰湿,或佐以桃核承气汤以化瘀浊,或加入芙蓉叶、僵蚕等药以凉血解毒、软坚散结。《本草纲目》谓芙蓉叶"清肺凉血,散热解毒,治一切大小痈疽,肿毒恶疮,消肿排脓止痛"。《药鉴》谓僵蚕有"散浊逆结滞之痰"之力。辨证用之,每有事半功倍之效。

郑某,男,60岁。

初诊 患者自2008年因大便出血在外院查肠镜示直肠、乙状结肠有多枚息肉,分别为0.4 cm×0.3 cm、0.2 cm×0.2 cm不等。病理诊断:腺瘤性息肉。3年来定期检查均发现新息肉出现,先后行6次肠镜摘除术。于2011年6月20日就诊。患者胃脘饱胀,时而泛酸,咳出黏痰,口秽,大便稀而有黏冻,日行2~3次,矢气臭秽,脉弦滑,舌胖苔黄腻,边有齿痕隐有紫气。证属湿热内蕴,脾虚失运,升降失司。治以健脾和胃,清化湿热,调理升降。枳术丸合半夏泻心汤加减投之。处方:

柴胡9 g,半夏9 g,黄芩9 g,黄连3 g,吴茱萸2 g,苍术9 g,白术9 g,厚朴9 g,青皮9 g,陈皮9 g,枳壳9 g,败酱草15 g,薏苡仁30 g,莱菔子15 g,甘草4 g,太子参15 g,姜2片,红枣5只。

二诊 胃脘饱胀已减,泛酸未作,大便日行1~2次,黏冻减少,脉弦滑,舌苔薄黄腻。予健脾化湿,理气散结。

原方加芙蓉叶 30 g、浙贝母 10 g、莪术 12 g、僵蚕 10 g,去黄连、吴茱萸。

三诊 症状稳定,大便已成行,日行 1~2 次,脉弦滑,舌红苔薄黄腻。

效不更方,原方出入,调整半年。随访 3 年复查肠镜未再发现新生息肉。

四、杨志敏:慢性失眠从阳气论治

失眠是睡眠觉醒正常节律交替性紊乱、睡眠质量下降的一种身心疾病,亦是多种躯体、精神和行为疾病常见临床表现,论治医家不胜其数,滋阴养血安神者有之,清热养阴柔肝者有之,交通心肾补土伏火者有之,升清降浊化痰利湿者有之……然颜德馨善从肝胆论治,肝郁血瘀者调畅血气,肝火上炎者清泄定魂,胆涎沃心者化痰除烦,肝血虚弱者养营开郁,屡屡显效。临床遣方以桃红四物汤、柴胡加龙骨牡蛎汤、温胆汤及酸枣仁汤为主。

笔者在临床上常把老师气血衡法中的"补气升阳法、通补阳气法、温经活血法"验之于慢性失眠诊治,颇有验效。细察微析寤寐阳气升降收藏之道,谨守病机,因时令、禀赋及体质参和而调之。慢性失眠病程缠绵,阳气虚损不足,阳气虚浮于上或阳浮于表,形成上热下寒或外热内寒格局,卫气夜不能入阴而寐,昼不能出阴而寤。故在治疗上强调温潜之法,引导阳气潜藏有道,升发有源。对于老年慢性失眠、失眠反复发作者,常选用四逆汤合桂甘龙牡汤、桂附地黄丸等。阳虚湿盛者配以茯苓、法半夏,潜藏不及者配以沉香、降香,肾精不足者配以枸杞子、菟丝子、淫羊藿、巴戟天,心火上炎者配以黄连、五味子,临床屡屡显效。

肖某,女,39 岁。2014 年 8 月就诊。

失眠 3 年余。现入睡困难,眠浅梦多,醒后难以入睡,间断服用奥氮平镇静助眠,精神疲倦,面色㿠白,恶风怕冷,汗出较多,口干且苦,纳便两可,舌淡苔薄白,脉沉迟。既往月经规律,少许血块。末次月经 12 月 8 日。睡眠监测显示:睡眠周期尚可,睡眠效率下降,睡眠潜伏期延长,慢波睡眠百分比减少,主观感觉未睡。据其脉证,拟以温潜阳气,引阳入阴。处方:

干姜 25 g,炙甘草 30 g,白术 15 g,红参(边条参)15 g,炮天雄 15 g(先煎),肉桂 5 g(焗服),砂仁 10 g(打碎后下),生山茱萸 30 g,龙骨 30 g(先煎),牡蛎 30 g(先煎),磁石 30 g(先煎),乌梅 30 g,沉香 5 g(后下)。

水煎内服,共 7 剂,复诊,未服奥氮平也可入睡,无明显疲倦乏力。

【按】《黄帝内经》中指出"人年四十而阳气自半也,起居衰矣。年五十,体重,耳目不聪明矣"。肖某虽不达不惑之年,然素体偏寒,阳虚体弱,肾气不固浮动上扰,失眠紧张,阳气固护温煦功能失职,恶风怕冷,精神疲倦,以四逆汤温补元阳,龙骨、牡蛎、磁石、沉香、肉桂之类引阳入阴,潜降收藏,此人形体偏瘦,素有胃炎病史,予以砂仁、白术建运中焦。全方温补下元,建运中土,引阳归元,导龙入海,诸症遂得平复。

五、夏韵:从气血论治脑梗死的体会

颜德馨积 70 余年临床经验,对脑梗死强调从"气""血"论治,其理法严谨,效验显著。20 世纪 90 年代,笔者作为第三批全国名老中医学术继承工作学术继承人,有幸侍诊颜德馨左右,获益良多。

1. 先兆期当益气活血 脑梗死是由于脑血管缺血而产生的脑实质梗死性病变,属中医"中风""卒中"等范畴。梗死未成之前,往往有先兆症状,相当于 TIA,其临床表现为短暂的眩晕、目瞪口呆、言语不清、记忆力一过性丧失、单侧或双侧肢体麻木,伴恶心、呕吐、视物模糊,甚则短暂的意识障碍等。颜德馨视"中风先兆"为元气渐亏,气虚为本,痰瘀为标。对先兆期的治疗,采用益气活血法,以黄芪、生蒲黄、川芎、苍术制成"中防干膏粉"。方中黄芪补益中气,推动血液循行,达到"气充血活"之目的;川芎具活血行气之功,有散瘀化瘀之力,引药上行,与黄芪相伍,起到益气化瘀活血的作用;蒲黄主入血分,生用善活血化瘀,与川芎同用,借其之上行;苍术为健脾运脾、除湿化痰之品,既能促进药物吸收,又能降脂降糖,与川芎、生蒲黄相配,不仅化瘀活血,并能运脾化湿,祛除痰浊。实验研究证明"中防干膏粉"对促进脂质代谢,降低血中脂质含量,防止血管粥样硬化,增加脑血管血流量,畅通脑血管循环网络,均能起到积极的作用,临床观察亦显示可减少脑梗死的发病率。

陶某,女,59 岁。

有高血压病史 20 余年,曾 3 次出现 TIA,发作时突然头晕,不能站立,右侧肢体麻木、无力,言语不清,视物模糊,平素则感记忆力逐渐减退,步履欠稳,喜坐喜卧,不愿多动。查血胆固醇、三酰甘油均升高,脑血管血液流速及流量测定显示左侧均低于正常值。舌质淡暗,苔薄,脉细弦。证属正气本亏,且高血压有年,肝阳痰瘀本重,脑络受阻。治拟益气活血,予"中防干膏粉"每日 2 次,每次 1 包。坚持服药 3 年,无 TIA 发作,头晕减,步履亦渐稳。复查血胆固醇及三酰甘油,均降至正常,脑血管流速及流量均接近正常值。

2. 急性发作期宜疏通脉道 痰瘀之邪阻滞脑络,使清灵之气不能与脏气相接,遂致病成。治疗重在疏通脉道,推陈致新。我们临床采用颜德馨自拟方"脑梗灵"(复方蒲黄颗粒)为主治疗,颇为有效,"脑梗灵"由水蛭、通天草、石菖蒲、蒲黄、海藻、葛根等组成。方中以水蛭配伍通天草,引药入脑,剔除脑络新久瘀血,俾瘀化络通,脑窍复开。石菖蒲配蒲黄,能祛瘀浊以通脑络,醒心脑以复神明,奏开窍安神、醒脑复智之功。海藻味咸性寒,颇能软坚;葛根气味俱薄,轻而上升,为阳明经药,兼入脾经,与海藻相配,能引其药入脑,增加脑血流量,软化脑血管。全方共奏祛瘀化痰、疏通脉道之功。

王某,男,71 岁。

有高血压病史 20 余年、糖尿病史 10 余年,常服降压药物。本次发病出现在休息时突感右侧肢体乏力,右手不能持物,步履不稳。入院后 CT 检查提示两侧基底节放射冠区多发腔隙性脑梗死,血糖、血脂升高,舌暗红,苔薄腻,脉细弦。肝肾不足,气阴本亏,肝阳挟瘀浊上扰,清窍受蒙,脉络受阻。治拟平肝化瘀,清化湿热,疏通脉络。处方:

生蒲黄 15 g(包煎),通天草 9 g,水蛭 3 g,桃仁 9 g,川黄连 2.4 g,石菖蒲 9 g,海藻 9 g,葛根 9 g,石决明 30 g(先煎),钩藤 9 g(后下),决明子 30 g,生山楂 15 g,地锦草 30 g,苍术 9 g。

7 剂后头晕、消谷善饥减轻。上方去石决明、钩藤。2 周后症情日渐好转,肢体活动逐渐恢复。复查血糖、血脂下降,脑血管血流动力学示左侧流量、流速基本达正常范围。

六、许佳年:颜德馨气血理论在针灸临床中的应用

近年来针对一些疑难病例,尤其辗转于西药、中药等多方治疗,未见明显好转者,反复仔细斟酌,充分运用国医大师颜德馨的气血理论,循"证"考量,辨病与辨证合参,病理与病机融会,诊治过程颇有心得,对气血辨"证"的体会也更为深刻。

1. 不孕症 王某,33 岁。

初诊(2010年7月4日)　患者不孕经中药、西药治疗2年,未有效果。患者形体丰腴,平素月经依赖药物尚延期而至,末次月经2010年6月26日,B超检查卵泡发育不成熟,舌质红,苔白腻,脉沉细。主取:

中脘,天枢,曲池,合谷,足三里,三阴交。

每周治疗3次,8月10—8月15日经临,量可,继续治疗每周2~3次,9月15—9月19日经临,10月23—10月27日经临,量可;11月月经未至,12月8日经临,量极少;12月26开始针药结合,此后,2011年1—2011年4月月经均如期而至,5月B超检查显示成熟卵泡,6月尿HCG(+),此间,因患者操之过急,至7月流产。8月底继续针灸治疗,每月治疗2次,结合中药,月经均能如期而至,在疗效稳固基础上,要求患者择机而行,2012年3月确诊怀孕,11月8日剖宫产一男婴,体重2 970 g。

【按】　患者体态丰腴,腑行欠畅,平素腹部有寒凉感。证属脾失健运,痰湿阻络,胞脉闭塞。首要振奋脾阳,健脾和胃,益气养血。冲为血海,任主胞胎。冲主经水,经水源于血,血又为脾胃所化生,故"夫冲任血海,皆属阳明主司"。脾健胃和,气血生化有源,则能化痰除湿,脉道充盈,胞宫得养。第二阶段则针药结合,配以当归、菟丝子、淫羊藿等补肾助孕之品,为受孕打下扎实基础。

2. 月经不调　宋某,女,27岁。

初诊(2012年7月2日)　患者长期依赖药物方能行经,伴有肢冷畏寒。纳食香,腑行不畅,舌质红,苔薄黄腻,脉细。主取:

曲池,合谷,中脘,天枢,足三里,三阴交。

每周只能治疗1次,7月24日经临,量可。8月26—9月4日经临,量可,后期经行淋漓,嘱患者针灸期间停服所有与行经相关药物。10月9日,11月14日,12月25日均按月行经,尽管月经后期,量可,依然嘱患者停用相关药物。2013年2月2日,3月12日,4月13日月经按月而行,肢冷畏寒完全缓解。

【按】　妇女以血为本,首重调经。脾胃为后天之本,气血生化之源,气血无以化生,则脉道无以充盈,针灸诊治月经不调,应将西医辨病与中医辨证紧密结合,通过西医辨病,有助于明确疾病的病理机制,而辨证施针则是充分发挥针灸运行气血的独特优势,经络辨证与脏腑辨证合参,基于肾—冲任—胞宫轴与下丘脑—垂体—卵巢轴相应的整体辨证思路,采用针灸非药物性疗法和双向调整作用,形成了多系统、多途径、多环节的调节作用。长期的药物依赖,弱化了体内固有的调节潜能,而针灸的激发和诱导,"谨守病机……疏其血气,令其调达,而致和平",使失衡状态趋于平衡。即使月经后期,也不必着急,逐步调整,使月经周期日渐趋于良性循环。

3. 焦虑症 陈某,女,54岁。

2年多焦虑反复发作,遇事心烦,伴两下肢肌肉作胀,阴唇肥大,腹股沟淋巴结肿大,行走疼痛甚,舌质红,苔厚黄腻,脉弦数。主取:

中脘,天枢,曲池,合谷,足三里,三阴交;配以血海,箕门,百会。

患者因工作关系,每周仅能治疗1次,2周后下肢肿痛减轻,1个月后肿大淋巴结明显缩小,阴唇肥大减轻。焦虑发作频次逐渐减少,即使外界诱因致焦虑不安,治疗后能很快平复。

【按】 中医对焦虑症虽无完整的论述,但根据其临床表现则归属于"郁证""不寐""惊悸""脏躁"等情志病范畴,根据历代文献,其病因多为郁火、痰热上扰神明或心、肝、肾亏所致,故多从心、脑、肾论治为多。《灵枢·大惑论》曰:"心者,神之舍也。"张景岳在《类经》中指出:"心为脏腑之主,而总统魂魄,并该意志,故忧动于心则肺应,思动于心则脾应,恐动于心则肾应,此所以五志唯心所使也……情志之伤,虽五脏各有所属,然求其所由,则无不从心而发。"《灵枢·口问》云:"悲哀愁忧则心动,心动则五脏六腑皆摇。"气血乃神明活动的物质基础,脾胃为气血生化之源,故主取阳明经穴,配以督脉百会穴,阳明经多气多血,上达头面;督脉乃阳脉之海,入络于脑,脑为元神之府,头面为诸阳之会,气调血和,则脑有所养,神有所主,心有所依,患者焦虑紧张情绪得以舒缓,从而达到治疗的目的。

临床上对于颜德馨气血理论的运用和领悟将不断引领笔者挑战一个又一个疑难病症,用客观依据揭示中医理论。

七、潘新:从脾肾论治白塞病

白塞病(Behcet's disease,贝赫切特病)又名"丝绸之路病",根据本病表现为口、眼、生殖器三联征,与《金匮要略·百合狐惑阴阳毒病脉证治》:"状如伤寒,默默欲眠,目不得闭,卧起不安。蚀于喉为惑,蚀于阴为狐。不欲饮食,恶闻食臭,其面目乍赤、乍黑、乍白。蚀于上部则声嘎,甘草泻心汤主之。蚀于下部则咽干,苦参汤洗之。蚀于肛者,雄黄熏之。"与描述的"狐惑病"酷似,大多医家认为与肝脾相关,从肝湿脾热、心脾积热、气阴两虚、湿热瘀毒论治,但细查其临床症状特点又不尽然。口腔溃疡虽然和脾胃开窍于口密不可分,但从颜乾麟用三才封髓丹治疗反复口腔溃疡可知,足少阴肾经入喉咙,挟舌根,肾水不足,水不制火,相火上炎,熏灼口舌,亦可发为口腔溃疡;眼部多表现为免疫性炎症,即色素膜炎,虽看似与肝开窍于目相关,实与肾主瞳仁黑睛关系紧密;生殖器溃疡更是肾开窍于前后二阴的直接表现。而且根据张景岳对肾中阴阳之气的论述:"五脏之阴气非此不能滋,五脏之阳气非此不能发。"白塞病恰恰是因为阴阳失衡,阴虚于下,阳不内守,虚阳上浮,相火妄动,失其平藏阴阳的生理功能所致。肾为先天之本,肾中精气阴阳有赖于后天之本脾胃的滋养,肾的阴阳失衡,必当责之后天之本的脾胃。因此根据颜乾麟治病注重脾肾的思想,以及运用三才封髓丹治疗反复口腔溃疡的经验出发,笔者提出从脾肾治疗白塞病的观点。再根据颜乾麟气血辨证思想,笔者认为白塞病总为气血阴阳不调所致,阴精化生,气血不足,气血运行滞缓,日久郁而化火,故治疗尝试采用三才封髓丹为基础,结合白塞病是以脾胃积热为标,肾阴虚阳亢为本,急性期多见实热火证佐以三黄泻心汤,缓解期多见气血阴虚证佐以当归六黄汤的治疗方法,临床疗效明显。

倪某,男,36岁。

初诊(2010年6月9日) 反复口腔溃疡2年,下阴溃疡3个月。仁济医院诊断:白塞病。给予泼尼松每日10 mg;沙利度胺每日50 mg;白芍总苷胶囊每次2粒,每日3次。服用2个月无明显好转。刻下:口舌溃疡,伴疼痛,进食言语疼痛,阴囊溃疡糜烂,伴黄水滋流,行走不利,纳可便秘,舌质红,苔黄腻,脉弦数。中医诊断:狐惑病(脾胃湿热,阴虚阳亢)。西医诊断:白塞病。治拟滋阴泻火,清利湿热。方用三才封髓丹合三黄泻心汤化裁。处方:

南沙参10 g,北沙参10 g,天冬6 g,麦冬6 g,生地10 g,黄柏6 g,砂仁3 g(后下),黄芩9 g,黄连3 g,生大黄3 g(后下),土茯苓20 g,白花蛇舌草15 g,苍术10,白术10 g,薏苡仁15 g,赤芍10 g,白芍10 g,牡丹皮10 g,生栀子3 g,炙甘草6 g。

每日1剂,水煎服,服用2周。

二诊 下阴溃疡明显好转,逐渐结痂,已能正常行走,口溃减轻,疼痛好转。舌红苔薄黄,脉弦数。

效不更方,原方再进2周。

三诊 下阴溃疡已愈,口腔溃疡偶有小发,但程度及时间明显减轻,大便略溏,口干,舌红,苔中略剥,脉细数。处方:

原方去天冬、生大黄、赤芍、栀子、薏苡仁,加玉竹10 g、石斛10 g、女贞子10 g、稽豆衣10 g、怀山药10 g、白扁豆10 g。

服药2周,症情稳定好转中。

四诊 诸症好转,口腔溃疡未作,沙利度胺自行停服2周,病情未见反复。继续服药调治中。

【按】 白塞病急性期以三黄泻心汤攻其标,三才封髓丹固其封藏之本,平其阴阳失衡,苍术、白术、薏苡仁运脾除湿,党参改为沙参滋阴降火,土茯苓、白花蛇舌草解其毒,诸药合用,脾肾同治,狐惑得解。三诊阴液见伤,改为玉竹、石斛、女贞子、稽豆衣清养肺胃之津,以期金水相生,培补后天以养先天,同时予山药、扁豆健脾助运,复其气血营阴生化之源。湿热得祛,脾胃健运,阴阳复平,狐惑得消。

八、韩天雄: 老年退行性心瓣膜病从肝论治

老年退行性心瓣膜病又称为老年钙化性心瓣膜病,是老年人出现心力衰竭、心律失常、晕厥以及导致猝死的主要病因之一。中医文献中没有关于此病的记载,现代多根据其临床症状表现诊断为心悸、胸痛、喘证、水肿、虚劳、晕厥等病。老年退行性心瓣膜病表现为瓣膜结缔组织退行性变,纤维化或钙化,以致发生瓣膜功能障碍。在《辞海》中对"筋"的解释有:"中医学名词,统指大筋、小筋、筋膜等,包括现代的韧带、肌腱、筋膜等内容。"而筋膜即是现代解剖结构中对应的结缔组织,是人体结构的组成部分,具有一定的生理病理特性。故而心瓣膜病也可以认为是一种"筋病"。中医学认为筋属肝,其在人体内呈纵横交错状分布,需得肝之疏泄和肝精肝血濡养方可维持正常的生理功能。若肝生理功能出现异常,导致其不能濡养周身筋脉是瓣膜结缔组织退行性变的重要原因。肝与心在生理和病理上均能通过经络而相互联系,相互传变。气为血之帅,气机的调畅,对保证血液的运行有着重要意义。肝主疏泄,斡旋周身

阴阳气血,一旦肝失常度,气机不调,必然影响气血运行,出现胸闷、心痛等气滞血瘀之证。肝之疏泄功能失常,则肝精肝血不能正常濡养筋膜,可引起瓣膜结缔组织退行性变;且肝对气的疏泄之司也影响着心主血脉之用,气滞血瘀亦可导致筋脉失养,心脉不通而发为胸痹。

在临床实践中,海派中医颜氏内科常用疏肝调气活血法治疗冠心病、心律失常、高血压、脑梗死等多种心脑血管疾病,屡获佳效,这也佐证了从肝论治心瓣膜病这一思路的可行性。故而运用疏肝调气活血法从肝论治本病,不乏成为临床预防或延缓瓣膜病发生发展的有效可用手段之一。海派中医颜氏内科常取血府逐瘀汤化裁治疗在临床上具有以下症状与体征的心脏瓣膜疾病:① 色素改变:颜面色黯,巩膜瘀斑或血丝,舌质紫黯。② 痛:胸闷痛,或痛势彻背。③ 口干而不欲饮。④ 女子月经不调:痛经,色黯红,有血块。⑤ 失眠多梦,善愁多疑,心中烦热。方中含四逆散疏肝理气,桃红四物汤活血化瘀,甘草调和诸药,全方既可活血又可调气。根据病程、症状、体征不同有以下配伍方法:若气滞重者,加香附、佛手;阳虚而瘀者加黄芪、肉桂甚至加附子;阴虚而瘀者重用生地,加麦冬;兼有痰浊者,加半夏、陈皮;有湿阻者去生地,加苍术、厚朴;心悸重者,加甘松、桂枝;下肢肿者,加茯苓、泽泻。笔者在临床上学习运用,有较好效果。

钟某,男,61 岁。

初诊(2011 年 3 月 25 日) 胸闷、心前区间断心悸隐痛 1 年。患者近 1 年来时感有胸闷心悸,有时动则感乏力,胸片示主动脉影增宽,24 h 动态心电图大致正常,平板运动试验阴性,超声心动图示主动脉瓣增厚,回声增强,各房室内径正常,未见节段性室壁运动障碍。患者拒行冠状动脉造影检查。查体:面色黧暗,血压 140/80 mmHg,心率 80 次/min,主动脉瓣区闻及 1 级收缩期杂音,双下肢无浮肿,心功能 2 级。舌淡暗,舌边有瘀斑,苔薄腻,脉弦。因目前依据不支持冠心病,拟诊为老年退行性心瓣膜病。治拟调气活血。处方:

柴胡 9 g,赤芍 9 g,枳壳 9 g,当归 9 g,川芎 9 g,生地 12 g,桃仁 9 g,红花 9 g,牛膝 9 g,桔梗 6 g,桂枝 6 g,甘草 6 g。

上方加减连续服用约 28 剂,药后患者自诉感觉胸闷痛明显减轻,心功能 1 级。

九、曹振东：治疗膜性肾病体会

膜性肾病多发于中年男性,由于基底膜通透性明显增高,临床表现为严重蛋白尿及肾病综合征。笔者在临床上学习颜乾麟治疗肾病的经验治疗膜性肾病取得较满意疗效,现总结如下。

唐某,男,30 岁。

初诊 小便频数伴尿液泡沫 3 年余。3 年来频繁感冒,小便频数伴尿液泡沫,腰酸膝软。辅助检查:尿常规:尿蛋白(+++);24 h 尿蛋白定量:3.3 g/24 h;肾穿刺检查:膜性肾病。体格检查:神清,心率 78 次/min,律齐,血压160/80 mmHg,下肢浮肿。症见:尿频腰酸;痰白黏稠,不易咳出;上腹部胀满,胃纳不舒,大便尚调,脉左寸小,舌红苔浊腻。证属脾肾亏虚,湿浊下注。治拟防己黄芪汤合肾着汤加减。处方:

生黄芪 15 g,防己 10 g,防风 10 g,升麻 6 g,法半夏 10 g,党参 10 g,干姜3 g,桔梗 6 g,陈皮 6 g,黄柏 6 g,桂枝 5 g,怀牛膝 10 g,苍术 10 g,白术 10 g,桂枝 3 g,茯苓 30 g,川芎 15 g,炙甘草 6 g。

14 剂。

二诊 小便频数减少,尿液泡沫减少,大便畅调,精神可,下肢浮肿消退,脉左寸小,舌红苔薄白。尿常规:尿蛋白(++)。证属脾肾亏虚,湿浊下注。处方:

生黄芪 30 g,党参 10 g,防己 10 g,防风 10 g,升麻 6 g,法半夏 10 g,泽泻15 g,苍术 10 g,白术 10 g,桂枝 5 g,赤芍 15 g,白芍 15 g,黄柏 6 g,蔓荆子 6 g,怀牛膝 15 g,川芎 15 g,茯苓 30 g,干姜 3 g,炙甘草 5 g。

28 剂。

三诊 小便不频,尿液无泡沫,下肢浮肿消退,服药中无外感,上腹部胀满稍作,胃纳如常,脉细弦,舌红苔薄白。尿蛋白(-)。处方:

生黄芪 10 g,党参 10 g,防己 10 g,升麻 6 g,法半夏 10 g,柴胡 10 g,苍术10 g,白术 10 g,桂枝 5 g,赤芍 15 g,白芍 15 g,黄柏 6 g,桔梗 6 g,枳实 6 g,怀牛膝 15 g,川芎 15 g,茯苓 30 g,川草薢 15 g,炙甘草 5 g。

14 剂。

【按】 频繁感冒引发下肢水肿,乃风水之证。脾肾亏虚,湿浊下注,肾不藏精,故而腰酸膝软,小便频数伴有泡沫,蛋白精微随尿液而出,又与肾着病类似。肾穿刺检查诊断为膜性肾病,此为难治。选用《金匮要略》治风水病之防己黄芪汤合治肾着病之肾着汤(甘姜苓术汤)可谓恰如其分。防己黄芪汤方后有加减法云"胃中不和者,加芍药三分",该患者上腹部胀满,胃纳不舒,亦胃中不和之证,为肝脾不和,故取白芍以柔肝理脾;又曰"气上冲者,加桂枝三分",患者频繁感冒,经常咳嗽,属冲气上逆者,故加桂枝以温中降冲。本案虽为肾病而皆用脾药治之者,扶土以制水之意也。加用防风、升麻等风药者,取"风能燥湿"之功,颜德馨亦有用风药治疗各种原因引起蛋白尿之经验。再加党参等补气药者,乃尊颜德馨"湿祛必伤阳气"之教诲,注重保护元气。

十、胡琪祥:治疗动脉粥样硬化斑块的经验

动脉粥样硬化斑块是引发许多心脑血管疾病的元凶,如何控制斑块的生长并使之消退是目前心脑血管领域研究的重点。颜乾麟总结多年临床经验,从中医病因病机的角度去分析,认为斑块应属于"血浊"范畴,应该使用活血化瘀的方法去治疗。实践证明这一方法在临床上有效,笔者学习并应用颜德馨经验,在临床上也取得了不俗的疗效,现报告一例如下。

陈某,女,67岁。

初诊 高血压病史10余年,服药不规则,曾有腔隙性脑梗死1次。近2周来,头晕伴耳鸣加重,头重脚轻感,手麻,下肢乏力,血压不稳定,有时升高到150/90 mmHg。胃纳可,二便调,夜寐可,脉细弦,舌淡红,苔白腻。痰瘀交阻之证。颈动脉超声:颈动脉粥样硬化并斑块形成,左侧颈动脉分叉处可见一等回声附着,大小1.8 mm×6.7 mm。处方:

生黄芪30 g,桂枝9 g,赤芍15 g,防风9 g,法半夏9 g,天麻9 g,鸡血藤30 g,白芷6 g,柴胡9 g,川芎15 g,香附6 g,灵磁石30 g,石菖蒲9 g,三七粉2 g(吞),蜈蚣粉2 g(吞),地龙粉2 g(吞)。

7剂。

二诊 药后头晕显减,耳鸣仍有,无头重脚轻感,手麻消失,胃纳可,二便调,夜寐可,脉细弦,舌淡红,苔薄白。处方:

生黄芪15 g,当归10 g,赤芍9 g,桃仁6 g,红花6 g,生地10 g,川芎10 g,柴胡9 g,枳壳9 g,桔梗6 g,川牛膝9 g,三七粉2 g(吞),地龙粉2 g(吞),炙甘

草 3 g。

7 剂。

三诊 头不晕,偶有胸痛,夜寐偶尔欠佳,脉细弦,舌淡红,有齿印,苔薄黄。处方:

生黄芪 15 g,北沙参 15 g,麦冬 12 g,五味子 9 g,当归 10 g,川芎 10 g,赤芍 9 g,生地 10 g,桃仁 6 g,红花 6 g,防风 6 g,柴胡 6 g,生蒲黄 15 g(包),怀牛膝 30 g,三七粉 2 g(吞),炙甘草 3 g。

14 剂。

四诊 无头晕胸痛,睡眠改善,脉细弦,舌淡红,苔薄略黄。复查颈动脉超声:左侧颈总动脉可见一稍强回声附着,大小 1.0 mm×2.2 mm。

【按】 颜乾麟曾经治疗 1 例冠状动脉狭窄患者,使其狭窄率从 78% 减少到 50% 以下。所用方剂主要为血府逐瘀汤和清暑益气汤。血府逐瘀汤由桃红四物汤合四逆散加桔梗、牛膝而成,而李氏清暑益气汤由补中益气汤去柴胡加味而来,此二方用于老年心脑血管患者确有奇效,可使动脉粥样硬化斑块缩小,改善缺血症状。笔者治疗此例颈动脉粥样硬化斑块形成患者便学习颜乾麟的宝贵经验,稍加用虫类药搜风剔络。初诊因患者头晕明显,故用黄芪赤风汤和半夏白术天麻汤加减化痰升清止晕,症状改善后即以血府逐瘀汤和清暑益气汤为主进行治疗。半年后复查斑块明显减小,说明中药治疗有效,患者十分满意。

十一、邢斌:血府逐瘀汤使用体会

笔者临床喜用血府逐瘀汤,这当然是受笔者的老师颜德馨的影响。另外也与刘渡舟提倡的方证相对论有关。

笔者认为,血府逐瘀汤证最主要的表现是心理问题(瞀闷、急躁,俗言肝气病)和睡眠障碍(夜睡梦多、不眠、夜不安、小儿夜啼),其次是头痛、胸部不适(胸痛、胸不任物、胸任重物、心跳心慌),此外当参考王清任的治验,如天亮出汗、食自胸右下、心里热、呃逆、饮水即呛、干呕、晚发一阵热等。脉并不重要,未必有典型的涩脉,更不用说是结脉、代脉或无脉了,常见的倒是弦脉、沉脉。舌也不甚重要,见舌紫,有瘀点瘀斑,当然把握更大,但舌色淡红,也并不降低用血府逐瘀汤的把握。与舌脉相比,如果是女性患者,我认为面色是更为重要的体征。患者多面色不华,且多有黄褐斑。这一点与颜德馨的实践经验有关。而笔者在生活与临床中多有观察,并把它上升为运用血府逐瘀汤的一个重要指征。另外,女性与月经有关的一些症状,如月经后期甚至闭经、月经色暗、有血块、痛经、经前乳房胀痛等,虽并非必须具备,但若有的话,运用血府逐瘀汤的把握更大。

董某,女,50 岁。

初诊(2007 年 5 月 10 日) 失眠加重 2 个月余。患者过去一直睡眠质量不佳,最近 2 个月更差。入睡尚可,晚上 9、10 时入睡,12 时即醒,需很长时间方能再入睡,总共睡 4～5 h。有时心情郁闷,纳可,大便偏干,口干喜温饮,口略苦,乏力,早上腰酸。有时头晕突然发作,持续几分钟,后背出汗而缓解。月经周期、经期尚正常,但血块多。眼周色素沉着,舌胖有齿印,脉细弦。处方:

柴胡 9 g,赤芍 9 g,枳壳 9 g,甘草 6 g,桃仁 9 g,红花 9 g,当归 15 g,生地 12 g,牛膝 9 g,桔梗 6 g,川芎 9 g。

7 剂。

二诊(2007 年 5 月 18 日) 服第一剂药,当晚睡眠即改善,能睡到 3～4 时,而且睡眠质量较深,大便通畅,口干苦已减,左腰酸。舌胖有齿印,脉细弦。处方:

守方,改桔梗 9 g,加僵蚕 9 g。

7 剂。

三诊(2007 年 5 月 25 日) 睡眠已安,9、10 时入睡,4、5 时醒,睡眠质量较深,乏力减,早上口干苦,有烘热汗出,但较少,大便每日 1 次,不成形,面色转华。舌胖苔薄白腻,有齿印,脉沉。处方:

守上方,加桑叶 15 g。

14 剂。

四诊(2007 年 6 月 7 日) 睡眠已安,眼周色素沉着已明显减退,但烘热汗出。舌淡红,脉沉(患者因为听旁人在说煎煮中药的事,无意中说出自己之前的中药都只煎了 1 次)。处方:

守上方,加淫羊藿 15 g、仙茅 9 g、知母 9 g、黄柏 9 g、巴戟天 9 g,改当归 24 g。

14 剂。

五诊（2007年6月22日） 睡眠安，眼周色素沉着较前2周又减轻。6月17日转经，量中，较畅，无血块，3日净。大便日解，正常。心情较好，烘热汗出已除，但仍有自汗。舌淡红苔薄，脉沉。处方：

守上方（当归缺货），改生地15 g、桔梗6 g。

14剂。

【按】 按现代人的理解，本案患者并无明显的血瘀表现，最多就是月经血块较多而已，而且舌胖有齿印，不紫，无瘀点瘀斑，脉也不涩。但抓住失眠、郁闷、眼周色素沉着三点，用血府逐瘀汤原方，当晚睡眠即改善。而且事后得知，患者煎煮中药只煎了头煎，等于是半剂中药即见显效。略事加减，继续服药，诸症都消失或明显减轻。

血府逐瘀汤在儿科也有运用的机会。王清任用本方治疗小儿夜啼。笔者用血府逐瘀汤于小儿，与患儿的情绪有关。一位3岁男孩，平时非常调皮捣蛋，但怕上幼儿园，到了幼儿园也不跟同龄小孩一起玩耍，常躲在一边哭泣。用血府逐瘀汤口服液，每日一支，几日后上幼儿园就不再成为问题。又一3岁男孩，参加葬礼之后，情绪发生改变，变得脾气很大，晚上难以入睡，夜间还会惊叫。服血府逐瘀汤4剂后，心情大好，夜间惊叫消失。而且她妈妈补充说，过去有恐高现象，服药后这一情况也消除了。这两个小男孩，都很难说存在我们现在常说的血瘀证吧，笔者用的还是方证相对的思路。

十二、孙春霞：从气血辨证治疗便秘临证体会

海派中医颜氏内科流派倡导从气血辨证诊治疾病，临证取得良好疗效。笔者自2003年以来有幸师从全国名老中医颜乾麟，伺诊于侧10余载，仰慕老师的仁心仁术，倘能学到老师十之有一，亦感幸甚。现将临证从气血辨证治疗便秘的点滴体会整理于下。

1. 从气论治，补中益气 脾胃为气血生化之源，气机升降斡旋之枢纽。脾胃纳运正常，气血生化有源，气机升降协调，内传五脏六腑，上注五官九窍，下达前后二阴。便秘一证，有虚实之分，审证选方，最当细辨，切莫妄投，犯虚虚实实之戒。气虚是老年人习惯性便秘的主要及最常见原因之一，脾胃气虚，中气下陷，脾失升清，清阳不升，浊阴不降，大肠传导推动无力，燥屎内结于肠，导致大便不通，此属虚秘。临床上根据"虚者补之，损者益之"的原则，以扶正

补益为治疗大法,以补其中气,升其清气,降其浊邪,畅其气机,则清升浊降,大便自顺。常见症状:自觉大便难下,屡欲登厕,努则不下,大便不干,或大便秘结,排便周期延长,或周期不长,但粪质干结,排出困难,脘腹不适,小腹坠胀,头昏眼花,面色萎黄,神疲乏力,苔薄白,脉沉细无力。治宜补中益气,升阳通便,属塞因塞用之法。方用补中益气汤加味,药如黄芪、生白术、党参、炙甘草、柴胡、升麻、当归、陈皮、厚朴、枳实、麻仁等。

2. 从血论治,活血化瘀　颜氏内科在第二代传承人颜德馨的带领下,经过多年的临床实践,提出"久病必有瘀"的观点,慢性便秘、反复便秘不愈或他法治疗不效者当从瘀论治。瘀血一旦形成,影响气机升降,致腑道传化功能障碍而引起便秘,而大便日秘久积,势必影响肠腑气血运行,复又加重血瘀,或导致瘀血形成,造成血瘀致便秘,便秘致血瘀的恶性循环,从而形成瘀血便秘。常见症状:大便秘结较久,排便困难,或大便色黑,胸胁痞满疼痛,或腹部胀痛、刺痛,疼痛部位固定不移,舌紫,舌面或舌下有瘀点瘀斑,脉涩或细涩。治宜活血化瘀,理气通便。方用血府逐瘀汤加减,药如川芎、柴胡、桃仁、生地黄、当归、红花、枳壳、赤芍、桔梗、牛膝、枳实、苦杏仁、火麻仁等。临床根据引起瘀血的原因,可分为气虚血瘀便秘、气滞血瘀便秘、阴虚血瘀便秘、阳虚血瘀便秘、血虚血瘀便秘、痰瘀交阻便秘、血热血瘀便秘等,应准确辨证分型,灵活加减用药。

十三、刘珺:治疗高血压病心得

高血压病是以血压升高为主要临床表现,伴或不伴有多种心血管危险因素的综合。该病属于中医学"眩晕""头痛"的范畴。颜乾麟指出高血压的基本病机为"虚阳上亢",肝肾阳虚为本,浮阳上亢为其表现,认为进入中年以后人体阴阳气血逐渐由盈转亏,开始出现衰退现象。肝肾之阳对人体起温煦、推动和疏泄的作用,是全身阳气的根本。阳气虚衰,闭藏功能下降,真阳不能潜藏于肾宫,浮越于外,阳气郁积之处,可引起各种热象,成为典型的浮火表现。而以往的中医辨证,多把高血压病该类证候群归为肝阳上亢、肝肾阴亏、气虚血瘀等型,因此临床效验欠佳。临床用药,颜乾麟用羚羊角配伍附子,两药一动一静,一温一寒,一阳一阴,药性迥异,相反相成。其作用有二:一则交济阴阳,二则扶阳生阴。对于肝旺于上、肾亏于下、母子相离之证,具有平衡阴阳之殊功。又喜用黄芩配伍川芎,《本草汇言》称"川芎味辛性阳,气善走窜而无阴凝黏滞之态,虽入血分,又能去一切风,调一切气";黄芩苦寒,《本草正》谓"清上焦之火,止头痛"。故黄芩既可增强止头痛作用又可佐制川芎温燥之性,常用于瘀热而致的高血压见头晕、头痛等症状。此外,还发现在临床中以桂枝2～5 g温阳,重用牛膝30 g,往往能起到很好的降压效果,两药配伍,对于肝肾不足的高血压病患者疗效显著。笔者在临床上学习颜乾麟的经验治疗高血压病患者,均有效果。

胡某,男,45 岁。

初诊(2013 年 4 月 24 日) 患者既往有高血压病史 4 年余,血压在 150～170/90～100 mmHg 之间,患者对降压药物有抵触情绪,未服用;否认冠心病、脑梗死、糖尿病病史。本次就诊主诉反复头晕头胀 4 年余,刻下头晕头胀,嗜睡,偶尔胸闷不适,上腹部空腹时隐痛,进食后有灼热感,清晨痰白黏量少,入夜鼻鼾,夜寐尚安,胃纳一般,舌红,苔薄白,舌缨线存在,脉两寸弱,气虚肝郁之证。处方:

炙黄芪 30 g,桂枝 3 g,白芍 10 g,黄连 3 g,吴茱萸 2 g,广木香 10 g,苍术 10 g,白术 10 g,怀牛膝 30 g,车前子 30 g(包煎),黄芩 10 g,川芎 15 g,党参 10 g,柴胡 10 g,葶苈子 18 g(包煎),陈皮 6 g,炙甘草 5 g。

14 剂。

二诊 血压 115/85 mmhg,患者头晕消失,大便略干难解,痰白黏或黄,量少,易于咳出,精神微软,眼睑沉重,胃纳一般,烧灼感、隐痛消失,食多则腹胀,脉左寸细弦,舌红苔薄白,气虚而滞。处方:

生黄芪 30 g,党参 10 g,苍术 10 g,白术 10 g,桂枝 5 g,柴胡 10 g,升麻 6 g,当归 10 g,青皮 6 g,陈皮 6 g,怀牛膝 30 g,车前子 30 g(包煎),黄芩 10 g,川芎 15 g,赤芍 15 g,白芍 15 g,藿香 10 g,佩兰 10 g,半夏 10 g,炙甘草 3 g。

14 剂。

三诊 血压 130/80 mmHg,患者头晕减少,左侧腰部酸楚,肛门潮湿,瘙痒,下肢无力,胃纳一般,大便略黏,入夜平安,舌红苔薄白,脉沉弦,虚阳上亢。

生黄芪 30 g,荆芥 6 g,防风 6 g,赤芍 15 g,白芍 15 g,肉桂 3 g,黄芩 6 g,川芎 15 g,泽泻 15 g,苍术 10 g,白术 10 g,怀牛膝 30 g,熟附子 3 g,羚羊角粉 0.6 g,炒杜仲 15 g,薏苡仁 15 g,丹参 15 g,黄柏 5 g,炙甘草 5 g。

以上方加减调理。

随访(2014 年 6 月 18 日),血压降至 125/80 mmHg,诸症明显缓解,继续以上方出入调理,以兹巩固。

十四、颜琼枝: 理气活血法治疗冠状动脉介入术后再狭窄心得

目前冠状动脉介入术已成为治疗冠状动脉狭窄的主要方法之一,然而尽管该术对于改善冠状动脉狭窄、心肌缺血的即刻临床疗效满意,但目前其术后再狭窄的发生率仍有 21%～28%。

祖父颜德馨根据多年来治疗心血管疾病的经验,以及在中医药防治冠状动脉介入术后再狭窄的实践中,提出"血瘀乃冠状动脉介入术后再狭窄的主要病机"这一观点,丰富了中医学病机理论。

李某,男性,58 岁。

笔者曾接诊一名患者,病前身居要职,于 2014 年 1 月行冠状动脉介入术,术后胸痛阵发。2014 年 6 月复查冠状动脉造影示左前降支狭窄大于 50%。近日症见胸闷胸痛时有发作,心理负担较重,心烦易怒,善叹息,情绪急躁时胸闷胸痛有所加重,夜寐欠安,大便欠畅,胃嘈,舌红,苔薄白,舌缨线明显,脉弦。想起祖父常言"术后必有瘀",以及伯父常常教导"术后患者定要注意情绪的调畅以及气机的调理",故辨证此患者属气滞血瘀证。治拟疏肝理气,活血通络。处方:

柴胡 10 g,赤芍 15 g,白芍 15 g,川芎 10 g,桔梗 6 g,香附 10 g,青皮 6 g,陈皮 6 g,枳实 10 g,广木香 15 g,桂枝 3 g,生蒲黄 9 g(包煎),丹参 15 g,桃仁 10 g,当归 10 g,苍术 10 g,白术 10 g,厚朴 10 g,灵芝 15 g,炙甘草 5 g。

服用上方后患者胸闷胸痛症状好转,情绪趋于平和,信心倍增,随症加减治疗 3 个月,诸症好转,随访半年症情平稳。

十五、陈丽娟: 益气温阳法治疗心血管病体会

颜氏内科流派起源于江苏孟河医派,百年来承袭融汇,创新发展,对中医的理论与临床实践进行了长期的探索研究,代代相传,在沪上有较大影响,成为海派中医内科主要学派之一。本学派擅长从气血论治各种久治不愈或罕见杂病,具有独特的学术思想和用药主张,在临床治疗老年患者心系疾病更加效

如桴鼓,逐渐形成鲜明的颜氏内科海派中医特色。笔者尝有幸师从颜氏第三代传人颜乾麟和颜新,侍诊六载,得两位老师言传身教,深受颜氏独特学术思想和诊疗技术熏陶。笔者今业医于滇,西南盛行"扶阳学说",用药量大力宏。笔者牢记老师教诲,将颜氏诊疗心法运用于临床,虽与扶阳风格迥异,但治疗却常有出乎意料之效。

临证治疗中,在年高体弱者,颜氏用药注重保护阳气,重视阳气在老年患者中的作用。颜乾麟在老年处方时,常言"有一分阳气,便有一分生机",心居阳位,为阳中之阳,常以黄芪、党参、附子、桂枝开头,并戏称此乃治疗心系疾病"四大金刚"。

去年冬天,笔者在病房收治一老年男性患者,78岁。入院时症见:面色㿠白,少气懒言,头晕,纳食不馨,腹胀,偶有心悸胸闷,气短乏力,白昼小便少,夜尿频,大便尚可,入睡困难,睡后易醒,双下肢膝以下轻度凹陷性水肿。舌质淡胖,苔白厚,边有齿痕,脉细沉,两寸脉弱。入院完善相关检查后,西医诊断为:慢性肾功能不全,冠心病。入院第二日首次主任查房,西医常规治疗基础上,予中医辨证施治,辨为脾肾阳虚证,拟以温经助阳、祛寒除湿为法,以真武汤加减,3剂,每日1剂,方中附子120 g。患者服药第二剂夜间,如厕后感寒,遂发心悸怔忡、胸闷气短。心电监护示:阵发性心房颤动心律,请心内科急会诊,以抗心律失常药对症处理后,症状缓解,心房颤动心律消失。次日清晨查房,患者诉仍时有心慌胸闷,忧虑不安。故笔者拟以温振心阳,养心安神为法。以颜氏"四大金刚"为首,辨证拟方:

炙附子5 g,炙黄芪20 g,党参10 g,肉桂5 g,黄连3 g,酸枣仁15 g,枳壳10 g,桔梗6 g,炙甘草5 g,升麻10 g,茯苓30 g,当归15 g,川芎20 g,苍术10 g,白术10 g,炙甘草5 g。

3剂。每剂煎3袋,每日1剂。

以急诊方送药房代煎,嘱患者当日服。两日后,患者诉心悸胸闷明显减轻,周身舒服,夜寐安,嘱患者守方再服3剂。

入院第二次主任查房见上方,先不问患者病情便满脸拉黑,问:"你是在给儿童开方吗?附子5 g,肉桂5 g,用和不用有什么区别?"主任再次改方为真武汤加减,方中附子依旧120 g,服药3剂后,治疗周期满,患者一般情况可,病情好转,安排出院。出院当日,患者悄悄找笔者,出院带药想带3剂笔者给他开的处方。笔者问何故,他说服药后感胸中舒畅,夜寐踏实,周身轻便更为明显。出院后,患者亦时常至病房寻笔者开方,笔者均以参芪附桂四药为首辨证拟方,患者心悸胸闷症状至今未发。

据此次亲身实践参芪附桂的运用,确实给笔者醍醐灌顶之感受。颜氏独特配伍和用量,处方清轻灵动,但药效却是四两拨千斤。扶阳学派,善用附子,尊附子为"百药之长",用药量大力宏,常也见立起沉疴,急起危重之效果。但《素问·至真要大论篇》谓:"久而气增,物化之常也,气增而久,夭之由也。"指出饮食药饵,食入胃中,经过消化吸收,各有归属。若五味有所偏用,则气有所偏盛,长久偏用,其偏盛之气必然增加。即所谓"久而增气,物化之常也"。人体脏腑阴阳维持相对平衡,则能保持身体健康。如果偏盛之气久增不已,必然导致脏腑阴阳失去平衡而生病,甚至由此而危及生命。太过或过偏则"气增而久",变生他证,反伤五脏,为"夭之由也"。故虽身在"扶阳",实尚不敢苟同。仍遵孟河颜氏"王道"治法,小量用附子,中病即止,谨慎配伍,疗效常有,甚至更优于扶阳之方。

附　颜氏内科大事记

1897 年　颜亦鲁出生,幼承家教,立志"不为良相为良医",幼年师从舅家名医魏东莱。

1912 年　颜亦鲁拜师丹阳孟河学派名医贺季衡学医 9 年。

1920 年　颜德馨生于江苏丹阳北草巷 31 号颜氏老宅。

1921 年　颜亦鲁挂牌行医,贺季衡赠送"贺季衡,夫子授颜亦鲁内外方脉"的竖匾庆贺。

1926 年　颜德馨开始读书,家中延请宿儒林墨舫掷馆,不久去世,后续聘周文焕,两位是颜氏蒙师。

1928 年　颜德馨入读白云街鸣凤小学校,在书法和作文比赛时都取得第一名。同时走读于通儒周鲤庭。

1929 年　颜德馨小学毕业后再受教于杨锡甫,杨锡甫是江苏省有名的数学专家,曾任丹阳县教育局长,思想开明。对颜德馨崇尚科学精神及打好国学功底有较大影响。

1932 年　颜德馨开始诵读《素问》,由杨锡甫督导,每日背一章。

1933 年　颜德馨课塾之余协助父亲整理处方,襄理诊务。

1935 年　颜德馨插班中国医学院一年级下学期,校址在老靶子路河南路口,校长薛文元。

1936 年　中国医学院迁至闸北天通庵路,颜德馨功课认真,课外活动活跃,办联谊聚会,研究中药植物、建立药圃,参加讲演比赛,还当了校刊编辑。阅读《少年维特的烦恼》,并知道了马克思、恩格斯和《资本论》,带头拒上"党史"课。在进步思想感召下,重演了"放下你的鞭子""毕业以后""女人、女人"等进步话剧。在校研究植物提取,饶有兴趣,与同学戴星搓创办"康宁制药厂",生产中成药"肝胃宁""康她宁""康儿宁"。其间还主办了《康宁医刊》。

1937 年　抗战爆发，颜亦鲁率全家赴上海开设私人诊所，并受聘上海面业公会和成衣业公会医药顾问。

1938 年　颜德馨襄助父亲应诊，与曹向平、薛寒鸥诸君合办《中国医药杂志》，创刊号发表社论《国医教育与社会之动向》，唤起民众毋忘国耻。颜德馨夫人刘庆云考入上海中医学院学习，任年级班长，席德治任副班长。

1939 年　颜德馨于中国医学院毕业，毕业论文《湿论》受到校长郭柏良的表彰。8 月先后在沪山海关路延陵里 3 号、海宁路 690 号自立私人诊所。其间和张伸实合办《新春》月刊，内容专门反映孤岛人民的疾苦，暴露社会畸形，含藏着希望"新春"早临。因经费不敷，维持半年停刊。

1940 年　颜德馨于延安东路 923 号开办同春堂国药号，为配合父亲应诊患者专门配制了家秘良方。

1942 年　颜德馨与刘庆云医师结婚。

1943 年　颜德馨与夫人刘庆云设私人诊所于"同春堂"国药号内。

1945 年　抗战胜利。举家迁返故里，是年颜乾麟生，笔名起用麟父。

1946 年　颜德馨创办"德社"，免费为儿童接种疫苗，免费施诊给药，通函问病，又为丹阳两家报纸开辟"中华医药""民族医药"两副刊，共达 60 余期，很受民众赞许。是年，颜德馨又被公推为丹阳县中医师公会理事长，又受聘于丹阳县外勤记者联谊会顾问。

1949 年　丹阳解放，积极参加迎解放和组织全县 200 余中西医师联合筹委会，由公众推举、就政府任命颜德馨为医联筹委会副主任委员。

1950 年　颜德馨返上海原址恢复应诊。黄浦区卫生工作者协会成立，并当选为第一届黄浦卫生协会执行委员及秘书组组长，兼中医师业务组组长。

1952 年　颜亦鲁与医务界同仁携手合作开设了乔家巷联合诊所。颜德馨参加上海市第一届中医进修班结业，进行系统西医理论学习。

1953 年　颜德馨与黄浦区卫生工作者协会干部李蘖、詹伟瑛、谢一飞合办黄浦区第一联合诊所，选任所务委员会主任委员。

1955 年　颜德馨下半年度改选兼任副所长。编著《中医外科学》，陆续在上海《中国医药杂志》刊载。

1956 年　颜亦鲁奉调南京，先后担任江苏省中医院内科主任、江苏省医学院中医科主任、江苏肿瘤防治研究所中医科主任等职。颜德馨奉上海卫生局调令,到上海铁路医院报到。同年参加农工民主党,担任农工闸北区委副主委。评为上海铁路局先进工作者,光荣参加上海市先进工作者大会。颜新出生于上海。

1962—1964 年 颜德馨完成有关白血病治疗的论文 7 篇,如《白血病的辨证论治》《白血病发病机制的试探》等,陆续在《上海中医药杂志》发表,由此奠定了中医对白血病诊断治疗的总体思路,倍受医界瞩目。

1963 年 颜乾麟入学上海市闸北区中医带徒班中医内科专业,师从颜德馨。

1966—1976 年 因"文化大革命"停诊务,颜德馨在"五七"干校锻炼,静心读书,反复浏览《儒门事亲》《血证论》《医林改错》《类证治裁》《医门法律》。孕育"衡法"理论的问世。

1968 年 颜乾麟在安徽省嘉山县嘉山集医院从事中医内科临床工作,任住院医师。

1975 年 颜新开始在江湾机械厂行医,为工人群众服务。工作之余阅读大量的中医书籍并至上海铁道医学院(现同济大学沪北校区)学习。

1978 年 颜乾麟在南京铁道医学院,从事中医教学与中医内科临床工作,任主治医师、副主任医师。

1980 年 颜德馨第一本专著《活血化瘀疗法临床实践》在云南人民出版社出版。

1981 年 《活血化瘀疗法临床实践》获"云南省优秀科技图书三等奖"。

1984 年 《活血化瘀临床实践》(增订本)由云南人民出版社出版。

1985 年 颜德馨参加中国中医药学会第二届会员大会,并当选为理事。颜新大学毕业,名列榜首,著名中医学家何时希亲自赠书以示奖励,毕业后于上海铁道医学院中医教研室工作。

1986 年 颜德馨聘任上海市中医药研究院专家委员会名誉委员。颜德馨接受国家中医药管理局委托举办"全国综合性医院中医科主任学习班",反响极佳。

1987 年 颜德馨主办"全国铁路中医科主任学习班"及活血化瘀疗法专题学习班。

1988 年 颜德馨在全国铁路医学科学技术进步大会上被授予"先进个人"

光荣称号（编号 020）。颜新考入上海中医药大学读研，师从严世芸，毕业后留校任教。

1989 年　颜德馨主持课题项目"瘀血与衰老的关系——衡法Ⅱ号抗衰老的临床和实验研究"获国家中医药管理局"中医药科学技术进步奖"。上海科教电影制片厂根据上述理论，拍摄《抗衰老》科教片，向全世界发行。颜德馨在《中国中医药报》连载"诊余泼墨"43 篇，在《中国中医药报》发表"医斋随笔"36篇。12 月 16 日，颜亦鲁因病在上海逝世，享年 92 岁。

1990 年　颜德馨 7 月在全国医药卫生科技成果展览会上代表上海铁路中心医院接受"优秀奖"（课题项目：瘀血与衰老研究，衡法Ⅱ号冲剂）。8—9 月应邀去美中国医学研究院讲席，主讲"久病必有瘀，怪病必有瘀"，会上放映"抗衰老"引起海外轰动。12 月，国家人事部、国家卫生部、国家中医药管理局联合发文《关于采取紧急措施做好老中医药专家学术经验继承工作的决定》，确认颜德馨为首届全国名老中医学专家，继承人颜乾麟、魏铁力、屠执中，从 1990 年 12 月进入正规带教状态。颜新参与研究的《宋代医家学术思想研究》获"上海市卫生局科学技术进步二等奖"。

1991 年　6 月，颜德馨受邀前往美洛杉矶、旧金山讲学。

1992 年　4 月，《气血与长寿》由上海科学技术文献出版社出版。6 月，颜德馨受聘任上海市科学技术进步奖评审委员会医疗卫生专业评审组成员。8月，《颜德馨医艺荟萃》由台湾启业书局有限公司出版。10 月，颜德馨受聘任铁道部卫生系列正高级职务，任职资格评审委员会委员。

1993 年　1 月，《中国历代中医抗衰老秘要》由文汇出版社出版。4 月，颜德馨受聘任中国铁道学会第一届医学与环保委员会中医学组组长。9 月，颜德馨应邀赴美讲学，美国中医药学研究院主办之针灸医师继续教育课程的讲席，主讲"男科疾病的用药绝招"。

1994 年　1 月，颜德馨赴台湾讲学，主讲"活血化瘀临床实践""延缓衰老专题""中医治疗难治病法则""热、痛、血厥的治疗""化瘀十法"。期间拜访了陈立夫。2 月，首届全国名老中医学术经验继承班学员 3 人结业，颜德馨接任第二届带教任务，学员俞关全、章日初。4 月，《世界名人传记辞典》第二十三版，向全世界宣布："颜德馨教授对老年学科研究有突出贡献，被选为国际著名的领先学科领导人士，"4 月 26—4 月 28 日颜德馨在美国拉斯维加斯出席美国中医药研究院与北京中国文化研究会传统医学专业委员会联合主办之世界传统医学研讨会暨优秀论文颁奖大会。8月,上海市卫生局拍摄个人传记片《岐黄一杰》,记录颜德馨从事中医工作的毕生历迹。

1995 年 12月,颜德馨荣获上海市卫生局颁发的"上海市名中医"称号。

1996 年 4月1日,颜德馨应邀前往泰国讲学诊病。4月19—4月21日颜德馨参加第三届世界传统医学大会(美国拉斯维加斯)主讲"血液病的中医治疗"。4月28日颜德馨应美国加利福尼亚州针灸中医师公会之邀,演讲"痛证辨治"。4月29日,颜德馨应全加中医针灸协会之邀,前往加拿大多伦多,演讲"中医延缓衰老"。5月,颜德馨发表《泰、美、加三国之行散记——人类共同的财富》刊于《健康周末》。5月,《活血化瘀疗法临床实践新编》由台湾启业书局出版。11月,《颜德馨医艺荟萃》(第二集)由台湾启业书局出版。12月,第二届全国名老中医学术经验继承班结业,颜德馨圆满结束第二届带教任务。

1997 年 主持上海市科学技术发展基金项目"颜德馨教授治疗脑梗死经验研究——(脑梗灵)的临床与基础实验研究"项目。1月,颜德馨接受第三届全国名老中医学术经验继承班带教任务,学员颜新、吴鸿洲、夏韵。12月,颜德馨应成都中医药大学之邀,参加该校成立四十周年大会,发言"中医发展之前景",受聘为该校客座教授。颜乾麟任上海中医药大学附属市中医医院主任医师,从事中医教学与中医内科临床工作。

1998 年 5月31日—6月7日,颜德馨应邀出席在美国洛杉矶召开的第四届世界传统医学大会暨世界传统优秀成果大奖赛颁奖大会。10月,《颜德馨诊治疑难病经验研究》项目获"上海市卫生局中医药科技成果奖"(局级二等)。11月10日,《人民日报》"杏林奇葩"专题报告《衡法创始人颜德馨教授》。

1999 年 1月,《颜德馨教授诊治疑难病秘笈》由文汇出版社出版。3月,《中华名中医治病囊秘·颜德馨卷》由文汇出版社出版。6月,颜德馨受聘任中国铁道学会医学分会中医专业委员会主任。9月,颜德馨指导了第一位博士研究生(赵昊龙),并受聘上海师范大学客座教授及长春中医学院客座教授。9月29日,颜德馨获上海市第三届"医学荣誉奖"。12月10日上海市中医药界在锦江小礼堂举办"颜德馨教授行医60年暨颜德馨中医药人才奖励基金设立庆贺会",黄菊、龚学平、左焕琛分别发来贺信,陈铁迪、孟建柱等 200 余人到会祝贺。《解放日报》头版报道,《文汇报》的标题"杏林六十载,技法照后人"。

2000 年 1 月,颜乾麟调任同济大学附属第十人民医院(原上海铁路局中心医院),从事中医教学与中医内科临床工作,任中医科主任、上海市中医心脑血管病临床医学中心副主任、同济大学中医研究所常务副所长,主任医师。6月,颜德馨赴美国中医研究院讲学。8 月,颜德馨主编《中医外治法》由上海教育出版社出版。9 月,颜德馨主编的《颜德馨临床经验辑要》由中国医药科技出版社出版。10 月,上海中医药大学聘颜德馨为 2000 级博士生张保亭的指导老师(第二位博士生)。12 月,《新中医》编辑部聘颜德馨为《新中医》杂志第三届编辑委员会顾问。

2001 年 1 月,颜德馨任上海市科技进步奖医疗卫生行业专家组组长。4月 17 日,在上海锦江小礼堂举行了首届颜德馨中医药人才奖励基金颁奖大会,共评出优秀中医药人才奖 14 项。6 月 12 日,全国高等中医药教材建设顾问委员会聘颜德馨为委员。9 月,上海市中医心脑血管病临床医学中心在同济大学附属第十人民医院成立,颜德馨任中心负责人。9 月,上海中医药大学附属曙光医院聘颜德馨为终身教授。11 月 6 日,江西省人民医院聘颜德馨为医院顾问。

2002 年 7 月,颜新攻读在职博士,师从严世芸。8 月 18 日,上海市中医药学会聘颜德馨为上海市中医药学会中青年学术研究分会委员会名誉顾问。10 月,颜德馨应邀参加在上海举行的第三期"全国名老中医专家临床经验高级讲习班"。

2003 年 4 月,颜德馨任华东地区中医药"防治非典"科研协作组首席专家,并受聘参加上海市 SARS 中医专家指导组,任专家顾问,积极参加抗击SARS 工作。6 月,广州中医药大学第二临床医学院聘颜德馨为 21 世纪高等医药院校中西医结合专业系列教材顾问委员会顾问。7 月,中国科学技术协会授予颜德馨"全国防治非典型肺炎优秀科技工作者"称号。9 月,中华中医药学会授予颜德馨"中医药抗击非典特殊贡献奖",中华中医药学会授予颜德馨"中华中医药学会成就奖"。12 月,颜德馨受聘任国家优秀中医临床人才研修项目专家指导委员会委员。12 月 16 日,颜德馨应邀参加在上海举行的"中医药防治心脑血管病进展学习班"。12 月 28 日,颜德馨主持的"衡法新药调节血脂的临床与实验研究"获"上海市科学技术进步三等奖"。

2004 年 2月,颜德馨主持上海市科委重大中医研究项目"中医治疗热病应急网络"。3月,中国铁道学会评颜德馨为中国铁道学会铁道卫生学科带头人。5月,颜德馨应邀参加在香港举办的"全国名老中医临床经验高级讲习班"。6月,第二届颜德馨中医药人才奖励基金颁奖大会召开,大会奖励在中医医疗、教学、科研以及中药新药研制方面有突出贡献者10名,并奖励"抗击非典优秀中医药人才奖"10名。7月,颜德馨荣获中国医师协会颁发的2003年度首届"中国医师奖"。10月,论文《醒脑冲剂治疗老年期痴呆的临床与实验研究》获"上海市医学会第十三届年会优秀论文一等奖"。11月,中华中医药学会络病分会聘颜德馨为中华中医药学会络病分会学术顾问。

2005 年 1月,上海中医药大学授予颜德馨"上海中医药大学校长奖"。4月,颜德馨参加在北京举行的由国家中医药管理局主办的"全国名老中医首批献方大会"并献方,上海市中医药学会聘颜德馨为上海市中医药学会综合性医院中医科发展研究分会名誉顾问。5月24日,"上海颜德馨中医药基金会"在上海成立,这是上海乃至全国第一家以个人名义成立的中医药基金会。6月,颜德馨上海市名老中医学术经验研究工作室成立。9月,颜新担任编委的《中医各家学说》获"全国高等学校医药优秀教材三等奖"。

2006 年 7月,颜新调任同济大学任中医研究所副所长、国家中医药管理局名中医传承模式重点研究室主任,主持同济大学中医学硕士学位点。8月,颜德馨打破地域界限,为广东省中医院培养人才,收严夏、杨志敏为徒,悉心传道。10月,颜德馨参加主持的国家"十五"科技攻关计划"名老中医学术思想、经验传承研究"之"颜德馨学术思想及临证经验研究"课题结题。12月6日,第三届上海颜德馨中医药基金会优秀论文颁奖大会于同济大学医学院报告厅召开。12月,颜乾麟主编《颜德馨中医心脑病诊治精粹》,由人民卫生出版社出版。

2007 年 7月,为有效保护和传承国家级非物质文化遗产,鼓励和支持国家级非物质文化遗产项目代表性传承人开展传习活动,文化部确定了第一批国家级非物质文化遗产项目代表性传承人,颜德馨为"中医生命与疾病认知方法"项目传承人之一。8月,颜乾麟、颜新获得"全国首届中医药传承高徒奖"。10月,为表彰颜德馨在培养高层次中医临床人才方面做出的贡献,国家中医药管理局授予颜德馨"研修项目优秀指导老师"称号。

2008 年 2月23—2月24日第三百一十八次香山科学会议——"中医药发展思路与继承创新思维和方法"在北京召开,颜德馨担任会议主席。5月23日,四川省汶川县发生强烈地震,颜德馨参加抗灾义诊活动,并以个人名义向灾区捐资 50 000 元,上海颜德馨中医药基金会捐款 100 000 元。7月,由颜德馨主审作序,题写书名,同济大学中医研究所和上海中医药大学附属曙光医院专家共同编写的《实用中医临床诊治备要》出版。9月25日,根据颜德馨经验方的基础上研制成功的现代中药——消渴清颗粒在上海成功举行了上市发布会,颜德馨出席上市发布会议。9月,颜乾麟成为第四批全国老中医药专家学术经验继承工作指导老师,韩天雄、潘新为学术继承人。10月,由著名中医学家颜德馨倡议组织,邓铁涛、路志正、朱良春、周仲瑛、张琪等国医大师组成核心导师团队,裴钢出任领导小组组长的"同济大学中医大师传承人才培养计划"全面启动。10月25日,颜德馨参加在上海国际会议中心举办的"治未病"高峰论坛系列专题讲坛的第一期——"体质—肝/胆—易发疾病防治"专题讲坛,并做主题发言。12月,颜新被任命为同济大学"中医大师传承班"项目办执行主任兼教务长,从 2008—2013 年,"中医大师传承班"共招收两届学员,均顺利毕业。

2009 年 5月,颜德馨当选国家首届"国医大师"。12月,经颜德馨倡议,由上海颜德馨中医药基金会与上海蔡同德堂药号联合举办的中医义诊赠药活动正式定期定点启动。韩天雄、邢斌主编《餐芝轩医集——颜氏三代医人耕耘录》,由中国中医药出版社出版。

2010 年 1月,颜乾麟主编的《颜德馨临床医学丛书》(凡8本)由中国中医药出版社出版。6月,颜新主编《古今名医外感热病诊治精华》由中国中医药出版社出版。7月,上海市卫生局及上海市中医药发展办公室为表彰颜德馨对上海市中医药事业做出的贡献,特发布嘉奖。8月,"颜德馨全国名老中医工作室"成立。9月,颜德馨任课题负责人的国家重点基础研究发展计划(973 计划)项目"中医病因病机的理论继承与创新研究"之"气血学说继承与创新的研究"结题。

2011 年 1月,颜乾麟主编的《国医大师——颜德馨》由中国医药科技出版社出版。3月,颜乾麟主编的《颜德馨心脑血管病医论医案选》由科学出版社出版。5月,《光明中医》杂志社聘请颜德馨为《光明中医》编辑委员会终身委员。5月,颜乾麟被评为"上海市名中医",成立"颜乾麟上海市名老中医学术经验研究工作室"。

2012年 6月13日,"海派中医流派传承研究基地项目启动暨上海市中医药三年行动计划推进会"在上海宾馆召开,颜德馨领衔的"颜氏内科流派"成为海派中医流派传承研究基地之一。7月,由颜德馨领衔、颜氏内科传人为主的同济大学附属第十人民医院中医心病学科入选国家中医药管理局"十二五"中医药重点学科建设单位。9月,国家中医药管理局聘请颜德馨为中医药标准化专家技术委员会顾问。9月,颜乾麟被评为"全国名老中医药专家",成立颜乾麟全国名老中医工作室。颜乾麟成为第五批全国老中医药专家学术经验继承工作指导老师,胡琪祥、曹振东为学术继承人。

2013年 颜氏内科"气血论治心脑血管病体系的建立与应用"项目通过上海市卫生和计划生育委员会科技成果鉴定,被确认为上海市科学技术成果;"中医气血学说防治心脑血管病体系的构建与应用"获得"第四届上海中医药科技奖特别奖";"气血学说防治心脑血管病体系的构建与应用"获教育部"2013年度高等学校科学研究科技进步奖二等奖";"气血论治心脑血管病体系的建立与应用"荣获"2013年上海市科学技术进步三等奖"。8月,由颜乾麟领衔的上海中医心脑血管病临床医学中心第二期在原有工作基础上开展建设。9月,国家级中医药继续教育项目"颜氏内科流派传承与应用进展"学习班在上海举行。

2014年 5月,《百年守望——颜德馨一个人的中医史》由中国中医药出版社出版。7月28日,颜德馨、裴钢、沈晓初、徐建光等一起为同济大学附属第十人民医院中医楼"颜氏内科传承研究基地"启用揭牌。10月,国家级中医药继续教育项目"颜氏内科流派膏方应用进展研讨班"在上海举行。

2015年 4月,孙春霞主编的《颜德馨诊治疑难病学术经验选》、胡晓贞主编的《颜德馨气血理论与临床实践》由科学出版社出版。5月,颜德馨恢复在颜氏内科流派基地的专家门诊,每月1次,上海电视台等给予报道。5月,由颜乾麟主编的《中医气血证治学》由中国中医药出版社出版。8月,胡琪祥、曹振东主编的《颜乾麟医话医论医案集》由上海科学技术出版社出版。

www.ingramcontent.com/pod-product-compliance
Lightning Source LLC
Chambersburg PA
CBHW082139210326

41599CB00031B/6033